中华护理学会重症护理专业委员会　编制

血液吸附护理技能图解教程

Illustrated Guide for Professionals on Blood Adsorption Nursing Skills

主　编　王欣然　孙　红　李　颖

北京大学医学出版社

XUEYE XIFU HULI JINENG TUJIE JIAOCHENG

图书在版编目（CIP）数据

血液吸附护理技能图解教程 / 王欣然，孙红，李颖主编. -- 北京 : 北京大学医学出版社，2025. 8.
ISBN 978-7-5659-3400-1

Ⅰ. R457；R473.6

中国国家版本馆 CIP 数据核字第 20257KD621 号

血液吸附护理技能图解教程

主　　编： 王欣然　孙　红　李　颖
出版发行： 北京大学医学出版社
地　　址：（100191）北京市海淀区学院路 38 号　北京大学医学部院内
电　　话： 发行部 010-82802230；图书邮购 010-82802495
网　　址： http://www.pumpress.com.cn
E-mail： booksale@bjmu.edu.cn
印　　刷： 北京金康利印刷有限公司
经　　销： 新华书店
责任编辑： 崔玲和　　**责任校对：** 靳新强　　**责任印制：** 李　啸
开　　本： 880 mm × 1230 mm　1/32　　**印张：** 8.125　　**字数：** 188 千字
版　　次： 2025 年 8 月第 1 版　　2025 年 8 月第 1 次印刷
书　　号： ISBN 978-7-5659-3400-1
定　　价： 75.00 元

编者名单

顾　问　杜　斌　陈　煜

主　编　王欣然　孙　红　李　颖

编　者　（以姓氏笔画为序）

丁　菁　山东第一医科大学附属省立医院
丁　敏　山东第一医科大学附属省立医院
马佳佳　西安交通大学第一附属医院
王　倩　中国医学科学院北京协和医院
王　硕　首都医科大学宣武医院
王　颖　中国医学科学院北京协和医院
王欣然　首都医科大学宣武医院
王春英　首都医科大学附属北京友谊医院
申艳玲　中日友好医院
白　雪　山东第一医科大学附属省立医院
朱振男　中国医学科学院北京协和医院
刘　玥　首都医科大学宣武医院
米　洁　重庆医科大学附属第一医院
孙　红　中国医学科学院北京协和医院
杜亚男　青岛大学附属医院
李　响　首都医科大学宣武医院
李　颖　首都医科大学附属北京佑安医院
李永祥　青岛大学附属医院

李丽琼　中山大学附属第一医院
李艳丽　首都医科大学宣武医院
李海水　中日友好医院
李彩霞　河北医科大学第二医院
李尊柱　中国医学科学院北京协和医院
谷艳梅　首都医科大学附属北京佑安医院
邹灯秀　华中科技大学同济医学院附属同济医院
张　凌　四川大学华西医院
张川林　重庆医科大学附属第一医院
张亚兰　中日友好医院
张莉莉　首都医科大学附属北京佑安医院
张晓娜　河北医科大学第二医院
陈　倩　首都医科大学附属北京友谊医院
林　辉　青岛大学附属医院
金艳鸿　首都医科大学附属北京友谊医院
郑煜琳　首都医科大学附属北京佑安医院
胡文琦　首都医科大学宣武医院
高明榕　中山大学附属第一医院
郭　彤　首都医科大学附属北京佑安医院
郭　君　西安交通大学第一附属医院
郭　京　首都医科大学宣武医院
席双梅　首都医科大学附属北京佑安医院
黄云雪　河北医科大学第二医院
韩　娟　西安交通大学第一附属医院
靳　瑾　首都医科大学宣武医院
熊　杰　华中科技大学同济医学院附属同济医院

序

重症医学领域的迅猛发展，使得重症护理在理论与实践操作层面均发生了翻天覆地的变化。血液净化领域亦是如此。它已突破传统单一器官的局限与束缚，颠覆了原有的临床操作模式，衍生出更为多元化、精细化的血液净化模式。其中，血液吸附技术作为重症血液净化领域的一项重要技术，目前已被广泛应用于脓毒症、肝衰竭、药物中毒等多种复杂疾病的治疗之中。随着科学技术的日新月异，血液吸附技术有望在未来的重症救治中发挥更加重要的作用，为重症患者带来更多的希望与福音。因此，熟练掌握血液吸附护理技能，不仅是每一位重症专科护理工作者职业发展的需求，更是对重症患者生命健康高度负责的重要体现。

中华护理学会作为护理行业的领军者，始终致力于推动护理学科的高质量发展。自 2002 年起，中华护理学会便率先垂范，开创了重症专科护士培训的先河。历经 23 载春秋的洗礼与积淀，中华护理学会于 2024 年 6 月举办了首期“重症专科护士再培训”项目，同年 11 月又精心策划、筹备，并以重症护理专科和肿瘤护理专科为试点成功举办了“高级实践护士培训班”。为顺应重症医学蓬勃发展的态势，进一步提升血液吸附护理技能水平，中华护理学会重症护理专业委员会精心组织编写了《血液吸附护理技能图解教程》。该教程的出版，将进一步夯实专科护理人才梯队建设的根基，显著提升重症专科护理人员的岗位胜任力与专业素养。

在本书的编写过程中，编者们始终秉持着语言简练、逻辑严谨的原则，既确保了内容的科学性、准确性与前沿性，又兼顾了可读性与实用性，力求为读者呈现一本既专业权威，又实用易学的精品之作。相信本书的出版能够为广大护理工作者搭建起系统学习血液吸附护理技能的桥梁与平台，助力护理同仁们在临床实践中不断提升应对复杂病情的能力与专业素养。同时，也向所有参与本书编写、审稿的专家学者及一线护理同仁致以崇高的敬意与诚挚的感谢，相信在大家的共同努力下，《血液吸附护理技能图解教程》将为广大护理工作者提供坚实的实践指导与有力支撑，为推动我国护理事业的繁荣发展贡献力量与智慧。

中华护理学会理事长

吴欣娟

前言

血液净化技术在现代医学中发挥着重要作用，特别是在重症医学领域。近年来，血液吸附（hemadsorption）因其高效清除血液中多种毒性物质的能力而备受关注。它是一种利用吸附材料去除血液中特定物质的新兴血液净化方法，能为脓毒症、肝衰竭、药物中毒等患者提供更多的治疗选择。然而，重症患者血液吸附治疗环节繁多，护理流程相对复杂，对操作的精准性与细致性要求极高，加之各家医院所使用的设备机型千差万别，这些无疑都对护理人员的专业技能与综合素养提出了更为严苛的要求与挑战。因此，编写一本既深入浅出、通俗易懂，又实操性强、贴近临床的血液吸附护理技能教程，显得尤为迫切且意义重大。

《血液吸附护理技能图解教程》在循证护理的基础上，本着实用性、系统性、可读性的原则进行编写。全书共 8 章，分别是血液吸附技术在重症患者救治中的应用概述、应用基础、血液吸附血管通路护理、全血吸附操作方法、血浆吸附操作方法、常见报警与处理、风险防范、护理实践应知应会。编者通过简洁的语言，深入浅出地对相关基础知识进行介绍，使读者掌握简明、系统的理论基础。在操作部分，本书从操作者的角度，遵照操作过程的认知特点及规律，除了有详细的文字说明外，还对每一步重要操作配以图片，做到图文结合，必要时提供视频辅助阅读，既增强了视觉效果，又使抽象的操作过程具体化、直观化、形象化，力争达到理论和实践的统一。我们希望这本书可以帮助读者尽快从抽象理论概念转变到临床实践操作中来，既掌握扎实的先进理论知识，又建立起系统的逻辑推理和形象思维，使护理工作者的操作技能和理论水平得到一定的提高，尽快满足临床工作的需要。

本书是一本临床工作的实践教材，适用于开展血液吸附技术的医护人员临床工作参考，对在读的临床医学及护理专业学生也有重要的参考价值。由于时间仓促及编者水平有限，书中如有疏漏、不当之处，敬请广大读者指正，我们将不胜感激。

王欣然　孙　红　李　颖

目 录

第一章 血液吸附技术在重症患者救治中的应用概述……… 1

一、治疗原理…………………………………… 1

二、适应证与禁忌证………………………………… 2

三、吸附材料…………………………………… 3

四、治疗时机…………………………………… 4

五、治疗方法与目标……………………………… 5

六、常见并发症………………………………… 6

七、临床应用…………………………………… 7

第二章 血液吸附技术应用基础……………………… 11

第一节 常用设备及管路…………………………11

一、A 款设备及管路……………………………11

二、B 款设备及管路……………………………14

三、C 款设备及管路……………………………18

四、D 款设备及管路……………………………20

五、E 款设备及管路……………………………23

六、灌流器 / 吸附器……………………………28

七、常用连接管路………………………………31

第二节　常用治疗模式……………………………………32
第三节　抗凝方案………………………………………35
第四节　吸附器预处理…………………………………38
一、单个吸附器预处理（以 HA380 为例）……………38
二、单个吸附器预处理（以 CA330 为例）……………41
三、两个吸附器预处理
（以 BS330 和 HA330- Ⅱ 为例）………………44

第三章　血液吸附血管通路护理………………………… 47

第一节　中心静脉导管的维护……………………………47
第二节　血液吸附上机导管的连接与下机导管的冲封管……49
一、血液吸附上机导管的连接……………………………49
二、血液吸附下机导管的冲封管…………………………54

第四章　全血吸附操作方法……………………………… 56

第一节　血液吸附操作方法……………………………56
第二节　血液吸附＋透析滤过操作方法 ………………64
一、A 款设备操作方法…………………………………64
二、B 款设备操作方法…………………………………91
三、C 款设备操作方法…………………………………96
四、D 款设备操作方法………………………………… 103

第五章　血浆吸附操作方法…………………………… 110

第一节　双重血浆分子吸附系统操作方法……………… 110
一、A 款设备操作方法………………………………… 110
二、B 款设备操作方法………………………………… 147
三、D 款设备操作方法………………………………… 151

四、E 款设备操作方法 …… 159
第二节　双重血浆分子吸附系统联合血浆置换操作方法 …… 167
一、A 款设备操作方法 …… 167
二、B 款设备操作方法 …… 179
三、D 款设备操作方法 …… 185
四、E 款设备操作方法 …… 190
第六章　设备常见报警与处理 …… 195
第七章　血液吸附风险防范 …… 202
第一节　常见并发症应急预案 …… 202
一、血液吸附中器材生物不相容性应急预案 …… 202
二、血液吸附治疗出血应急预案 …… 203
三、低血压应急预案 …… 204
四、血液吸附 / 血浆吸附（或联合 CRRT）中器材破膜应急预案 …… 205
五、血液吸附治疗凝血应急预案 …… 206
第二节　常用记录文书 …… 207
一、血液吸附治疗知情同意书签署 …… 207
二、中心静脉穿刺置管知情同意书签署 …… 208
三、血液吸附治疗医嘱单开立 …… 209
四、血液吸附治疗护理记录 …… 210
五、重症监护室（ICU）记录 …… 211
第八章　血液吸附护理实践应知应会 …… 213
一、吸附共性问题 …… 213

二、A 款设备操作相关问题 ································ 225
三、B 款设备操作相关问题 ································ 231
四、C 款设备操作相关问题 ································ 235
五、D 款设备操作相关问题 ································ 238
六、E 款设备操作相关问题 ································ 243

第一章 血液吸附技术在重症患者救治中的应用概述

传统的体外血液净化疗法以弥散和对流等膜分离过程为基础。传统的血液透析技术，如血液透析/血液透析滤过（hemodialysis/hemodiafiltration，HD/HDF）、连续性肾脏替代治疗（continuous renal replacement therapy，CRRT）在清除中、大分子量的溶质或蛋白结合毒素方面显示出明显的局限性。20世纪60年代，血液吸附技术问世，为传统的血液净化疗法提供了一种新的治疗手段。血液吸附（hemadsorption，HA）技术是将患者的血液引出体外，通过特异性或非特异性的吸附装置清除血液中外源性和内源性致病物质的一种血液净化方法，与其他血液净化方式结合，可形成不同的集成血液净化方法[1]。血液吸附作为一种临床上常用的体外血液净化技术，经过半个多世纪的技术革新与临床实践，除药物、毒物中毒外，在重症感染、肝衰竭、终末期肾病（尿毒症）以及各种自身免疫性疾病等多种疾病的抢救与治疗方面得到了广泛的应用。

一、治疗原理

（一）基本原理

血液吸附是通过血液或血浆流经含有吸附剂的灌流器对血

液中致病物质进行吸附，达到治疗疾病的目的。在这个过程中，血液中的致病物质与具有高吸附性、高生物相容性的吸附剂发生特异性或非特异性结合。这种结合可以清除血液中的蛋白结合毒素、小分子毒素、中分子物质、大分子物质、病原体和细胞等[2-3]。

（二）理化原理

根据血液中被吸附物质与吸附剂之间吸附方式的不同，可分为物理吸附、化学吸附、生物亲和吸附三大类[4]。物理吸附是指被吸附物质与吸附剂表面原子或分子间以范德瓦耳斯力（范德华力）进行的吸附作用；化学吸附是指被吸附物质与吸附剂表面原子（或分子）间发生电子的交换、转移或共有，形成化学键的吸附作用；生物亲和吸附是指利用共价键固载各种修饰基团，主要包括抗原 - 抗体结合型、补体结合型和 Fc 段结合型。血液吸附常由其中的一种或多种机制共同发挥作用。吸附剂表面特征（比表面积、结构、孔径等）和吸附剂装置的构造（粒径大小、填充密度等）决定了吸附效率。吸附效率可以通过体外和体内的方法进行量化，使用等温方程、吸附物的洗脱和质量传递区来评估。

二、适应证与禁忌证

（一）适应证

2024 年《血液吸附——第 30 届急性疾病质量倡议工作组专家共识报告》认为，若生物学和（或）临床指征提示血液吸附有利于临床病程，或毒素 / 介质已引起重度机体反应，则应尽早启动血液吸附[2-3]。目前，血液吸附常用于急性药物（巴比妥类、镇静催眠药、抗抑郁药、非甾体抗炎药、除草剂等）中毒、脓毒症、重症急性胰腺炎（尤其是高脂血症型）、自身免疫性疾病（系统性红斑狼疮）、急慢性肝肾衰竭等[1]。

（二）禁忌证

严重血小板减少及严重凝血障碍者慎用。经输注血小板或血浆改善上述情况后仍可以进行血液吸附治疗。对吸附器及相关材料过敏者禁用。

三、吸附材料

（一）活性炭

活性炭是被研究较多的吸附材料之一，由于其是一种天然高分子材料，可以使用富含纤维素和木质素的植物残渣来制备。活性炭吸附效能高，与其高比表面积和分子间作用力相关，其比表面积可达 500 ~ 1400 m^2/g，孔隙分布密集（0.19 cm^3/g）。其吸附性能广谱但选择性低，可针对相对分子量 100 ~ 5000 的物质[5]。活性炭颗粒形状不规则，机械强度较差，炭粒容易脱落，如直接与血液接触，可能会引起溶血和微血管栓塞，因此医用活性炭产品需要包膜以提高其生物相容性。

（二）树脂

树脂是一类高分子网状结构的吸附材料。临床使用的树脂分为离子交换树脂和中性大孔树脂。目前离子交换树脂仅用于血浆胆红素吸附，临床上应用较多的是由苯乙烯 - 二乙烯苯共聚物制成的中性大孔树脂。中性大孔树脂具有丰富的中、大孔，比表面积大，机械强度好，可通过孔径调节及固载修饰基团提高对目标物质的吸附选择性，相对特异性地吸附血液中的中、大分子毒物和与蛋白质结合的毒物或药物。为了进一步提高吸附树脂的生物相容性，吸附树脂常进行包膜处理（如火棉胶），以降低微粒脱落和破坏血液有效成分的副作用，如HA330、HA380、Cytosorb、CA330。HA330主要针对急性中毒，特别是药物过量、农药、蜂蜇伤和工业毒素中毒；HA380主要适用于清除炎症介质，可用于脓毒症、急性胰腺炎、体外循环等情况；Cytosorb能从血液中清除促炎和抗炎细胞因子、胆红素、肌红蛋白、外毒素等各种分子；CA330是目前国内应用的首个细胞因子吸附器罐体，专病专罐用于脓毒症细胞因子清除，可快速降低炎症风暴期细胞因子浓度，纠正免疫失衡，减少血管活性药物用量，改善血流动力学，避免器官功能损伤，为脓毒症患者的救治赢得时间。

（三）多糖类

多糖类是一种高分子吸附分离材料，琼脂糖、壳聚糖和纤维素等均属于多糖类材料。多糖类材料用于血液灌流时，可以利用共价键固载各种修饰基团，提高其对目标物质的吸附选择性。多糖类吸附材料具有血液相容性好、无毒性的优点[6]。

四、治疗时机

尽管血液吸附在技术上可行且具有临床安全性，但目前仍缺乏足够的临床数据支持形成使用指南，尚无高质量证据指导血液吸附的启动时机。然而，从逻辑上讲，治疗时机应基于基础疾病的病理生理学，当生物学和（或）临床指征提示血液吸附有利于临床病程，或毒素/介质已引起重度机体反应，则应尽早启动血液吸附[2, 7]。如在治疗药物中毒时，对于无特效解毒剂、中毒剂量大、症状明显的患者，尤其是合并意识障碍、多器官功能障碍的患者，应立即进行灌流治疗。

五、治疗方法与目标

所有体外血液吸附治疗都需要血管通路（如静脉 - 静脉），也可以通过动静脉瘘与血液透析联合使用。血液吸附主要包括全血吸附与血浆吸附两类，均是通过吸附的原理来实现清除人体内源性和外源性代谢产物、毒物及剩余药物的目的。

（一）全血吸附

全血吸附是将血液从患者体内引到体外循环系统，通过灌流器中的吸附剂（活性炭、树脂等材料）与体内待清除的代谢产物、毒性物质，以及药物之间的吸附结合，达到清除这些物质的治疗方法，包含 HA-HD/CRRT 等[7]。近年来，随着新型灌流器的研发，除应用于中毒（药物或毒物）外，全血吸附也广泛应用于重症感染、肝衰竭、尿毒症以及各种自身免疫性疾病等。

全血吸附每次治疗时间为 2～6 h，血液流速为 100～250 ml/min。灌流器中吸附材料的吸附能力与饱和速度决定了每次灌流治疗时间。常用树脂、活性炭吸附剂一般在 2 h 内吸附效率最高。如果临床需要，可每间隔 2 h 更换 1 个灌流器，但一次连续灌流治疗的时间一般不超过 6 h。

（二）血浆吸附

血浆吸附是将血液引出后，应用膜式或离心式分离技术，将血液的有形成分和血浆分开，血浆再进入吸附器罐体进行吸附、清除血浆中特定物质，吸附后将血浆与分离的有形成分再回输至体内，包含免疫吸附（immunoadsorption，IA）、配对血浆滤过吸附（coupled plasma filtration and adsorption，CPFA）、双重血浆分子吸附系统（double plasma molecular adsorb system，DPMAS）等[7]。血浆吸附主要用于治疗肾病、风湿免疫性疾病、神经系统疾病、血液系统疾病、血脂代谢紊乱、消化系统疾病、器官移植排斥和自身免疫性皮肤病等。在治疗过程中，根据治疗目标清除物质的不同，选择不同的血浆吸附治疗模式和不同的血浆吸附罐。免疫吸附是利用高度特异性的抗原、抗体或某些有特定物理化学亲和力的物质（配基）结合在吸附材料（载体）上制成吸附罐，能够选择性清除血液中内源性中分子、大分子致病物质（致病性抗体、免疫复合物、炎症因子等），改善机体的免疫状态。配对血浆滤过吸附是将血浆分离器分离的血浆进行吸附后与血细胞混合，再经血液滤过或血液透析后回输到体内。双重血浆分子吸附系统是将分离后的血浆通过两个不同的吸附器（BS330、HA330-Ⅱ）进行串联吸附，净化后的血浆与血细胞混合后回输到人体，联合应用，协同增效，在迅速改善黄疸症状的同时，清除炎症介质等有害物质，不耗费血浆，提高救治的成功率，改善患者的预后。

血浆吸附一般单次吸附治疗的剂量为 2 ~ 3 倍患者体内血浆容量，治疗时间一般为 2 ~ 3 h，血流速度为 100 ~ 150 ml/min，分离的血浆以 20 ~ 50 ml/min 的速度流经吸附罐吸附后回输至患者体内。单次患者的血浆容量计算方法为 0.065 × 体重（kg）×（1– 血细胞比容）[7]。

六、常见并发症

血液吸附治疗过程中可能出现血管通路、管路、吸附器和抗凝相关的并发症。血管通路相关并发症包括穿刺处局部出血或血肿形成、气胸、空气栓塞、心律失常等；管路及吸附器相关并发症包括吸附器生物不相容、吸附颗粒栓塞与空气栓塞；抗凝相关并发症包括出血并发症（切口渗血，气道、胃肠道、尿道出血等）与凝血并发症（体外循环凝血、深静脉置管血栓形成等）[1]。

七、临床应用

（一）中毒

血液吸附作为抢救急性中毒患者的首选血液净化方式，可改善多种中毒患者的预后，目前已广泛应用于各种中毒的治疗，如农药（有机磷、百草枯）、药物以及生物毒素（蜂毒、蛇毒）中毒治疗等。一般中毒使用全血灌流，若患者肝、肾功能不全合并多器官功能衰竭，应联合血液透析或连续性肾脏替代治疗进行治疗。在一些情况下，中毒药物剂量巨大，药物（如百草枯）中毒后果严重，或中毒药物有“反跳”倾向者，往往需要多次血液吸附治疗[1, 8]。

（二）脓毒症

脓毒症是由机体对感染的反应失调所致，可导致多脏器功能受损。机体释放的大量炎症介质不易被血液滤过手段清除，而吸附技术对于炎症介质清除效果良好。目前治疗脓毒症使用的吸附方式包括如下几种。①多黏菌素 B 吸附罐血液灌流：固定有多黏菌素 B 的纤维吸附罐 PMX 是目前日本使用最广泛的可特异性去除内毒素的体外血液净化治疗设备，主要用于革兰氏阴性菌感染，不仅可以缩短病程，还可以改善患者的预后。②细胞因子吸附罐 CA330：体外研究表明，2 h 内，对内毒素、IL-6、IL-8、IL-10、肿瘤坏死因子α（TNF-α）等炎症介质吸附效率高达 70% 以上。但在患者中的应用效果缺乏大样本随机对照试验（RCT）研究。③非特异性吸附血液灌流器（HA330/380）：现已证实可吸附包括 IL-1、IL-6、IL-8、IL-10 和 TNF-α 在内的多种细胞因子，适用于存在细胞因子风暴的危重症患者[1，9-13]。

（三）肝衰竭

人工肝是治疗肝衰竭的有效方法之一，其治疗机制是基于肝细胞的强大再生能力，通过一个体外的机械、理化和生物装置，清除各种有害物质，补充必需物质，改善内环境，暂时替代衰竭肝的部分功能，为肝细胞再生及肝功能恢复创造条件或等待机会进行肝移植。人工肝包括非生物型人工肝、生物型人工肝和混合型人工肝，目前国内临床常用的是非生物型人工肝。双重血浆分子吸附系统（DPMAS）属于非生物型人工肝的一种，采用离子交换树脂和中性大孔树脂两种吸附剂联合应用，可迅速改善黄疸症状，同时清除炎症介质等有害物质，多用于各种病因引起的重症肝病、肝衰竭、肝性脑病、高胆红素血症、胆汁淤积性肝病、合并肝损伤的脓毒症的多器官功能障碍患者等[14-15]。

（四）炎症性疾病

在严重感染、感染性休克、重症急性胰腺炎等疾病中，血液中的细胞因子如 TNF-α、IL-6、IL-10 等显著升高，其与疾病的严重程度相关。清除血液中的细胞因子能否改善预后目前尚无确切的结论，但能改善炎症性疾病的临床症状。对于高甘油三酯血症引起的胰腺炎，利用血液吸附可直接选择性吸附血脂颗粒，可以迅速降低血清甘油三酯水平，逆转高血脂对胰腺造成的损伤，从而缩短病程，改善患者预后[1]。

（五）自身免疫性疾病

自身免疫性疾病患者由于体内的抗原-抗体复合物大量产生，造成组织损伤。抗原-抗体复合物为大分子物质，普通的血液滤过不能清除，而需借助血液吸附手段进行治疗。血液吸附可以吸附抗原-抗体复合物，降低其在血浆中的水平，从而缓解自身免疫性疾病急性期，目前常用于系统性红斑狼疮等疾病的治疗[1]。

（米　洁　张川林）

参考文献

[1] 刘大为，杨荣利，陈秀凯. 重症血液净化[M]. 北京：人民卫生出版社，2021.
[2] ANKAWI G，BAGSHAW S M，BELLOMO R，et al. Hemoadsorption：consensus report of the 30th Acute Disease Quality Initiative workgroup[J]. Nephrol Dial Transplant，2024，39（12）：1945-1964.
[3] 关明镜，张凌，潘红菊.《血液吸附——第30届急性疾病质量倡议工作组专家共识报告》解读[J]. 华西医学，2024，39（7）：1036-1040.
[4] 中国医师协会儿科医师分会血液净化专业委员会. 儿童血液灌流临床应用专家共识[J]. 中国小儿急救医学，2018，25（8）：561-568.

［5］于茜，周建辉，赵小淋，等．血液净化吸附材料的临床发展［J］. 中华肾病研究电子杂志，2021，10（3）：170-174.
［6］黄超伯，游朝群，熊燃华，等．天然多糖在生物医用材料领域的应用研究进展［J］. 林业工程学报，2021，6（3）：1-8.
［7］国家卫生健康委．关于印发血液净化标准操作规程（2021版）的通知［EB/OL］.（2021-11-8）. www.nhc.gov.cn/yzygj/s7659/202111/6e25b8260b214c55886d6f0512c1e53f.shtml.
［8］王琦玮，靳有鹏．血液吸附疗法的临床应用［J］. 中国小儿急救医学，2022，29（5）：389-393.
［9］丁朔，黄曼．体外血液吸附治疗脓毒症的研究进展［J］. 中华急诊医学杂志，2023，32（4）：574-576.
［10］关明镜，张凌．脓毒症相关急性肾损伤的体外血液净化治疗进展［J］. 中华医学杂志，2023，103（8）：617-622.
［11］BELLOMO R，MEHTA R L，FORNI L G，et al. On behalf of the Acute Disease Quality Initiative Hemoadsorption Working Group. Hemoadsorption［J］. Clin J Am Soc Nephrol，2024，19（6）：803-806.
［12］POLI E C，RIMMELÉ T，SCHNEIDER A G. Hemoadsorption with CytoSorb®［J］. Intensive Care Med，2019，45（2）：236-239.
［13］HONORÉ P M，DE BELS D，BARRETO GUTIERREZ L，et al. Hemoadsorption therapy in the critically ill：solid base but clinical haze［J］. Ann Intensive Care，2019，9（1）：22-23.
［14］中华医学会感染病学分会肝衰竭与人工肝学组，中华医学会肝病学分会重症肝病与人工肝学组．肝衰竭诊治指南（2018年版）［J］. 临床肝胆病杂志，2019，35（1）：38-44.
［15］中华医学会感染病学分会肝衰竭与人工肝学组，中华医学会感染病学分会肝衰竭与人工肝专家委员会，国家感染性疾病临床医学研究中心，等．人工肝血液净化系统治疗指南（2023年版）［J］. 中华临床感染病杂志，2023，16（6）：401-411.

第二章 血液吸附技术应用基础

第一节 常用设备及管路

一、A 款设备及管路

（一）A 款设备及管路（图 2-1-1 ~ 图 2-1-3）

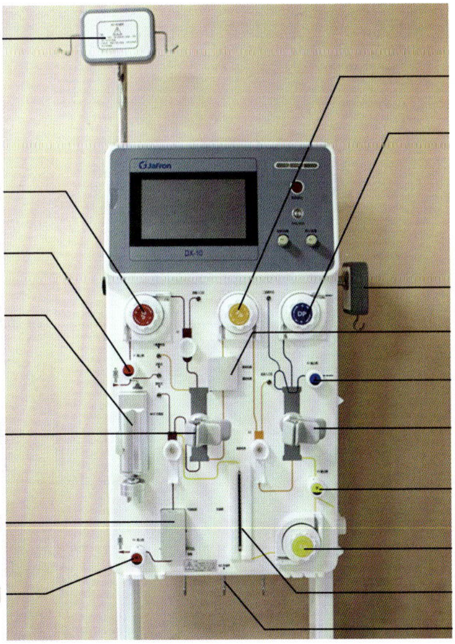

图 2-1-1　A 款设备正面

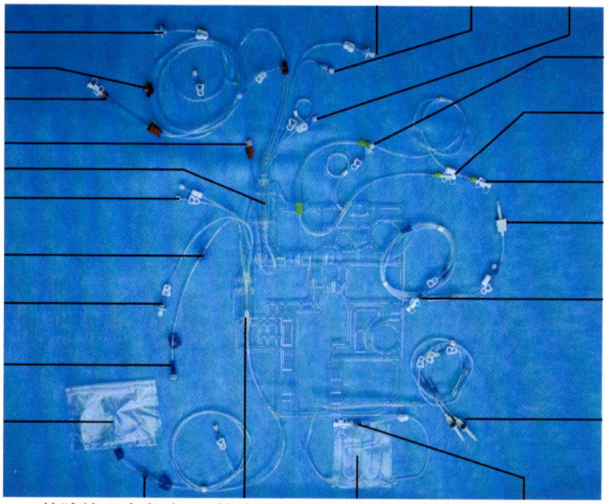

图 2-1-2　A 款设备 CVVHDF 套盘管路（DX-CH）

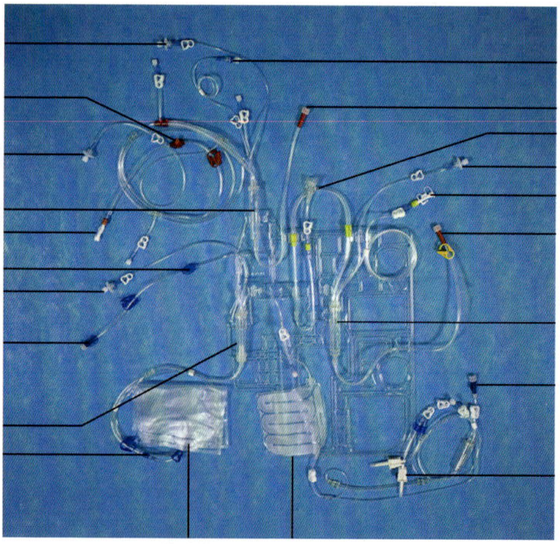

图 2-1-3　A 款设备 DPMAS 套盘管路（DX-DP）

（二）A-1款设备及管路（图2-1-4~图2-1-5）

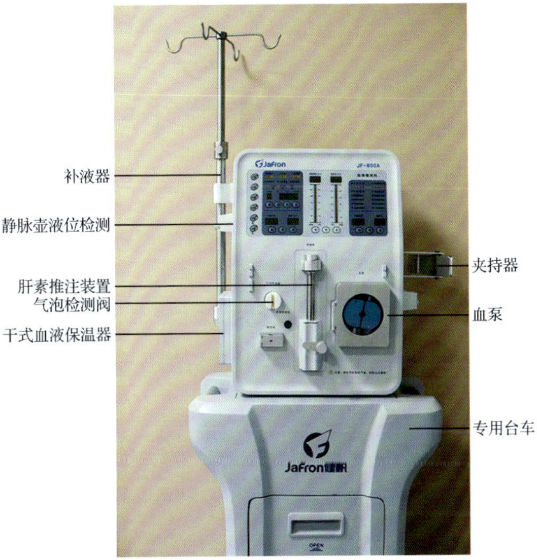

图2-1-4　A-1款设备正面

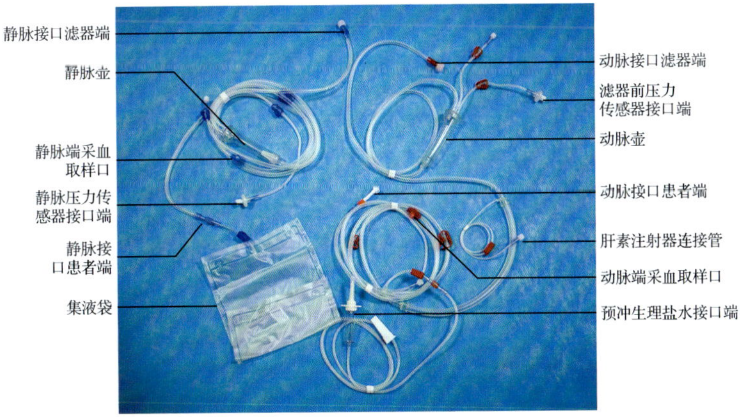

图2-1-5　A-1款设备血液灌流管路

（韩　娟　马佳佳　郭　君）

二、B 款设备及管路

（一）multiFiltrate 机型及管路（图 2-1-6 ~ 图 2-1-8）

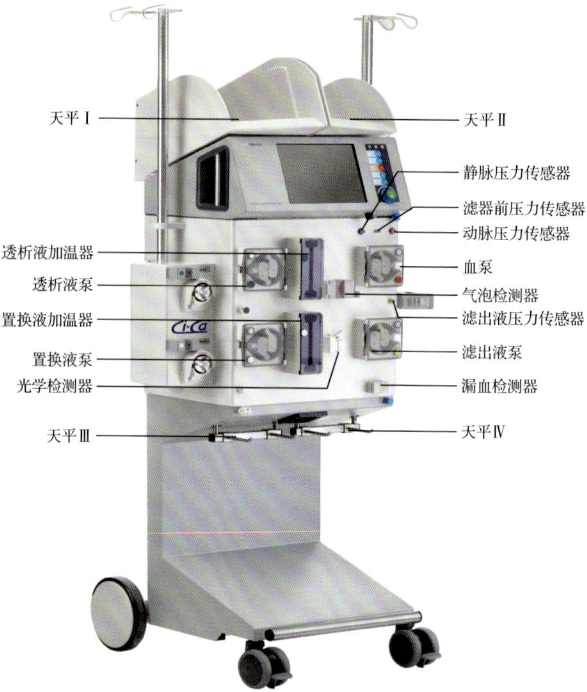

图 2-1-6　multiFiltrate 机型右前面

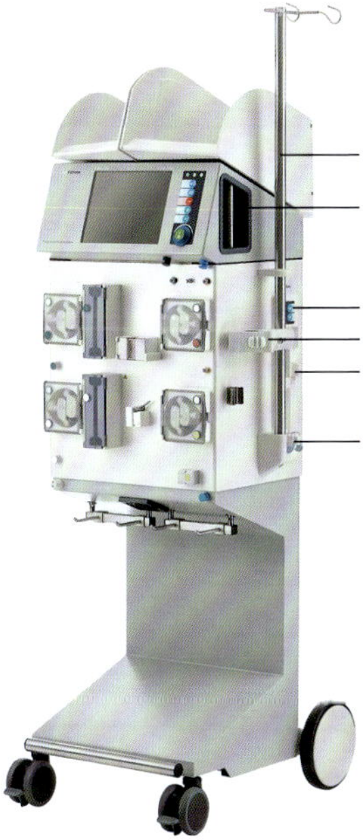

图 2-1-7　multiFiltrate 机型左前面

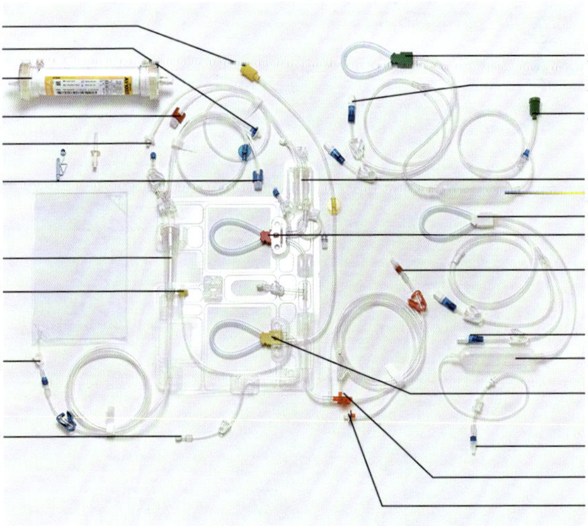

图 2-1-8　multiFiltrate 机型管路

（二）multiFiltrate PRO 机型及耗材（图 2-1-9 ~ 图 2-1-12）

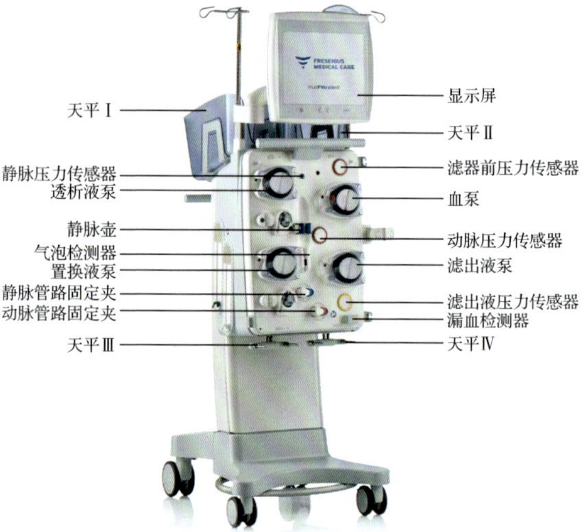

图 2-1-9　multiFiltrate PRO 机型正面

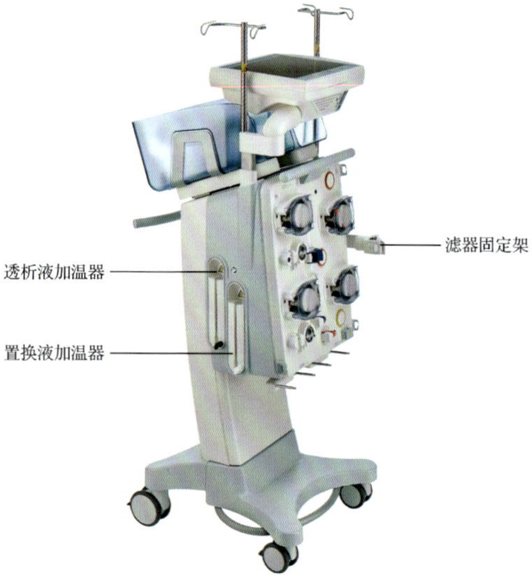

图 2-1-10　multiFiltrate PRO 机型右前面

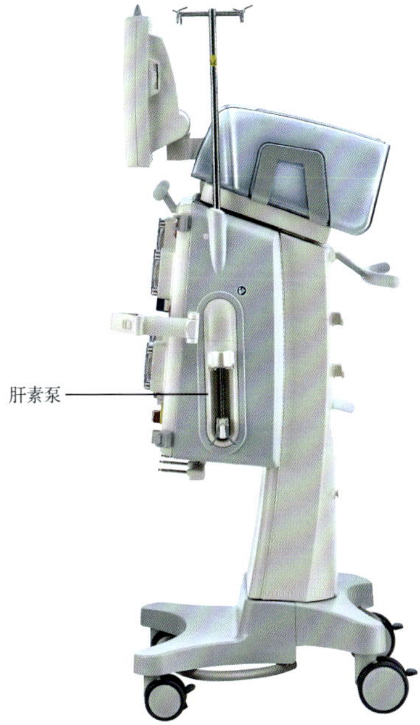

图 2-1-11　multiFiltrate PRO 机型左侧面

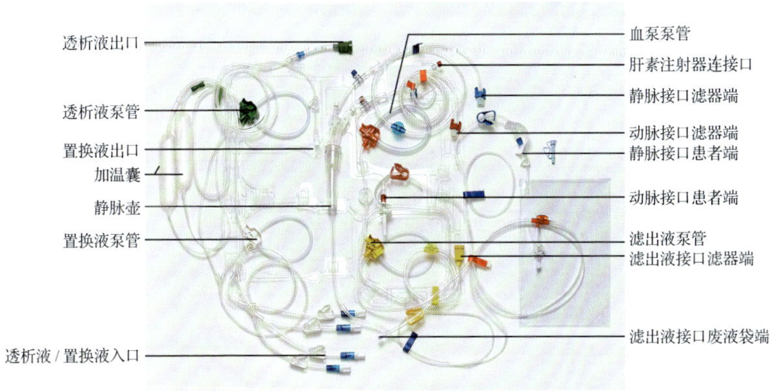

图 2-1-12　multiFiltrate PRO 机型管路

（王欣然　王　硕　李艳丽）

三、C 款设备及管路

金宝 Prismaflex 血滤机目前应用 8.2 版本（图 2-1-13 ~ 图 2-1-15）。不同的版本，其操作方法略有不同。目前配套管路有 ST60、ST100 两种（图 2-1-16），需根据患者体重选择，体重小于 30 kg 者选择 ST60，体重大于 30 kg 者选择 ST100。

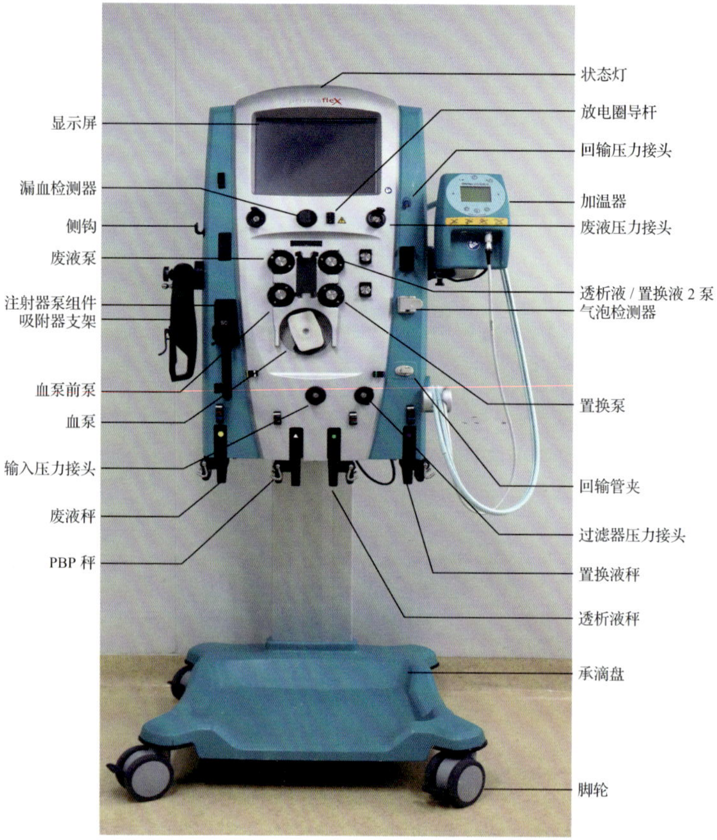

图 2-1-13　C 款设备正面

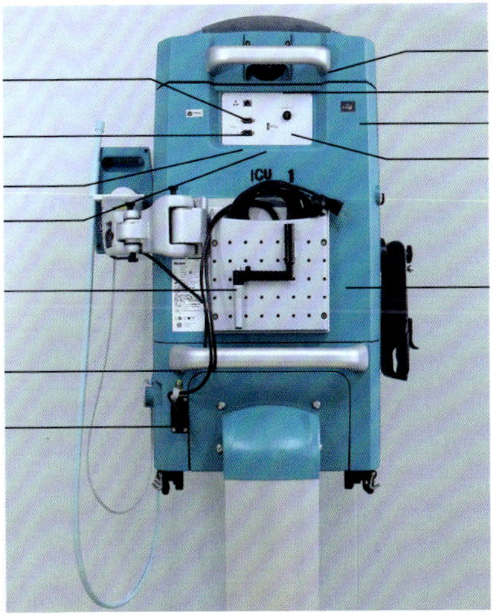

图 2-1-14　C 款设备背面

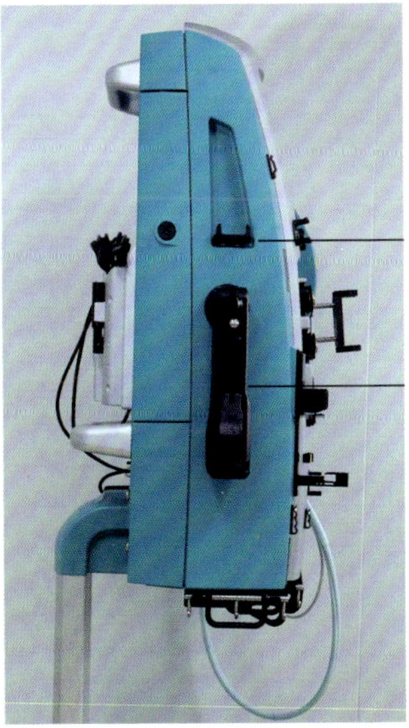

图 2-1-15　C 款设备右侧面

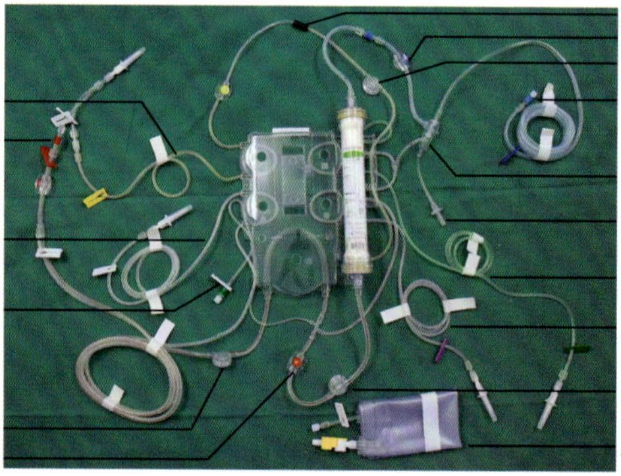

图 2-1-16　C 款设备管路

（金艳鸿　陈　倩　王春英）

四、D 款设备及管路

D 款设备及管路如图 2-1-17 ~ 图 2-1-21 所示。

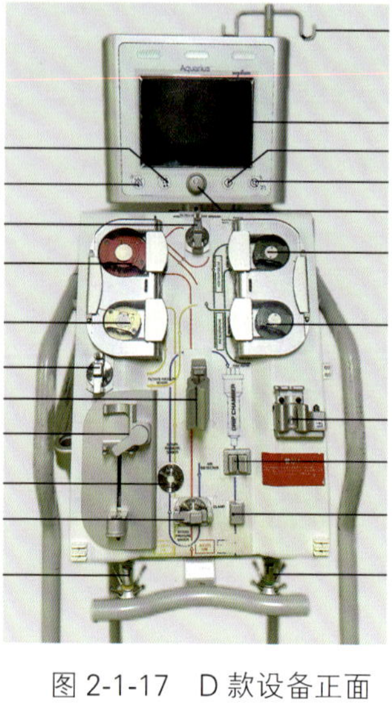

图 2-1-17　D 款设备正面

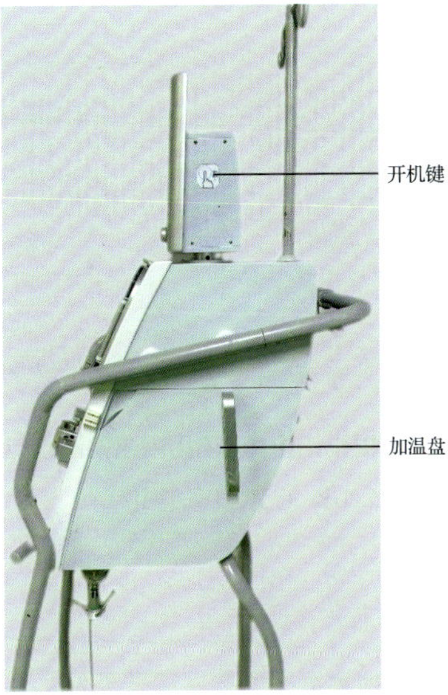

图 2-1-18　D 款设备左侧面

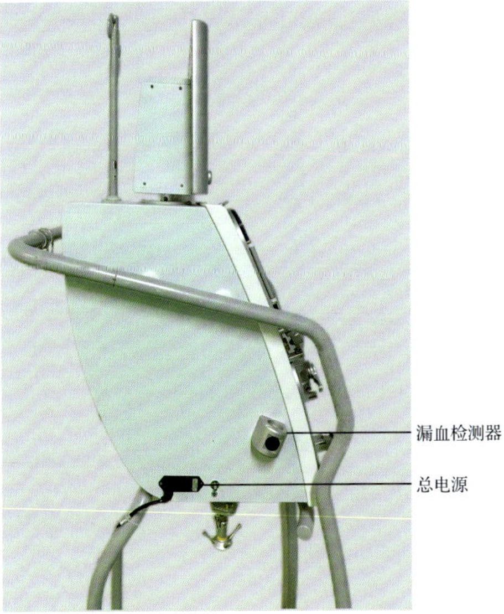

图 2-1-19　D 款设备右侧面

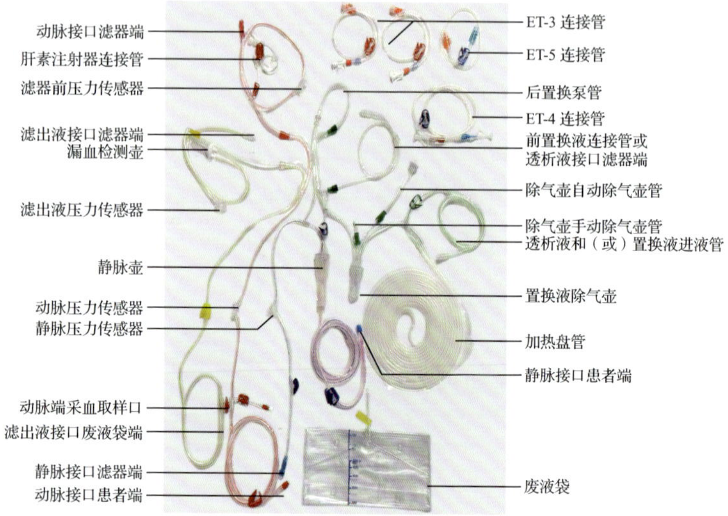

图 2-1-20　D 款双重血浆分子吸附系统联合血浆置换管路

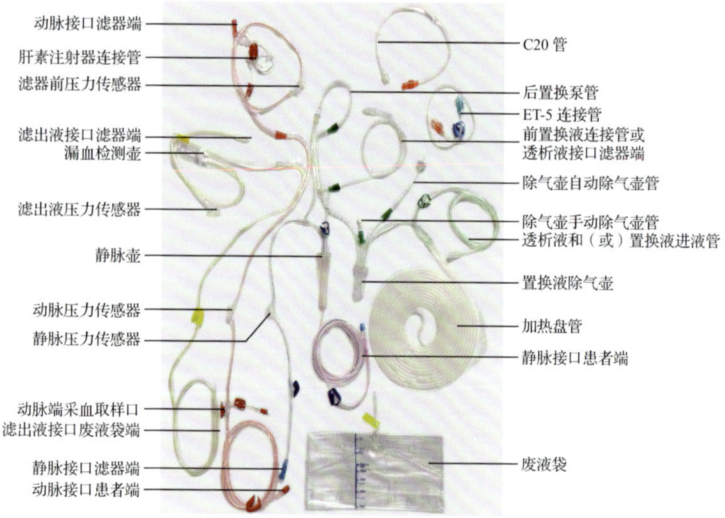

图 2-1-21　D 款血液吸附 + 透析滤过管路

（林　辉　李永祥　杜亚男）

五、E 款设备及管路

E 款设备如图 2-1-22 ~ 图 2-1-24 所示。注意：PA 模式和 PE 模式的血液系管路相同，返浆管路（PA）等同于补液管路（PE），预冲管路（A）（PA）等同于预冲洗管路（PE），如图 2-1-25 ~ 图 2-1-27 所示。

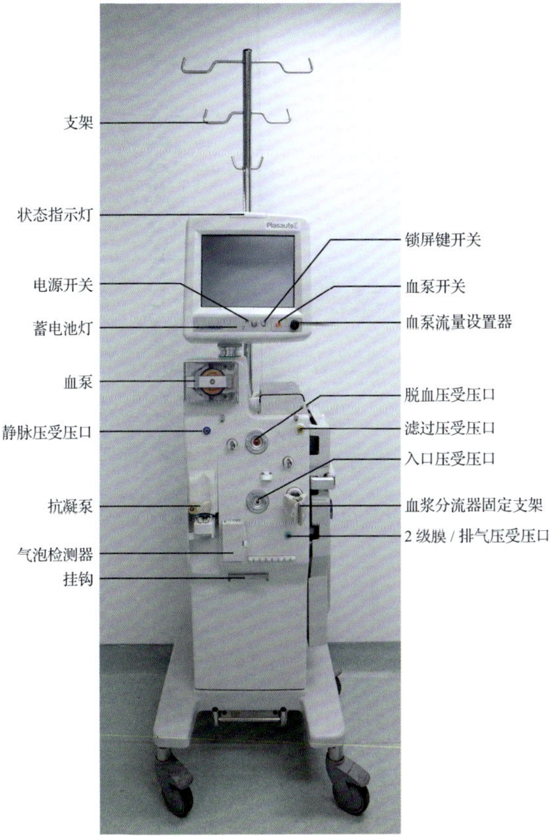

图 2-1-22　E 款设备正面

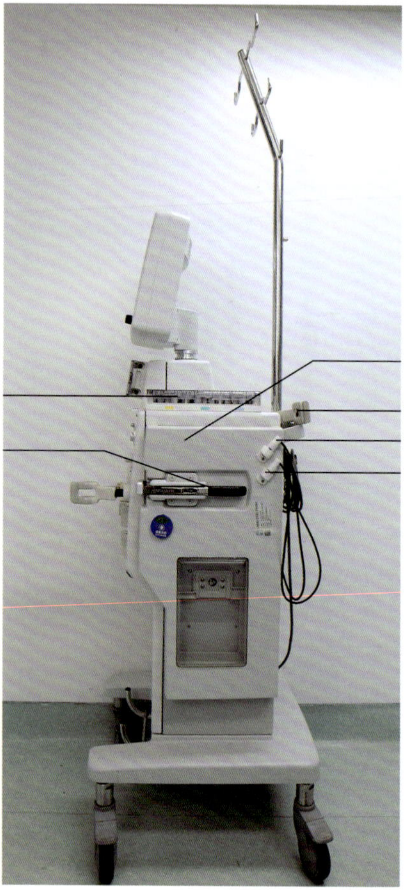

图 2-1-23　E 款设备左侧面

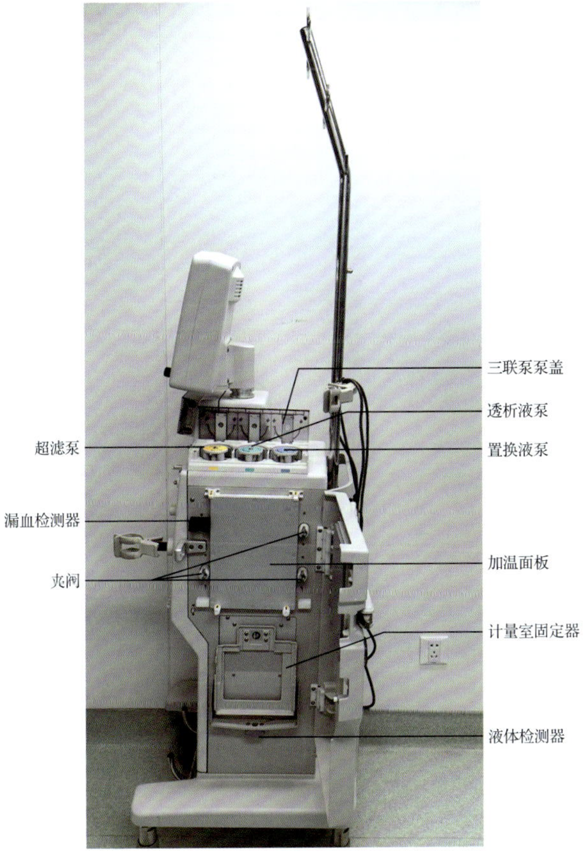

图 2-1-24　E 款设备左侧面（侧盖打开后）

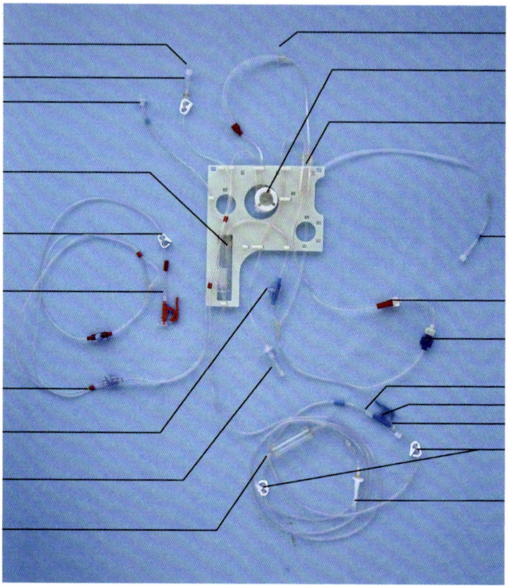

图 2-1-25　E 款设备血液系管路

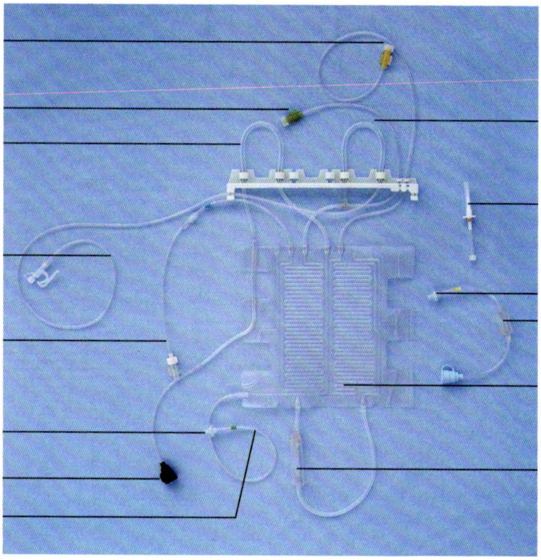

图 2-1-26　E 款设备 PA 模式液系管路

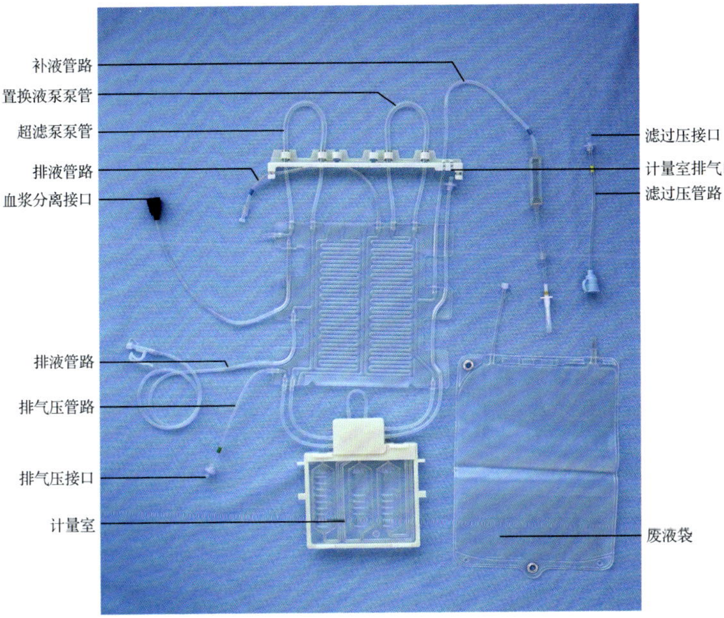

图 2-1-27　E 款设备 PE 模式液系管路

（谷艳梅　席双梅　郑煜琳）

六、灌流器/吸附器（表 2-1-1）

表 2-1-1　灌流器 / 吸附器

规格	树脂装量（ml）	血室容量（ml）	主要用途	主要清除物质	吸附方式
pHA130	130	110	终末期肾病（ESRD）	通过微控正电基团接枝树脂实现蛋白结合毒素从白蛋白上竞争吸附，相对特异性地清除以 IS、PCS 为代表的蛋白结合毒素，并可吸附以 β_2-MG 为代表的尿毒症中、大分子毒素	全血 / 血浆
KHA130	130	100		清除尿毒症中、大分子毒素，尤其针对相对分子量≥25 000 的大、中分子毒素，如 FGF-23、κ-FLC、λ-FLC、铁调素、α_1-MG、TNF-α、YKL-40 等	
HA130	130	100		广谱吸附尿毒症患者体内内源性和外源性毒素及代谢产物等致病物质，如 PTH、β_2-MG、IL-6、TNF-α、CRP、hcy、IS、PCS 等	

续表

规格	树脂装量（ml）	血室容量（ml）	主要用途	主要清除物质	吸附方式
DNA230	230	100	系统性红斑狼疮（SLE）	抗核抗体（ANA）和抗双链 DNA（ds-DNA）抗体	全血 / 血浆
HA280	280	160	过敏性紫癜、银屑病或其他自身免疫病	调节机体免疫状态，清除患者血液中的细胞因子，抑制炎性反应	
HA330	330	170	急性药物或毒物中毒	人体内源性和外源性代谢产物、毒物，如农药中毒、有毒生物中毒、药物中毒、鼠药中毒、重金属中毒等	
HA380	380	180	脓毒症、重症急性胰腺炎（SAP）、急性呼吸窘迫综合征（ARDS）等炎症因子相关性疾病及心外科手术患者	细胞因子等炎症生物标志物，即损伤相关因子模式（DAMPs）	
CA330	330	185	脓毒症	以 IL-6（分子量约 26 000）为代表的细胞因子及内毒素、胆红素、肌红蛋白、口服抗凝血药（替格瑞洛、利伐沙班）	

续表

规格	树脂装量（ml）	血室容量（ml）	主要用途	主要清除物质	吸附方式
HA330-Ⅱ	330	170	急性肝损伤、肝衰竭、肝性脑病等	清除中、大分子毒素及蛋白结合毒素，如胆红素、IL-6、TNF-α、酚类、硫醇、芳香族氨基酸等	全血 / 血浆
BS330	330	125	各种疾病引起的高胆红素血症、高胆汁酸血症	特异性吸附胆红素和胆汁酸	血浆

注：β_2-MG. β_2 微球蛋白；IS. 硫酸吲哚酚；PCS. 硫酸对甲酚；TNF-α. 肿瘤坏死因子 α；IL-6. 白细胞介素 -6；κ-FLC. κ 型游离轻链；λ-FLC. λ 型游离轻链；FGF-23. 成纤维细胞生长因子 23；α_1-MG. α_1- 微球蛋白；YKL-40. 几丁质酶 3 样蛋白 1；PTH. 甲状旁腺激素；CRP. C 反应蛋白；hcy. 同型半胱氨酸。

（王欣然　孙　红　王　倩）

七、常用连接管路

图示	注释
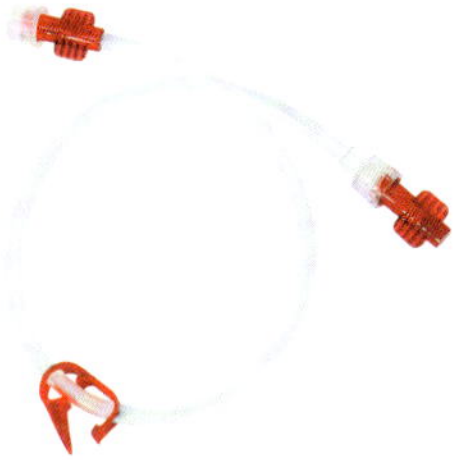	型号：C20 结构：两端分别为公鲁尔接头和滤器接头 容积：8 ml 作用：用于灌流器动脉端与管路的连接
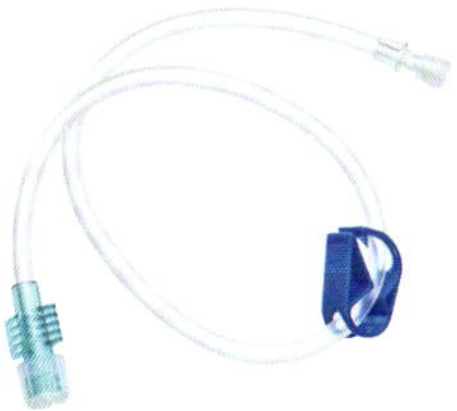	型号：ET-2（2 号管 /BLS-001-542） 结构：两端分别为母鲁尔接头和滤器接头 容积：9 ml 作用：用于各种灌流器与管路的连接
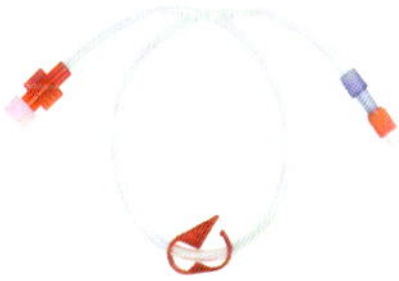	型号：ET-3 结构：两端分别为滑动接头和滤器接头 容积：7.7 ml 作用：用于各种灌流器与管路的连接
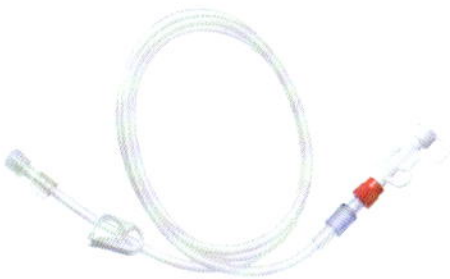	型号：ET-4 结构：两端分别为滑动接头、母鲁尔接头 容积：8 ml 作用：用于预冲液与管路的连接
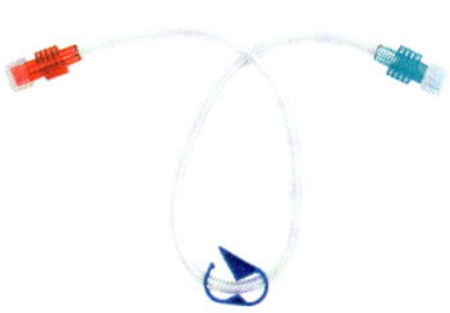	型号：ET-5 结构：两端均为滤器接头 容积：7.6 ml 作用：用于灌流器与灌流器、灌流器与滤器的连接

图示	注释
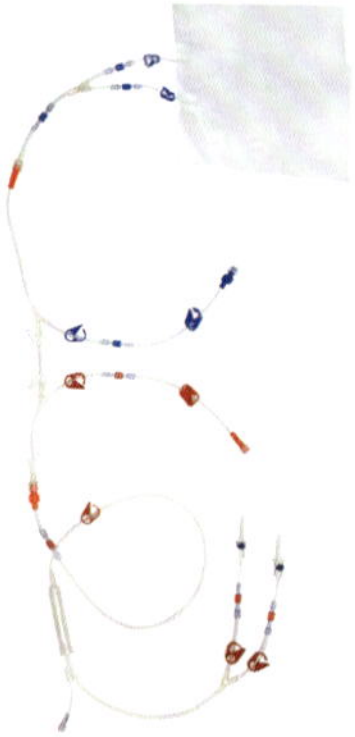 	型号：AT-01 结构：各接口均为6%鲁尔圆锥接头 容积：45 ml 血室容量：9.6 ml 作用：实现重症灌流一体化预冲，不同种类设备均可连接进行密闭治疗；灌流结束免停泵、免卸管，操作简便，降低凝血及感染风险

（王欣然　王　硕　李　响）

第二节　常用治疗模式

图示	治疗模式
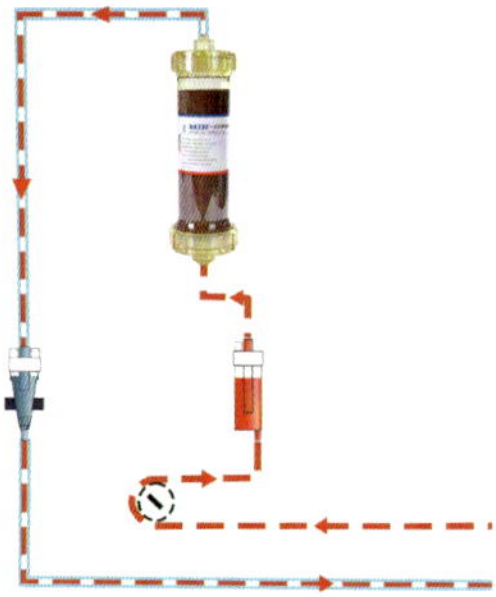	血液吸附（HA）

图示	治疗模式
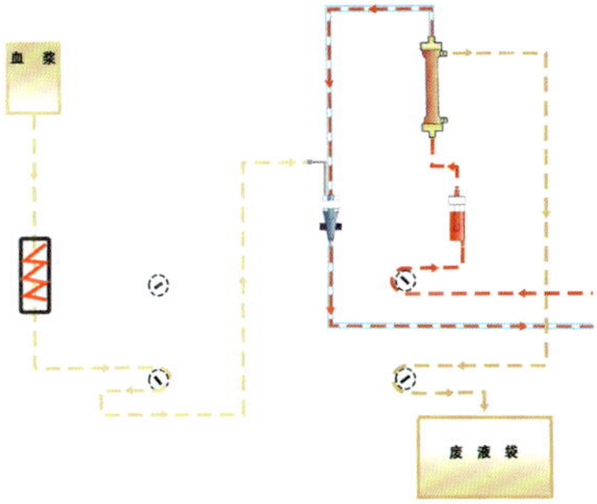	血浆置换（PE）
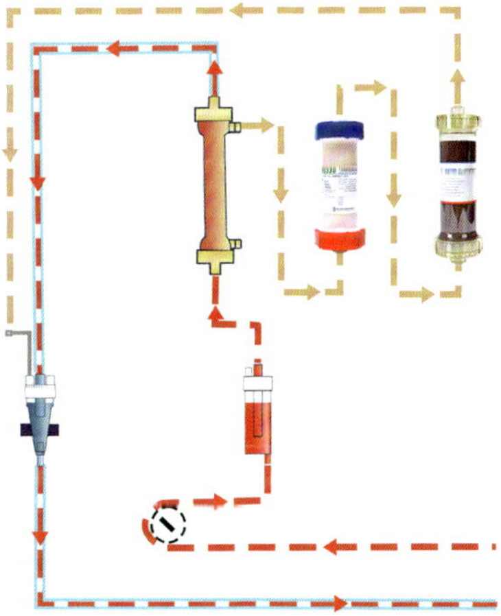	双重血浆分子吸附系统（DPMAS）
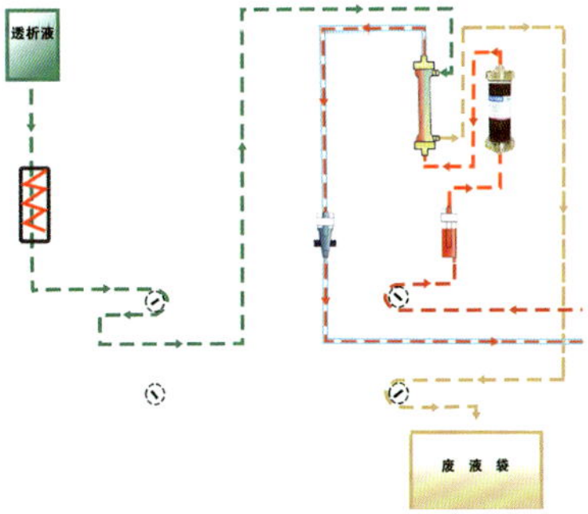	连续性静脉 - 静脉血液透析联合血液吸附（CVVHD+HA） 滤器前连接

<table>
<tr><th>图示</th><th>治疗模式</th></tr>
<tr><td>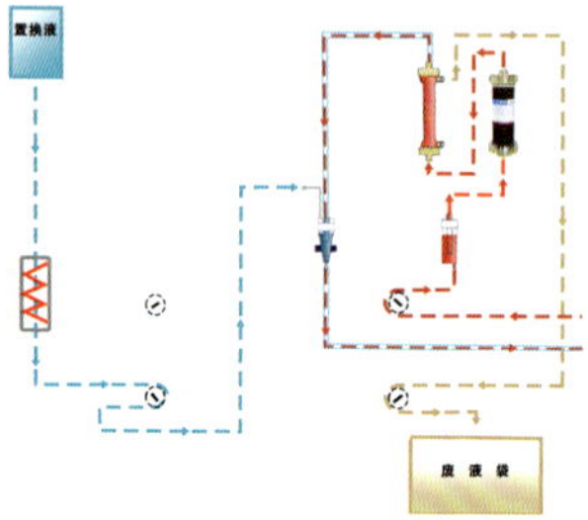

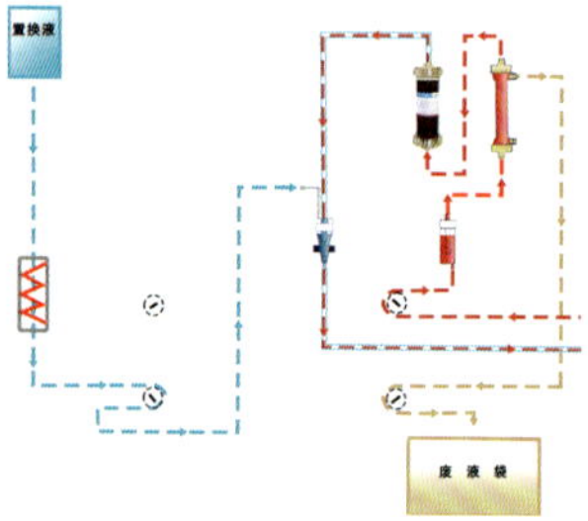
</td><td>连续性静脉 - 静脉血液滤过联合血液吸附（CVVH+HA）
滤器前连接
滤器后连接</td></tr>
<tr><td>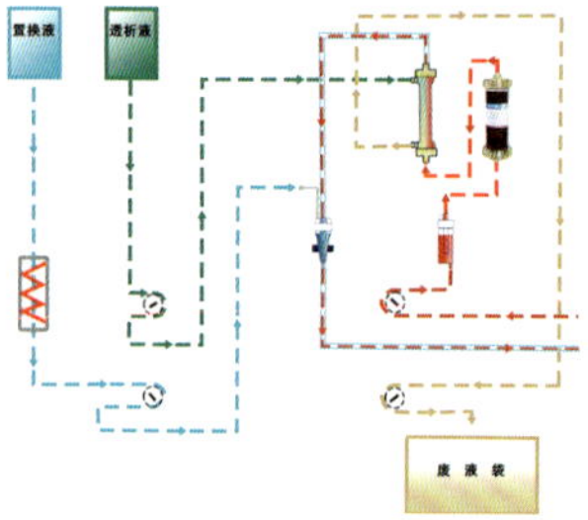

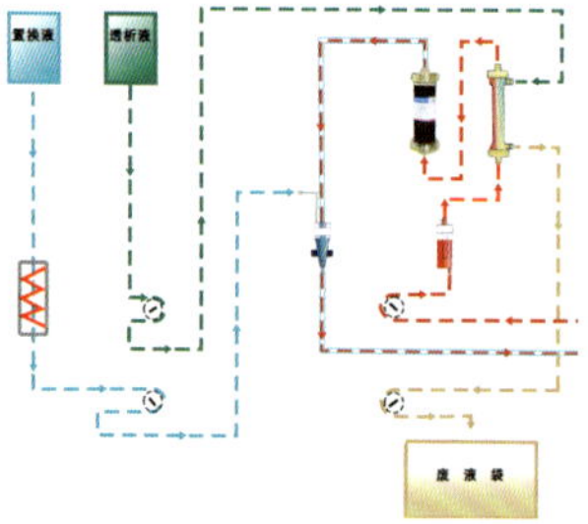
</td><td>连续性静脉 - 静脉血液透析滤过联合血液吸附（CVVHDF+HA）
滤器前连接
滤器后连接</td></tr>
</table>

（王欣然　王　硕　刘　玥）

第三节 抗凝方案

抗凝药物的适应证、禁忌证、应用方法、监测与注意事项列于表 2-3-1。

表 2-3-1 抗凝药物适应证、禁忌证、应用方法、监测与注意事项

药物名称	适应证	禁忌证	应用方法	监测与注意事项
肝素钠	无出血性疾病的发生和风险；没有显著的脂代谢和骨代谢异常；血浆抗凝血酶活性在50%以上；血小板计数、APTT、PT、INR、D-二聚体正常或轻度异常	既往存在肝素或低分子量肝素过敏史；既往诊断过肝素诱发的血小板减少症；合并明显的出血性疾病；血浆抗凝血酶活性＜50%	一般首剂量62.5～125 U/kg（0.5～1.0 g/kg），追加剂量1250～2500 U/h（10～20 mg/h），间歇性静脉注射或持续性透析器/滤器前静脉输注（常用）；预期结束前30 min停止追加	采用ACT进行监测，也可采用APTT进行监测。从血液净化管路静脉端采集样本的ACT或APTT维持于治疗前的1.5～2.5倍，治疗结束后从血液净化管路动脉端采集的样本ACT或APTT基本恢复治疗前水平

续表

药物名称	适应证	禁忌证	应用方法	监测与注意事项
低分子量肝素	无活动性出血性疾病，血浆抗凝血酶活性在50%以上，血小板数量基本正常；脂代谢和骨代谢的异常程度较重，或APTT、PT延长和INR增加具有潜在出血风险	既往存在肝素或低分子量肝素过敏史；既往诊断过肝素诱发的血小板减少症；合并明显的出血性疾病；血浆抗凝血酶活性＜50%	一般选择60～80 IU/kg，推荐在治疗前20～30 min静脉注射，无须追加剂量	采用抗凝血因子X a活性进行监测。无出血倾向的患者抗凝血因子X a活性维持在500～1000 U/L，伴有出血倾向的血液透析患者抗凝血因子Xa活性维持在200～400 U/L。但抗凝血因子X a活性不能即时检测，不如监测APTT方便
枸橼酸钠	存在明确的活动性出血性疾病或明显的出血倾向，或APTT、PT明显延长和INR显著增加；肝素过敏的患者或肝素引起的血小板减少症	严重肝功能障碍；低氧血症（动脉血氧分压＜60 mmHg）和（或）组织灌注不足；代谢性碱中毒、高钠血症	枸橼酸钠抗凝剂泵速（ml/h）=（1.3～1.6）×血流速度（ml/min）≈130～280 ml/h	监测滤器后和患者体内游离钙离子浓度（滤器后游离钙离子浓度0.25～0.35 mmol/L，患者体内游离钙离子浓度1.0～1.35 mmol/L），也可监测ACT或APTT，从血液净化管路静脉端采集样本的ACT或APTT维持在治疗前1.5～2.5倍。治疗过程中和治疗结束后从血液净化管路动脉端采集样本的ACT或APTT应与治疗前无明显变化。单纯血液灌流、单纯血浆吸附或双重血浆置换时，不宜采用枸橼酸钠抗凝

续表

药物名称	适应证	禁忌证	应用方法	监测与注意事项
阿加曲班	活动性出血或有高危出血风险，肝素类药物过敏或既往发生肝素诱导血小板减少症的患者	合并明显肝功能障碍	一般首剂量为 250 μg/kg，追加剂量为 2 μg/(kg·min) 持续滤器前给药	依据患者血浆 APTT 的监测情况调整剂量
无肝素	在枸橼酸钠适应证的基础上，还包括严重肝功能不全	血液高凝状态显著	实施前给予 500 U/dl（4 mg/dl）的肝素 0.9% 氯化钠注射液预冲，保留 20 min 后，再给予 0.9% 氯化钠注射液 500 ml 冲洗；存在肝素类药物禁忌的患者仅用 0.9% 氯化钠注射液充分冲洗	治疗过程中每 60～120 min 给予 0.9% 氯化钠注射液 200 ml 冲洗管路和滤器

注：PT. 凝血酶原时间；APTT. 活化部分凝血活酶时间；INR. 国际标准化比值；ACT. 激活全血凝固时间。

（米　洁　张川林）

第四节　吸附器预处理

一、单个吸附器预处理（以 HA380 为例）

步骤	图示	注释
1	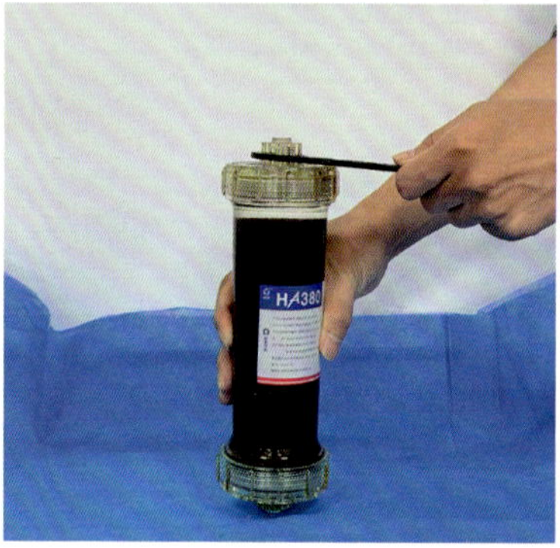	检查罐体无破损及裂痕、罐内液体无浑浊及絮状物，使用开瓶工具松动罐体上保护盖（勿漏液）
2	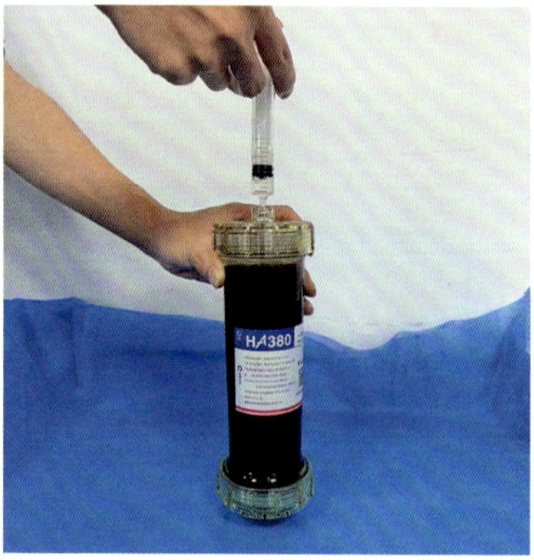	**静态肝素化** 抽：抽取普通肝素 12 500 ~ 18 750 U（2 ~ 3 ml） 注：去除针头，回抽灌流器内空气 2 ~ 3 ml，将肝素注入灌流器保存液中，拧紧保护盖 摇：上、下 180° 缓慢翻转 10 次，时间约 20 s 静：将灌流器横置，树脂完全浸泡在肝素保存液内，静置 30 min 待用

步骤	图示	注释
3	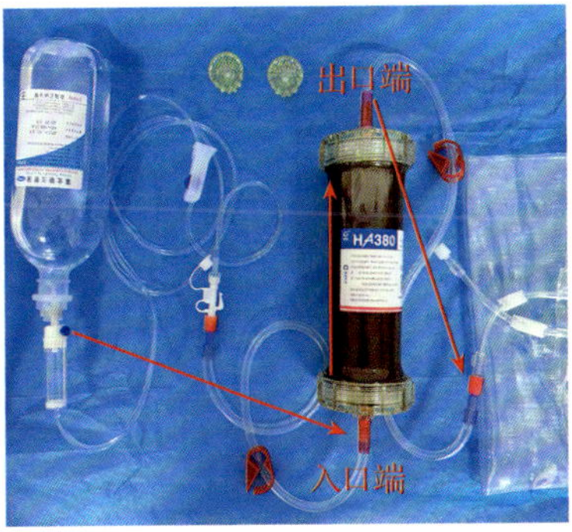	**预冲前管路的连接** 按箭头（血流）方向连接 HA380，操作过程中严格执行无菌操作。一根 ET-3 管路连接输液器、0.9% 氯化钠注射液及 HA380 入口端；另一根 ET-3 管路连接 HA380 出口端和废液袋（建议使用大容量废液袋，以减少污染概率）
4	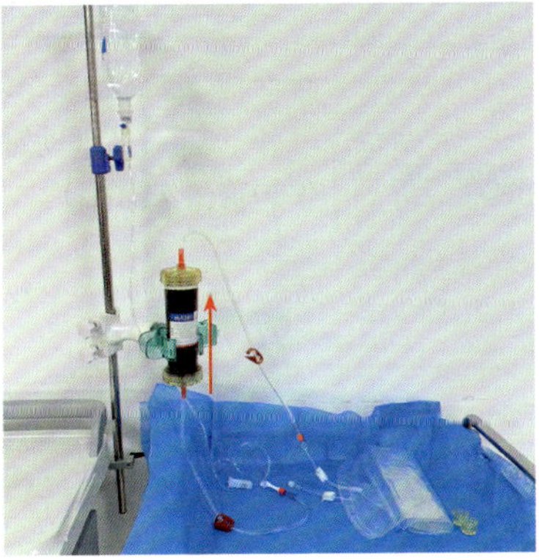	**预冲** 将 HA380 按照其箭头方向垂直放置，打开所有夹子，依据说明书建议用量，用 0.9% 氯化钠注射液 3000 ml 预冲灌流器（预冲期间注意及时更换 0.9% 氯化钠注射液，勿走空）
5	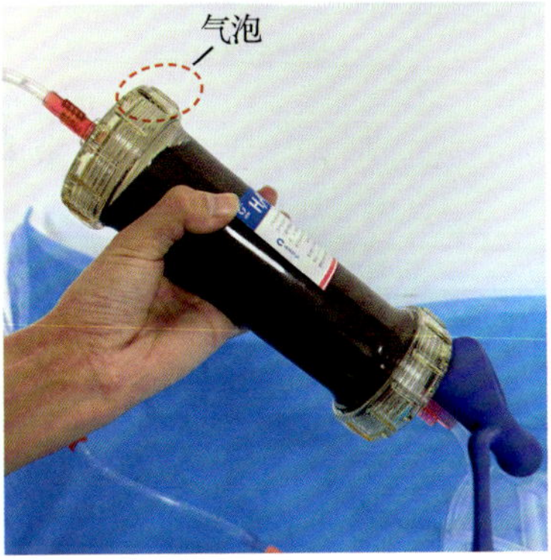	HA380 排气：与水平呈 30° ~ 60° 持握 HA380，使用排气锤快速敲击入口端螺母底部，切勿敲击罐身，直至入口端及罐体内空气全部排至出口端

步骤	图示	注释
5		垂直持握 HA380，使气泡沿水流方向自出口端排出，如有部分气泡残留，可水平敲击出口端螺母，以便残留气泡排出。直至气体全部排尽（排尽标准：血液灌流器内无气泡或出口端残余单个气泡直径＜ 5 mm）
6	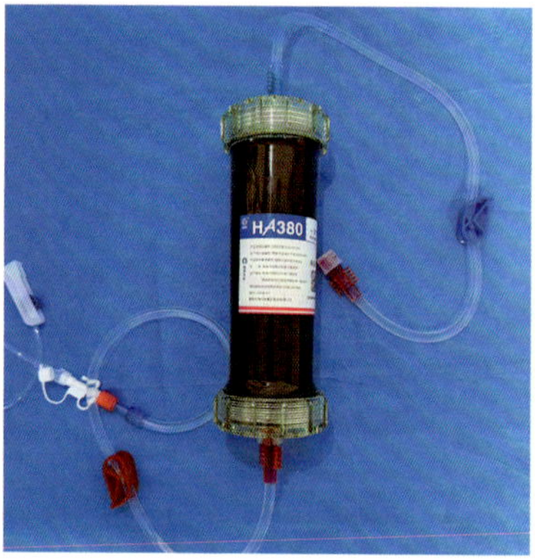	**预处理后备用** 滤器前连接：撤除 HA380 出口端连接的 ET-3 管路和废液袋，改成与 ET-5 管路连接并排气，夹闭所有夹子备用
	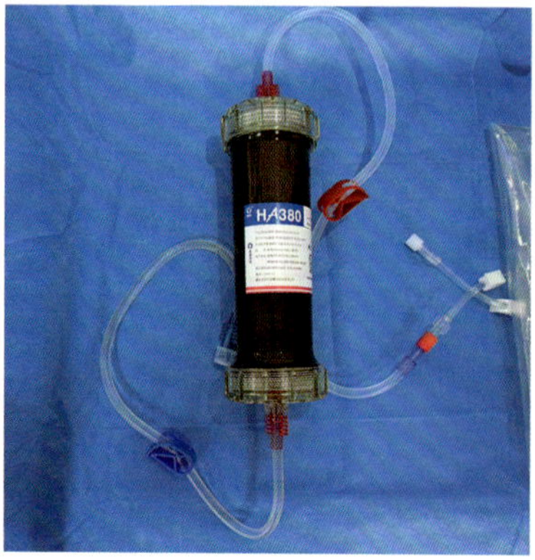	滤器后连接：撤除 HA380 入口端的 ET-3 管路和 0.9% 氯化钠注射液，改成与 ET-5 管路连接并排气，夹闭所有夹子备用

二、单个吸附器预处理（以 CA330 为例）

步骤	图示	注释
1	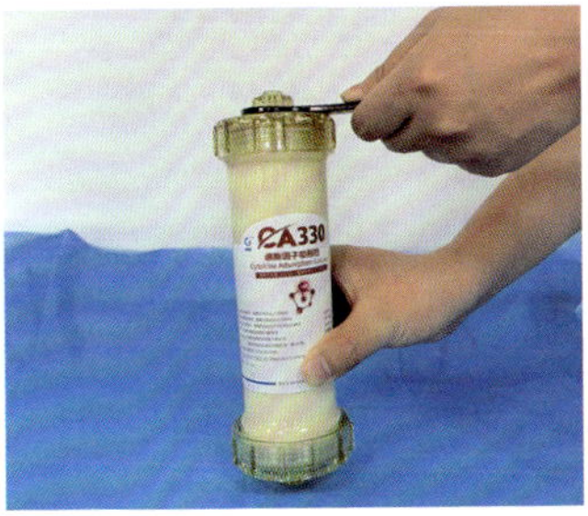	检查罐体无破损及裂痕、罐内液体无浑浊及絮状物，使用开瓶工具松动罐体上、下保护盖（勿漏液）
	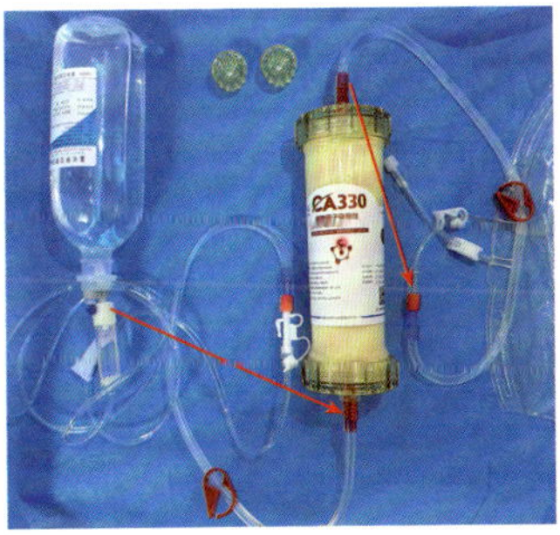	**排气、预冲前管路的连接** 按箭头（血流）方向连接 CA330，操作过程中严格执行无菌操作。一根 ET-3 管路连接输液器（0.9% 氯化钠注射液）及 CA330 入口端；另一根 ET-3 管路连接 HA380 出口端和废液袋（建议使用大容量废液袋，减少污染概率）
2	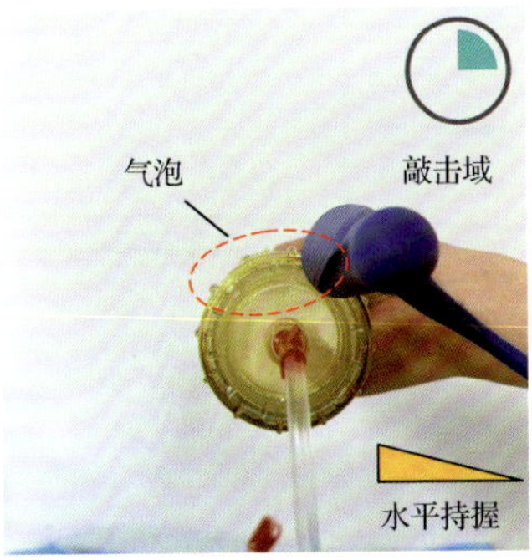	**排气** 第一步：动脉端排气（无须预冲液输入） 水平持握罐体，敲击动脉端 12～3 点钟区域，使空气进入罐体内部

步骤	图示	注释
2	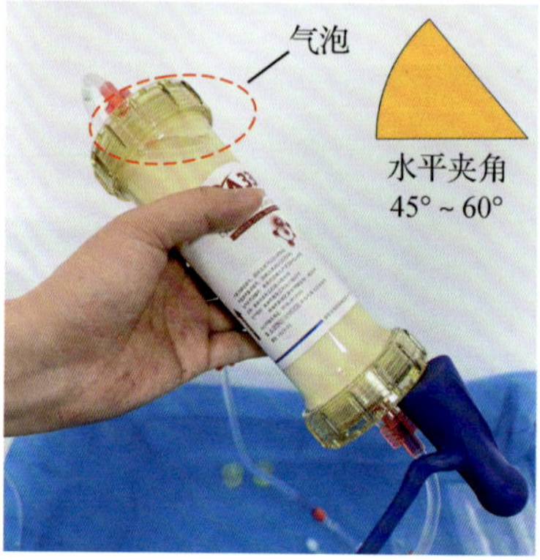	第二步：罐体内排气（无须预冲液输入） 倾斜45°～60°持握罐体，沿罐体向上敲击气泡对应的动脉端底部，使空气离开罐体内部
	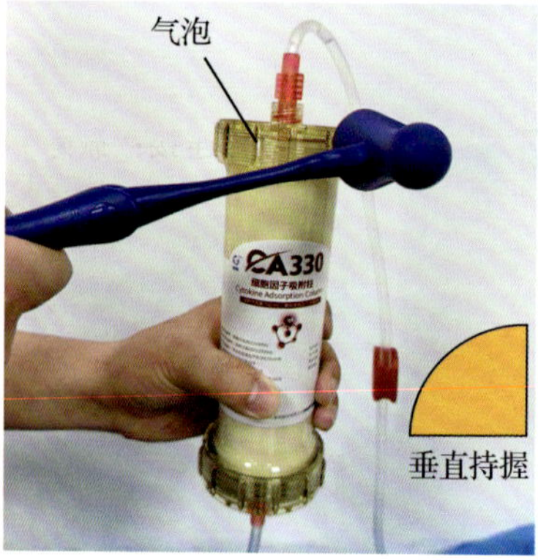	第三步：静脉端排气（需要预冲液输入，150～200 ml/min） 垂直持握罐体，晃动或轻敲吸附罐，使空气全部排出

步骤	图示	注释
3	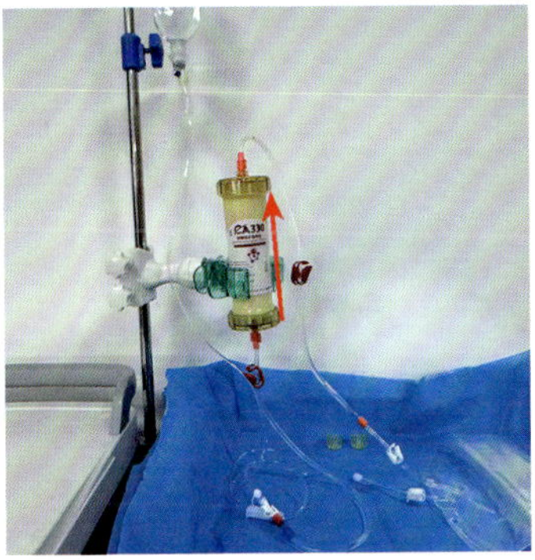	**预冲** 将 CA330 按照其箭头方向垂直放置，打开所有夹子，依据说明书建议用量，用 0.9% 氯化钠注射液 3000 ml 预冲灌流器（预冲期间注意及时更换 0.9% 氯化钠注射液，勿走空）
4	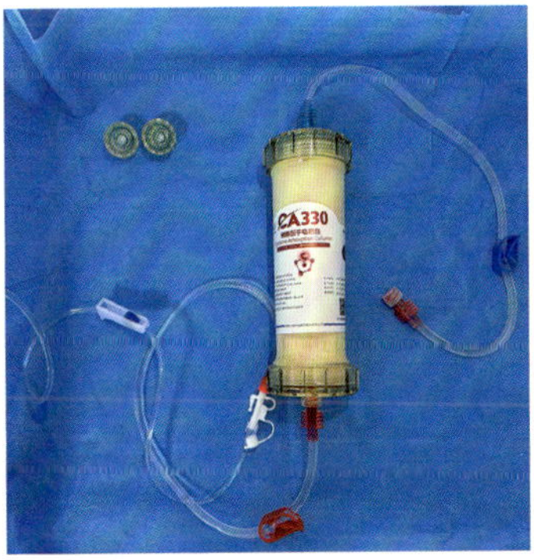	**预处理后备用** 滤器前连接：撤除 CA330 出口端连接的 ET-3 管路和废液袋，改成与 ET-5 管路连接并排气，夹闭所有夹子备用
	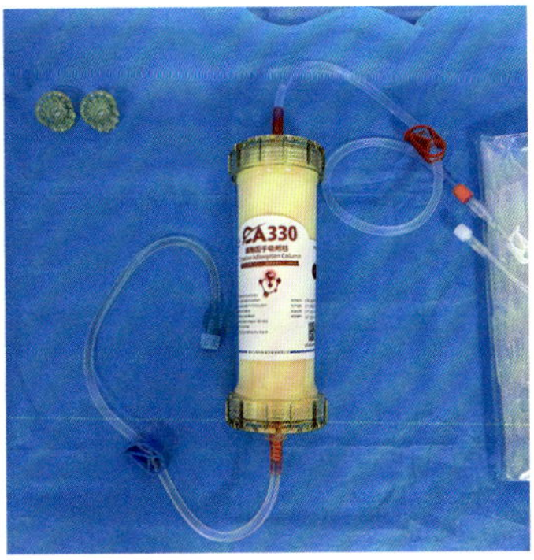	滤器后连接：撤除 CA330 入口端的 ET-3 管路和输液器（0.9% 氯化钠注射液），改成与 ET-5 管路连接并排气，夹闭所有夹子备用

三、两个吸附器预处理（以 BS330 和 HA330- Ⅱ为例）

步骤	图示	注释
1	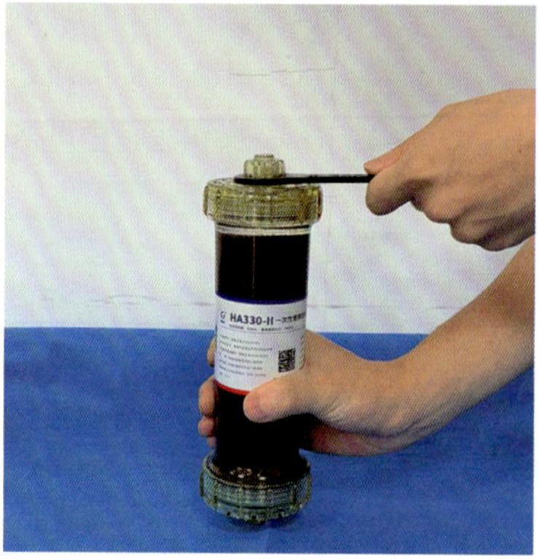	检查罐体无破损及裂痕、罐内液体无浑浊及絮状物。使用开瓶工具松动 HA330- Ⅱ罐体上保护盖（勿漏液）。 注：BS330 无须静态肝素化
2	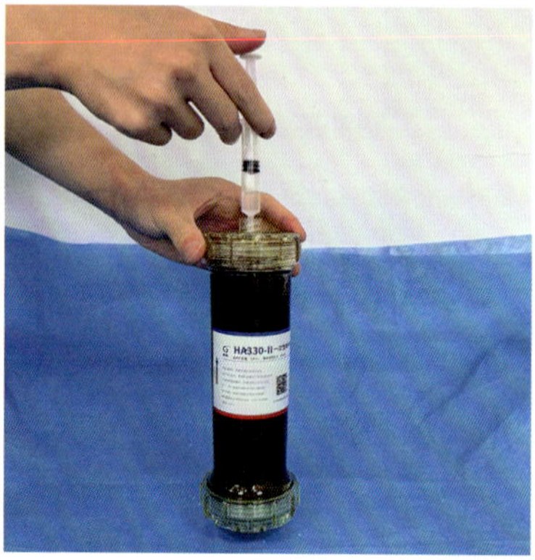	**HA330- Ⅱ静态肝素化** 抽：抽取普通肝素 12 500 ~ 18 750 U（2 ~ 3 ml） 注：去除针头，回抽灌流器内空气 2 ~ 3 ml，将肝素注入灌流器保存液中，拧紧保护盖 摇：上、下 180° 缓慢翻转 10 次，时间约 20 s 静：将灌流器横置，树脂完全浸泡在肝素保存液内，静置 10 min 待用

步骤	图示	注释
3	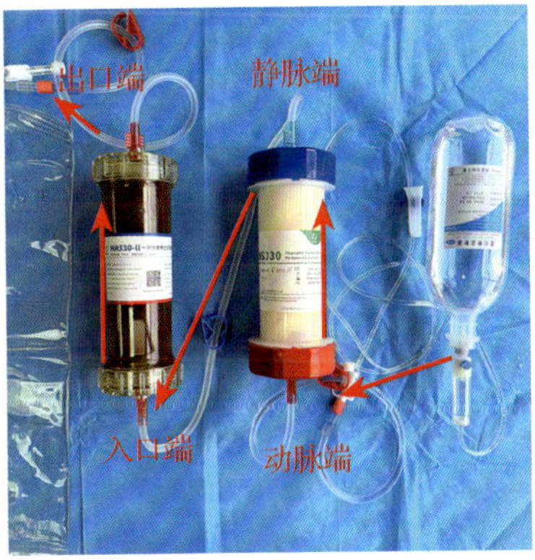	**两个吸附器的连接** 用注射器将 12 500 U 肝素注射液注入 1000 ml 0.9% 氯化钠注射液中，按箭头（血流）方向串联 BS330 与静态肝素化后的 HA330- Ⅱ（BS330 在前，HA330- Ⅱ在后），操作过程中严格执行无菌操作 将一根 ET-3 管路连接肝素生理盐水并完成排气后再与 BS330 动脉端（红色）连接 将一根 ET-5 管路连接 BS330 静脉端（蓝色）和 HA330- Ⅱ入口端 另一根 ET-3 管路连接 HA330- Ⅱ出口端和废液袋
4	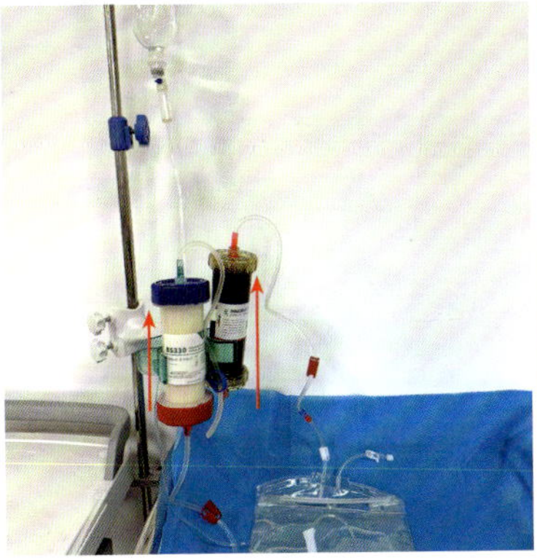	**两个吸附器的预冲** 将 BS330 和 HA330- Ⅱ 均按照其箭头方向垂直放置，打开所有夹子，使用 1000 ml 肝素生理盐水开始预冲，再用 2500 ml 0.9% 氯化钠注射液补充预冲，预冲液总量为 3500 ml（预冲期间注意及时更换预冲液，勿走空）

步骤	图示	注释
5	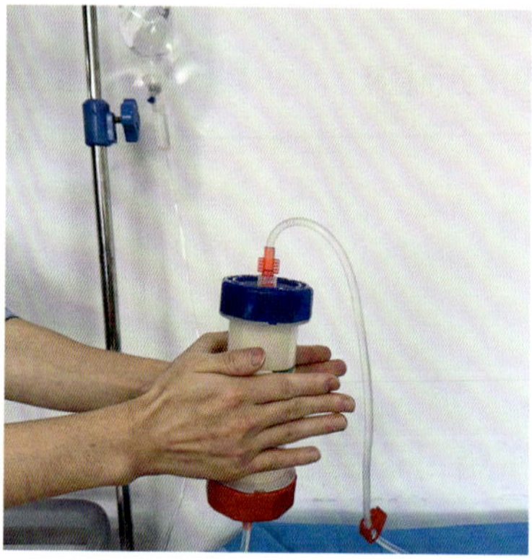	**预冲注意要点** BS330 前端输液器及 ET-3 管路完成排气后再连接 BS330，避免空气进入罐体 BS330 预冲过程可用手轻拍或转动搓揉，使其充分肝素化预冲，切勿敲击，且 BS330 罐体本身无空气，无须排气 HA330- Ⅱ排气同 HA380
6	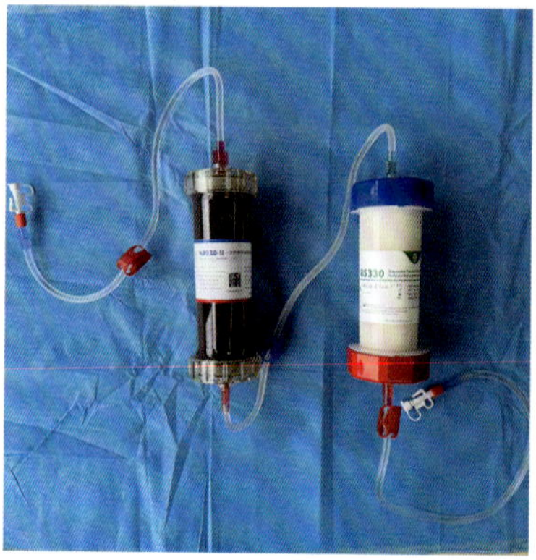	**预处理后备用** 撤除 HA330- Ⅱ出口端连接的废液袋和 BS330 动脉端连接的输液器，夹闭所有夹子备用

（王欣然　李艳丽　郭　京）

第三章 血液吸附血管通路护理

第一节　中心静脉导管的维护

步骤	图示	注释
1	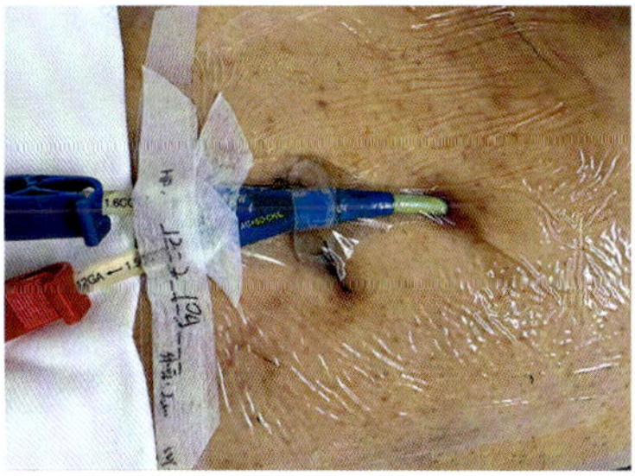	**评估导管** 每日评估导管的位置及外露长度 评估穿刺部位有无红、肿、压痛、渗血及渗液 评估导管的固定及透明敷料有无潮湿、污染、松动、卷边
2	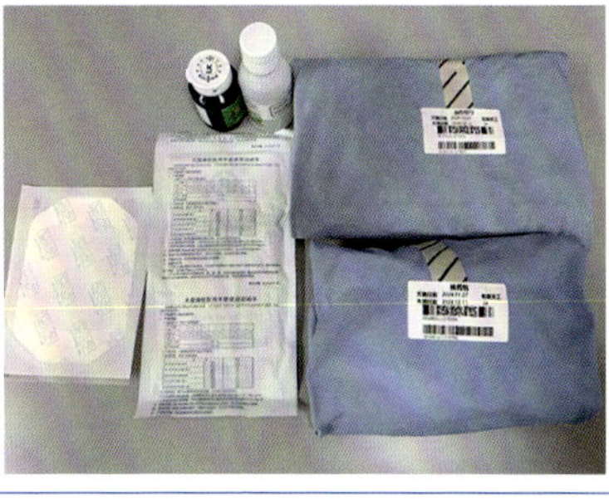	**准备用物** 操作者洗手，戴无菌口罩和帽子，准备换药包、无菌治疗巾、无菌手套、消毒液、无菌纱球、透明敷料

步骤	图示	注释
3	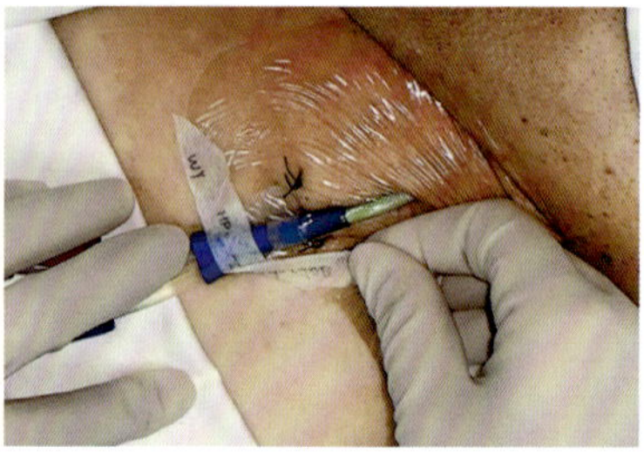	**去除旧敷料** 操作者进行手消毒，0° 或 180° 去除旧敷料（必要时用无菌棉签按压穿刺点，协助移除敷料，防止脱管）
4	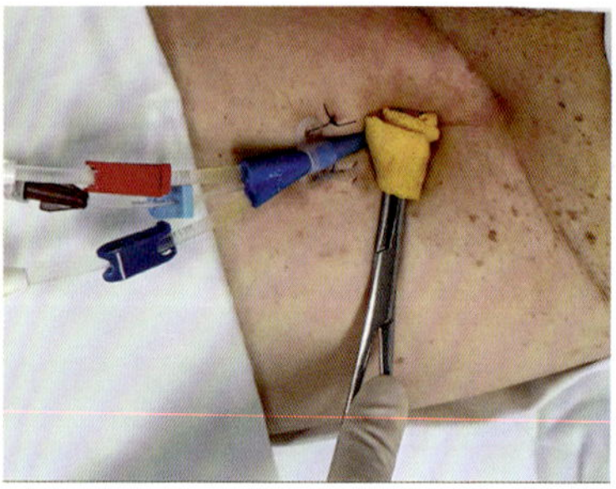	**消毒皮肤** 戴无菌手套，铺无菌治疗巾，使用消毒液进行皮肤消毒，以穿刺点为中心自内向外环形消毒，直径大于透明敷料面积。充分消毒 3 遍（顺时针、逆时针、顺时针各一遍），每遍要求消毒无缝隙 如穿刺点有渗血、渗液，消毒前可用无菌棉签或无菌纱球蘸 0.9% 氯化钠注射液进行导管穿刺点及周围皮肤的清洁，由内向外去除血痂、皮脂和残胶等
5	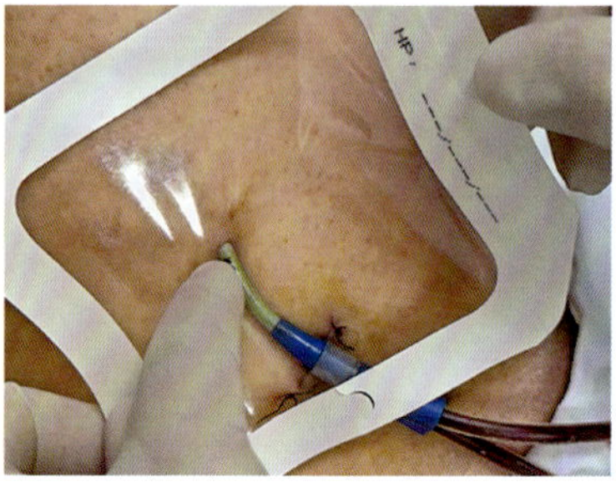	**粘贴敷料** 以穿刺点为中心，以无张力放置、塑形、抚压的方法固定敷料，注意皮肤皱褶处应贴合紧密、无气泡，粘贴好后，去除边缘保护纸

步骤	图示	注释
6	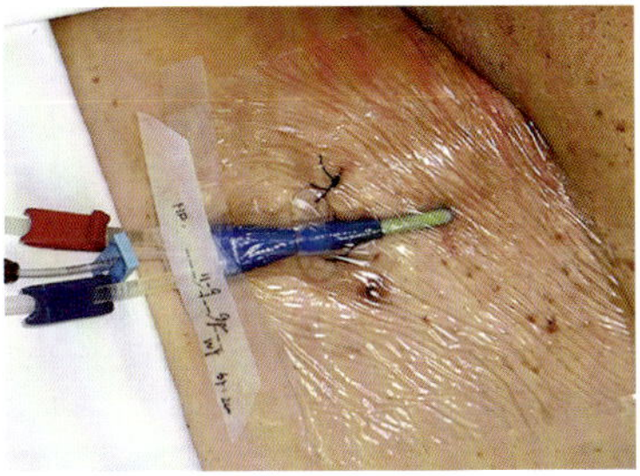	固定导管 第一条胶带将敷料底部封口；第二条胶带蝶形交叉固定延长管部分；第三条胶带标注更换敷料的时间、导管外露长度及操作者姓名缩写，并贴于蝶形固定胶带处

（王　颖　朱振男　李尊柱）

第二节　血液吸附上机导管的连接与下机导管的冲封管

一、血液吸附上机导管的连接

步骤	图示	注释
1	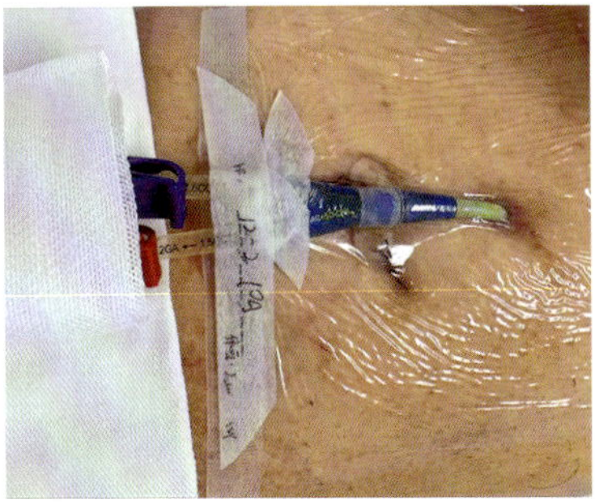	检查血管通路固定良好，穿刺点无红、肿、渗液等，无菌敷料无卷边、潮湿，外露管路均以无菌纱布包裹并固定良好

步骤	图示	注释
2	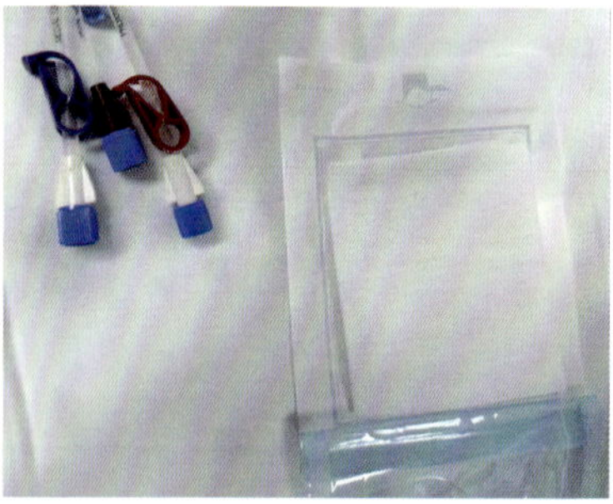	操作者操作前戴口罩、帽子，按七步洗手法洗手，严格执行无菌操作，中心静脉导管外露部分下铺无菌治疗巾，另准备 2 块方纱布
3	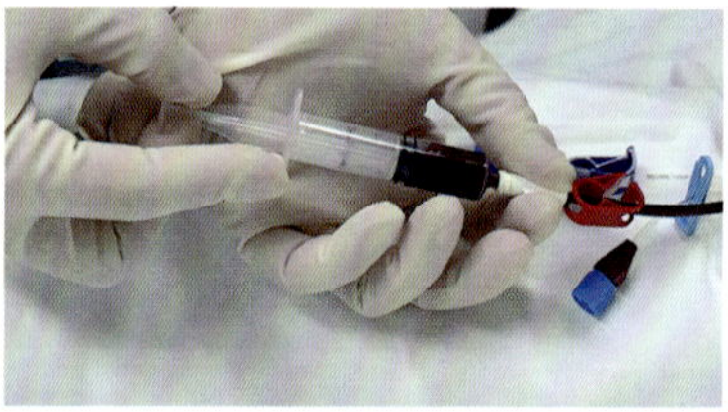	取下动脉端肝素帽，消毒导管接口，待干后连接 5 ml 注射器，回抽 2 ~ 3 ml 血液，夹闭动脉端
4	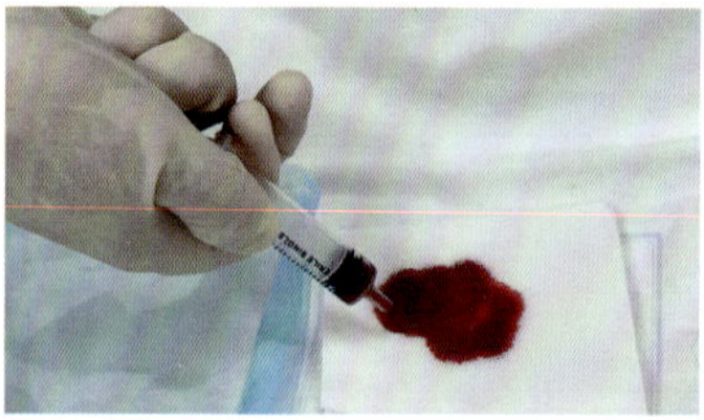	将回抽的血液均匀地打在纱布上，检查有无血栓。若有血栓，则需再回抽 2 ~ 3 ml 血液，再次打在方纱布上观察，重复 3 次。如有血栓，通知医生；如没有血栓，进行下一步操作
5	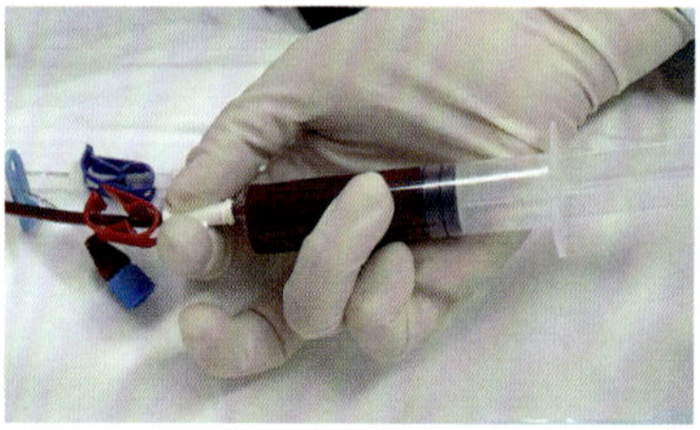	准备 20 ml 注射器回抽血液，若 6 s 内能迅速抽出 20 ml 血液，则流速实验合格。将注射器内血液缓慢推注入管路中，余下 2 ~ 3 ml 弃去。若流速实验不合格，需通知医生

步骤	图示	注释
6	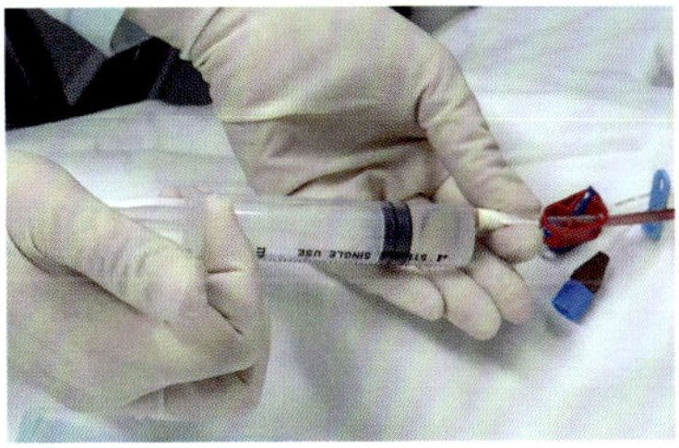	用 0.9% 氯化钠注射液 20 ml 正压脉冲式冲洗导管，注射器暂不移除
7	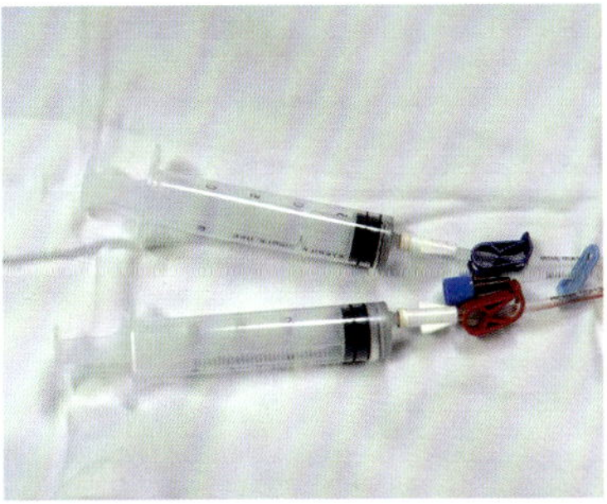	静脉端操作同动脉端
8	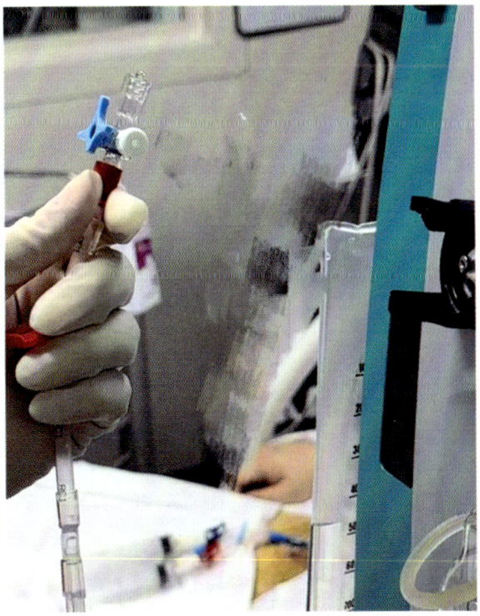	关闭动脉端三通及动脉夹，取下动脉端管路（左图所示连接三通非必要，如有需要，可连接三通）

步骤	图示	注释
9	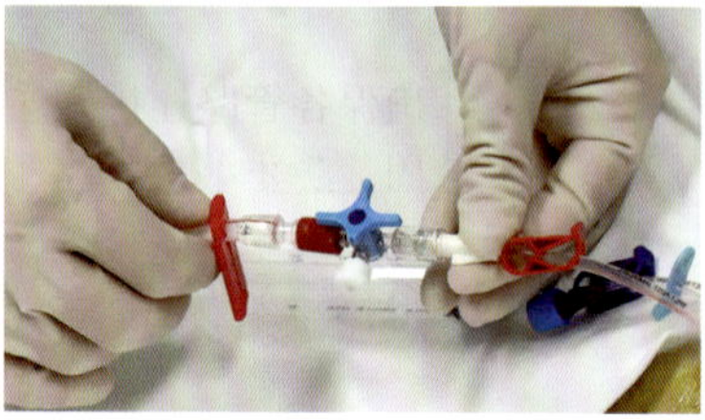	取下中心静脉导管动脉端的注射器，消毒导管口并待干后，连接血滤动脉端管路和中心静脉导管动脉端
10	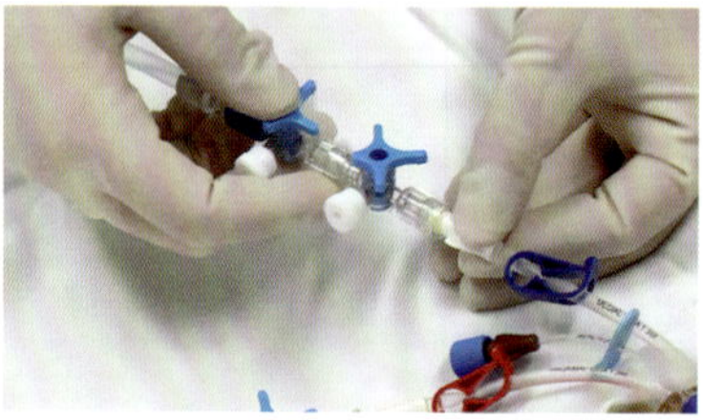	取下中心静脉导管静脉端的注射器，消毒导管口并待干后，连接血滤静脉端管路和中心静脉导管静脉端
11	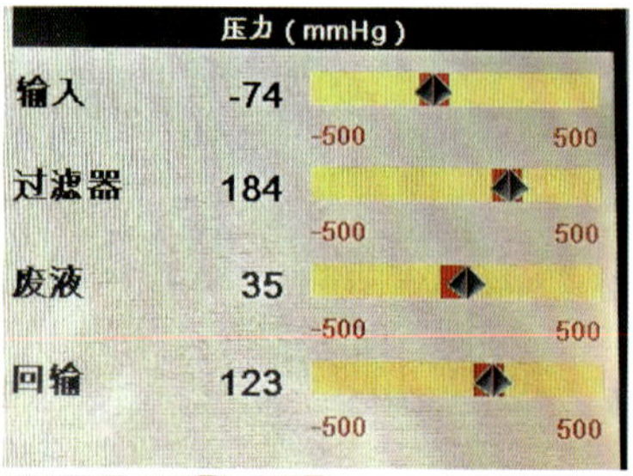 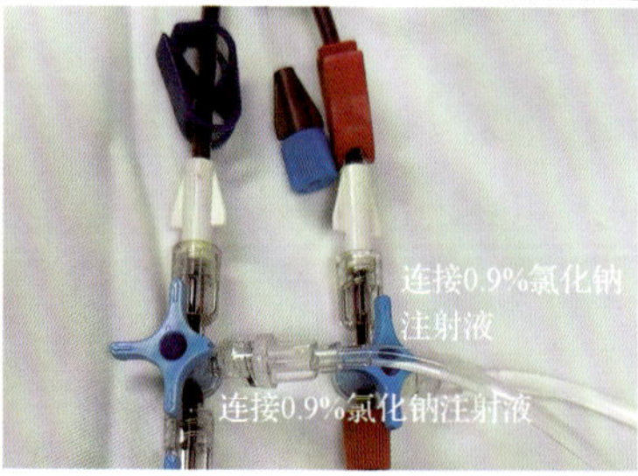	打开动脉端及静脉端三通、动脉夹及静脉夹（可视患者病情及治疗需要连接三通，动脉端及静脉端三通可连接0.9%氯化钠注射液冲洗管路用） 点击治疗，开始时，应注意动脉压数值，当压力的绝对值过高时，提示导管位置异常或管路阻塞；如压力的绝对值过低，可能是抽吸不充分或导管脱落

步骤	图示	注释
12	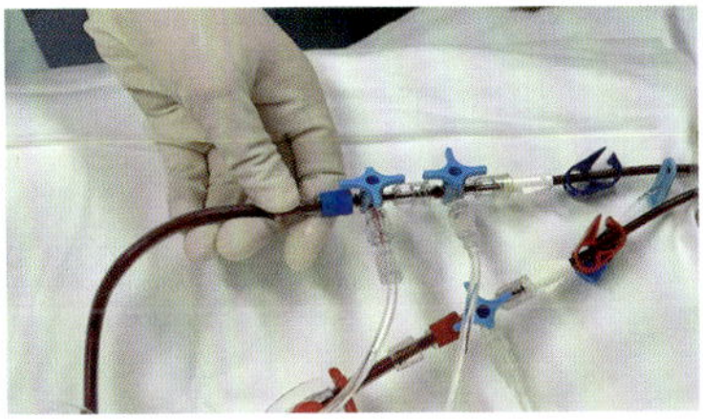	确保各管路连接处连接牢固，防止漏血；将动、静脉管路妥善固定，避免管路打折
13	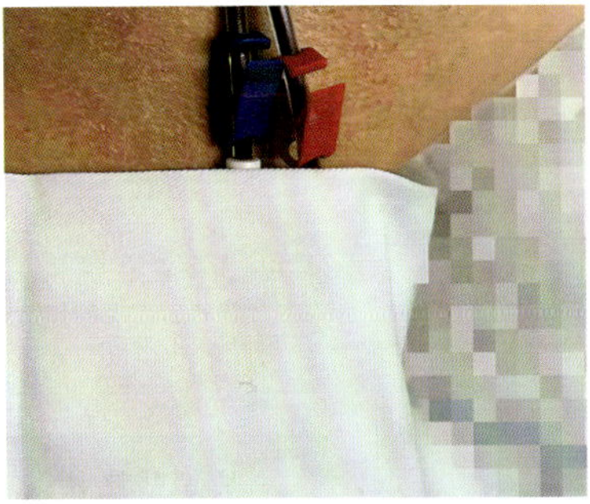	使用无菌治疗巾包裹住管路
14	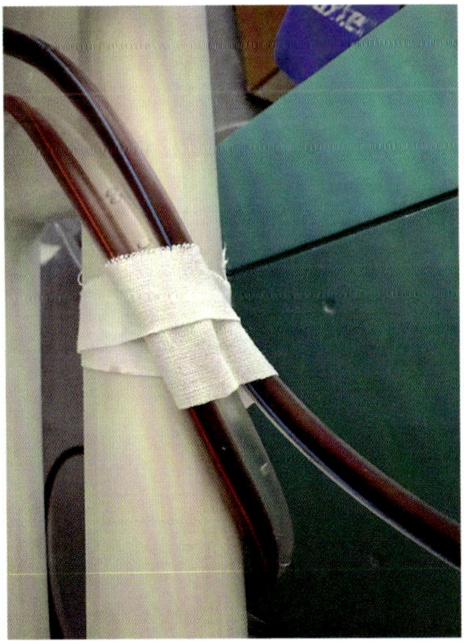	将动、静脉管路预留可活动空间后固定在床单位上，防止管路牵拉

二、血液吸附下机导管的冲封管

步骤	图示	注释
1	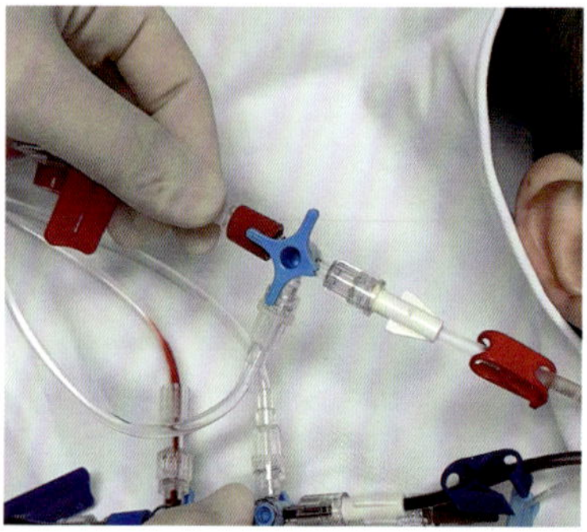	治疗结束，用 0.9% 氯化钠注射液冲洗中心静脉导管动脉端后，夹闭中心静脉导管动脉端，再打开 0.9% 氯化钠注射液的三通冲洗管路，尽可能冲洗至滤器发白
2	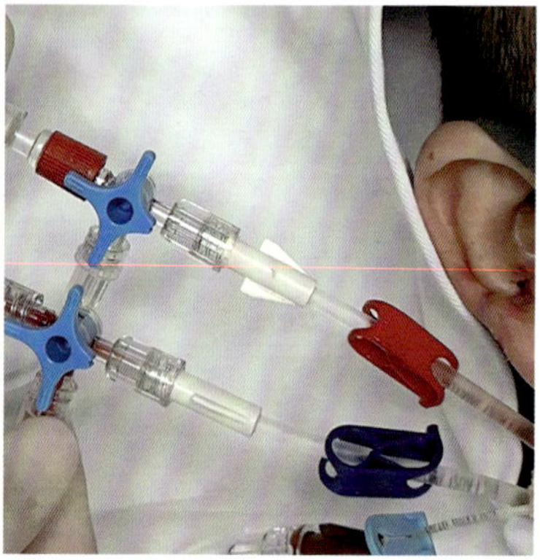	夹闭血滤静脉端导管后，用 0.9% 氯化钠注射液冲洗中心静脉导管静脉端并夹闭
3	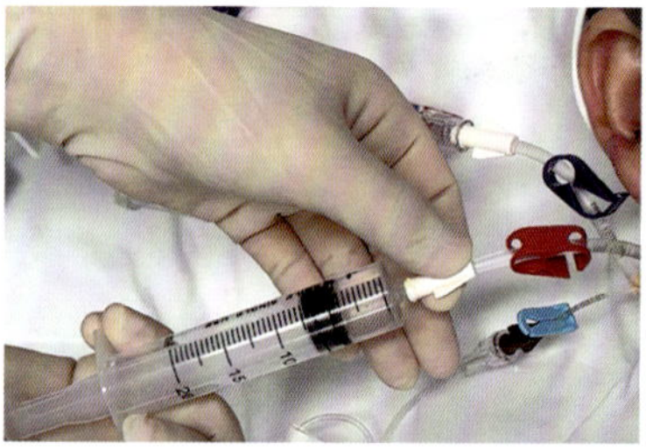	消毒中心静脉导管动脉端接口，待干后，连接装有 20 ml 0.9% 氯化钠注射液的注射器脉冲式冲洗管路，并确认有无回血

步骤	图示	注释
4	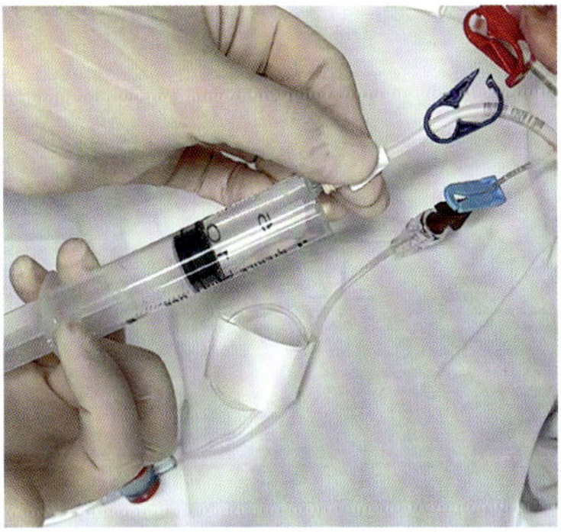	冲管后，用肝素原液正压封管，肝素用量以导管上标识的封管量为准；或用浓度为12.5 U/ml 的肝素生理盐水正压封管，并连接好肝素帽，然后根据医嘱定时以相同剂量肝素生理盐水冲封管。若患者存在以下情况，则不适合用肝素封管：患者存在明显的出血风险、血小板严重减少或凝血功能障碍；患者对肝素过敏或存在肝素诱导的血小板减少症；患者存在严重的肝功能损害等。在这些情况下，可使用非肝素类抗凝剂（如枸橼酸钠）封管
5	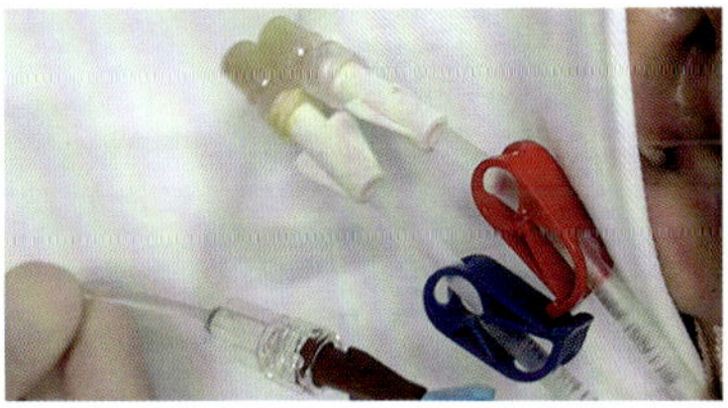	中心静脉导管静脉端封管方法同动脉端管腔，动、静脉管腔夹子夹在近心端位置
6	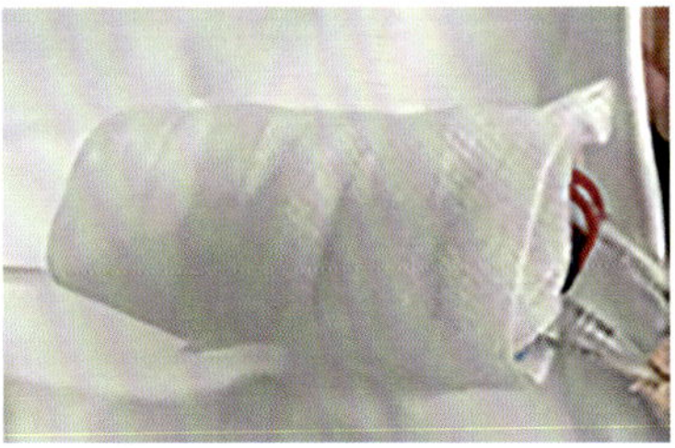	用无菌纱布包裹中心静脉导管后妥善固定管路

（王　颖　朱振男　李尊柱）

第四章　全血吸附操作方法

第一节　血液吸附操作方法

步骤	图示	注释
1	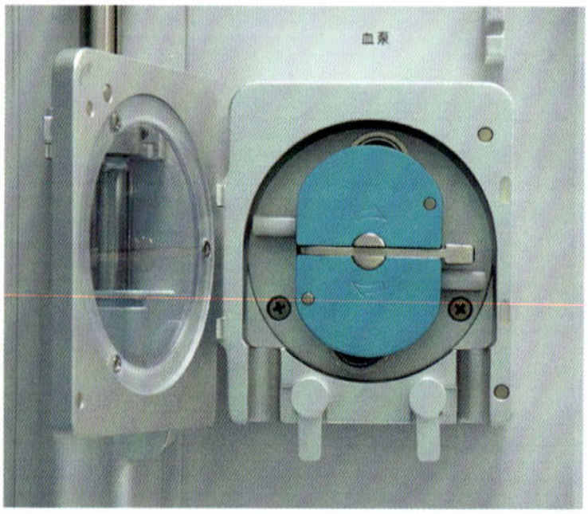	**动脉管路安装** 打开泵盖，将两侧夹管装置提手外拉后向下转 90°，空出泵管空间
2	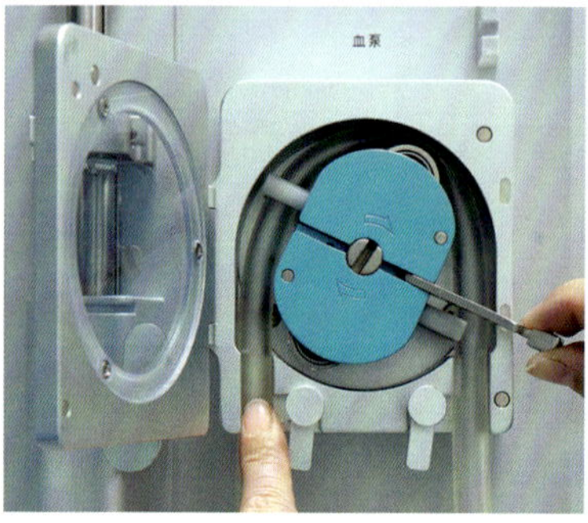	将泵管起始端卡入泵壳左侧导向槽内，取出泵头手柄，稍微转动泵头，使泵管卡入两个导向杆之间

步骤	图示	注释
3	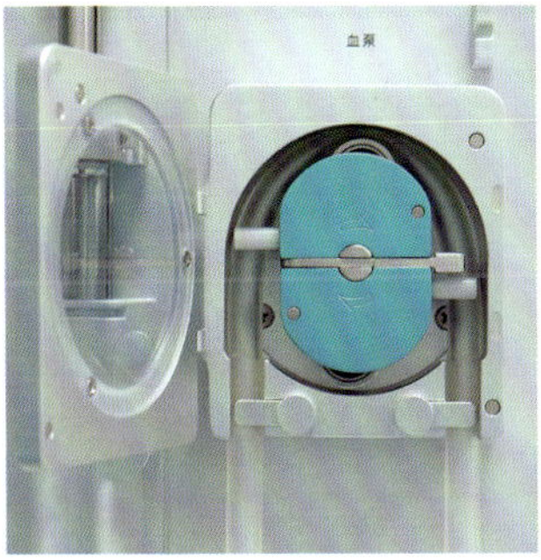	手摇手柄顺时针转动泵头，确保泵头开槽与电机轴开槽在一条线上，将手柄卡入电机轴开槽中，左、右夹管装置复位
4	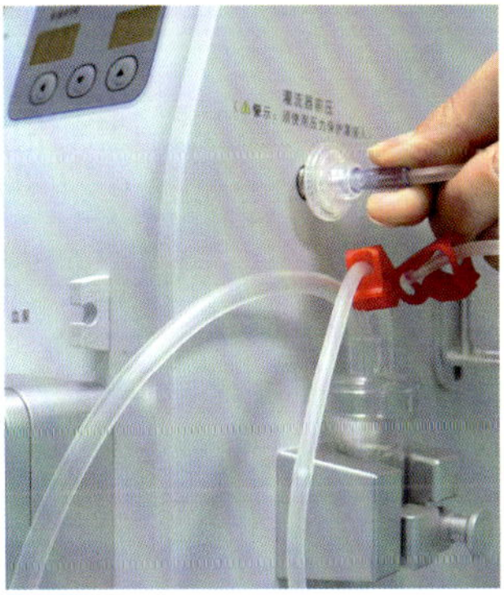	将右侧动脉壶固定座的提手外拉后向下转 90°，将动脉壶由上至下或直接推入动脉壶固定座内，将提手复位，将动脉壶上压力传感器接头顺时针方向旋入血液灌流器前压接口
5	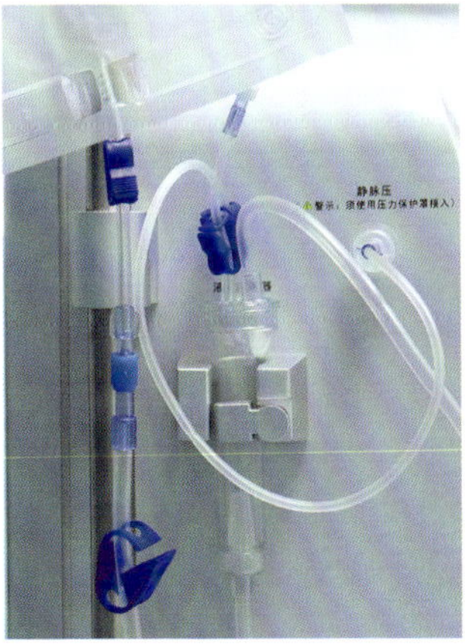	**静脉管路安装** 将预冲液收集袋悬挂在补液架上，将设备左侧的液位监测器提手外拉后向下转 90°，将静脉壶由上至下或直接推入液位监测器固定座内，将提手复位，将静脉壶上压力传感器接头顺时针方向旋入静脉压接口

步骤	图示	注释
6	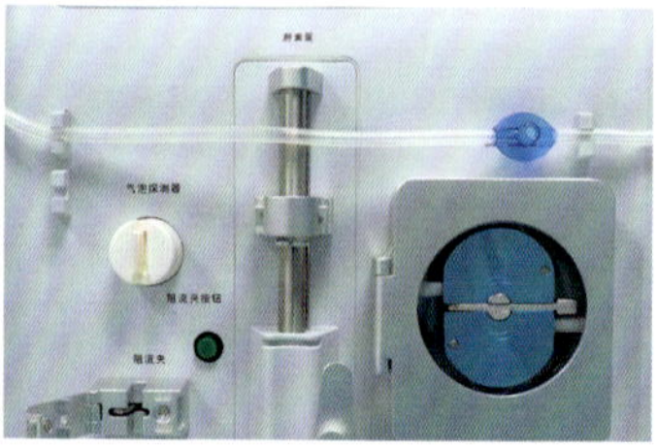	将管路部分理顺后依次卡入设备正面上部的左、右两个上管夹内
7	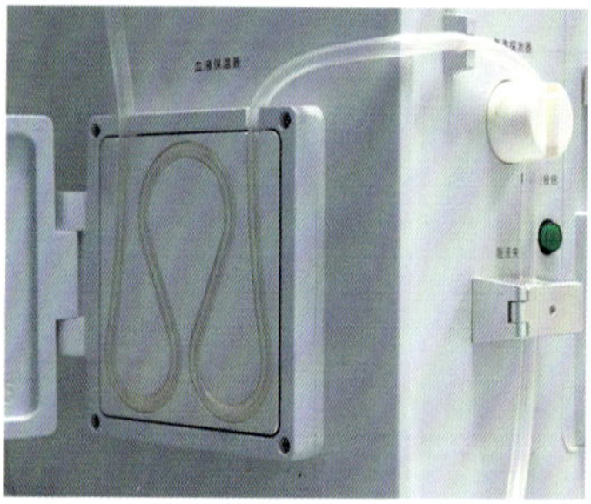	依次将静脉壶下端管路卡入血液保温器的S形卡槽内、设备正面的下管夹内、气泡检测器和阻流夹卡槽内
8	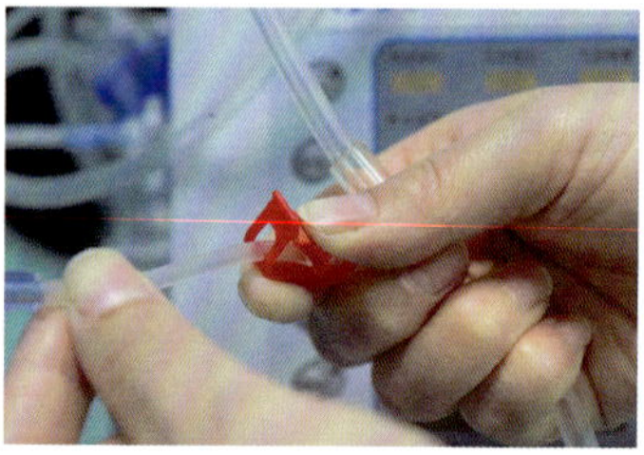	从动脉到静脉，逐一细致检查管路管夹，确保需要使用的在打开状态，无需使用的在关闭状态。如需关闭，一定要将管夹推到管路根部再关闭
9	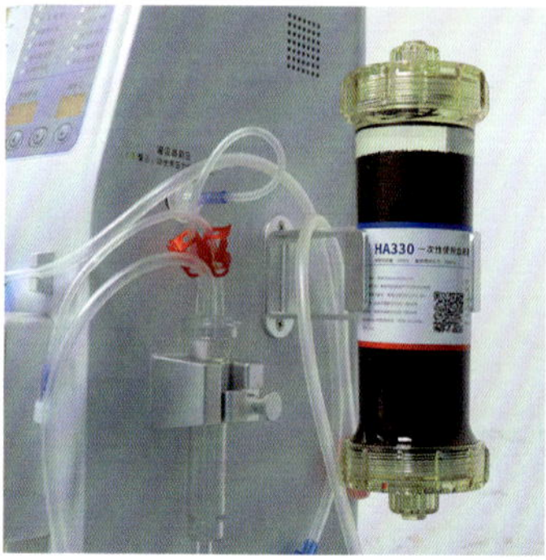	**血液灌流器安装** 打开血液灌流器夹持器，将血液灌流器入口端朝下固定于夹持器上

<table>
<tr><th>步骤</th><th>图示</th><th>注释</th></tr>
<tr><td>10</td><td>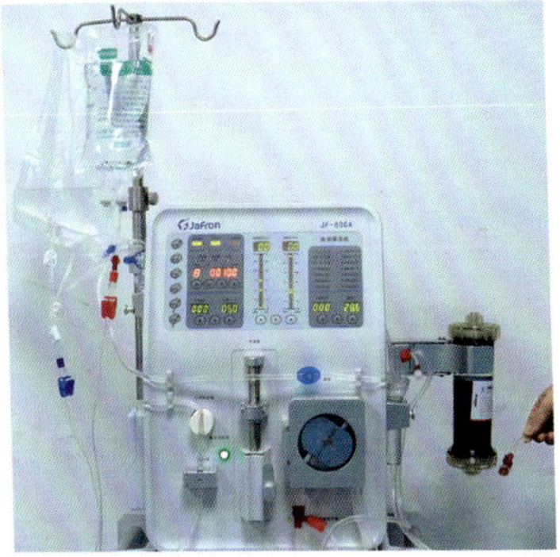</td><td>预冲
动脉端连接 0.9% 氯化钠注射液，按【单泵】键，单泵指示灯亮，调节血流速度为 100 ml/min，排尽动脉管路内空气</td></tr>
<tr><td>11</td><td>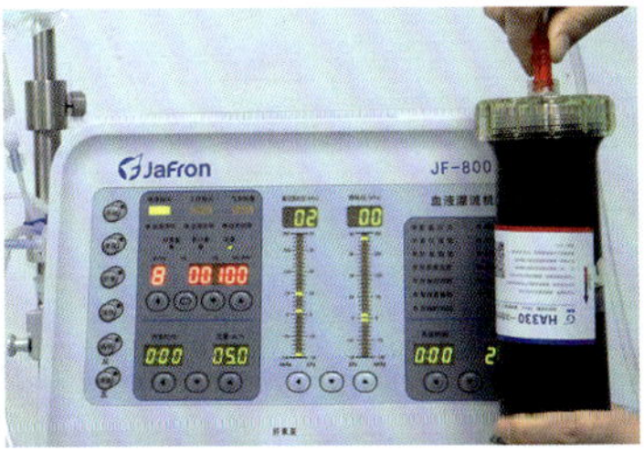</td><td>按【单泵】键，【单泵】指示灯灭，翻转血液灌流器，血液灌流器入口端向上，直视下与动脉管路连接，避免液体滴洒</td></tr>
<tr><td>12</td><td>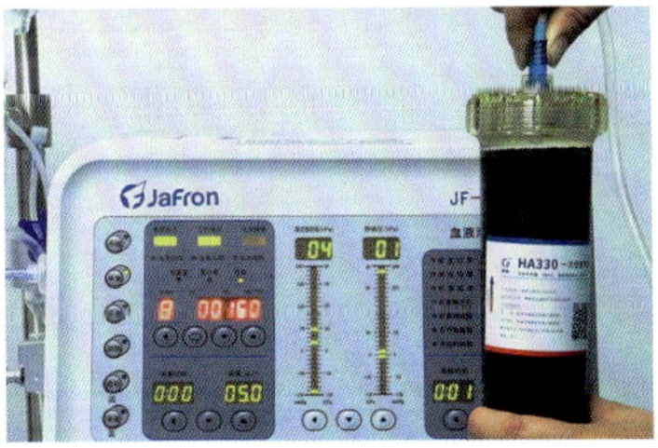</td><td>翻转血液灌流器，血液灌流器出口端向上，直视下与静脉管路连接，按【单泵】键，单泵指示灯亮，调节血流速度为 150 ~ 200 ml/min</td></tr>
<tr><td>13</td><td>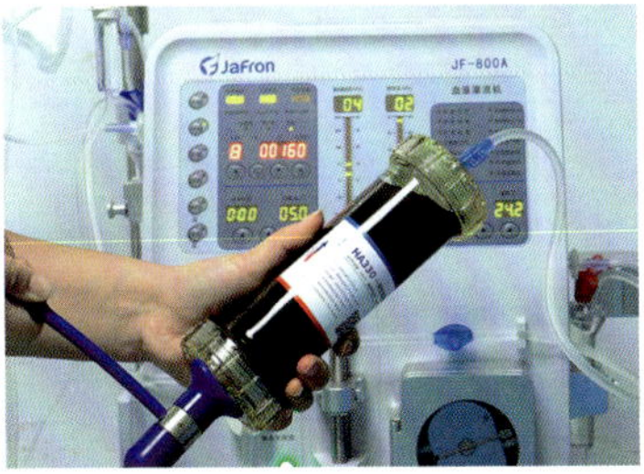</td><td>与水平呈 30° ~ 60° 持握血液灌流器，沿持握方向敲击动脉端螺母底部，直至罐体内无气泡残留</td></tr>
</table>

步骤	图示	注释
14	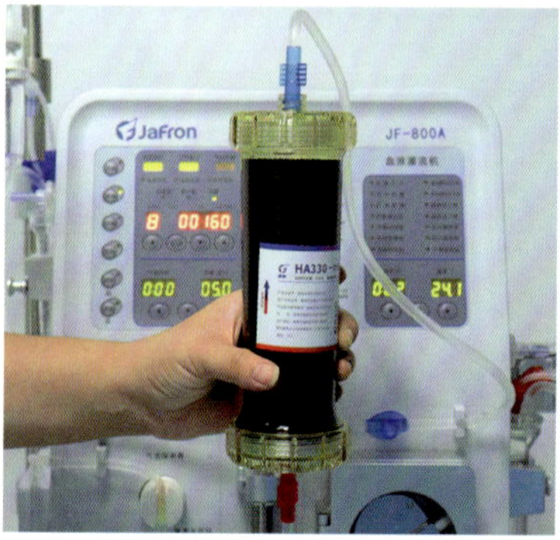	垂直持握血液灌流器，使气泡沿水流方向自动从静脉端排出（一敲击，二垂直，30 s 内快速排气）
15	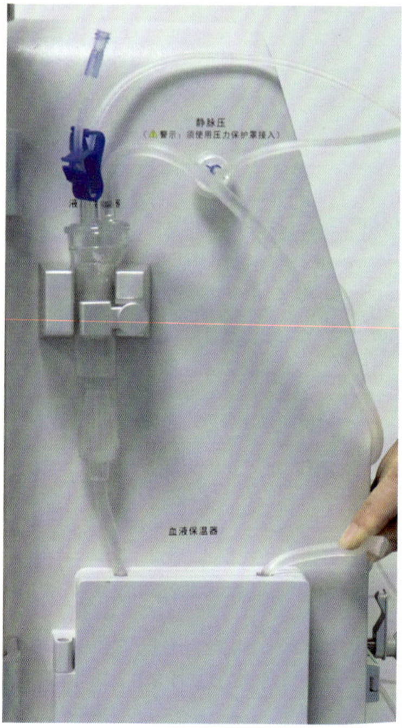	血液灌流器排气完成后，夹闭加温器出口端管路，打开静脉壶上端短管止血夹。待液位上升后，夹闭静脉壶上端短管，同时释放加温器出口端管路，继续预冲

步骤	图示	注释
16	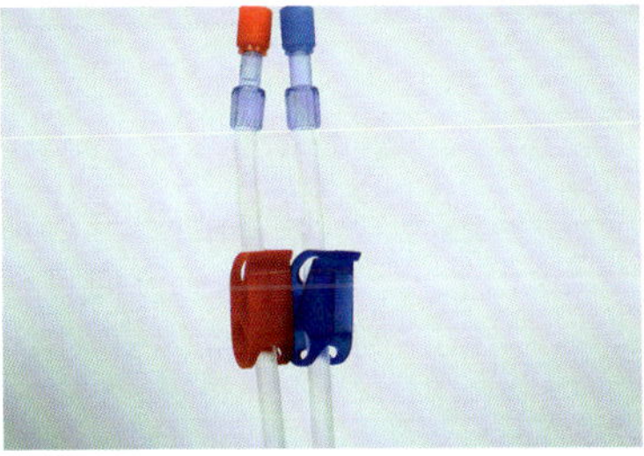	预冲完成后，按【单泵】键，夹闭动脉端、静脉端止水夹
17	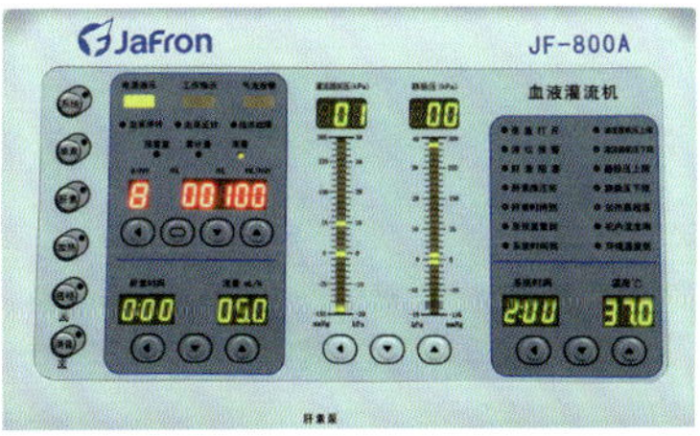	**治疗开始** 设置血流速度、系统时间、温度
18	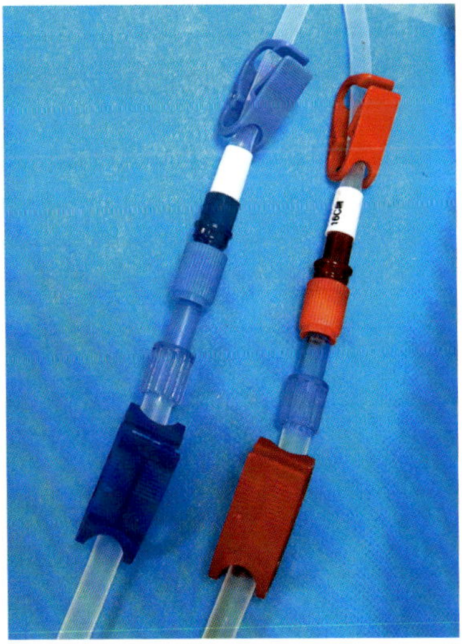	连接患者，打开静脉端、动脉端止血夹

步骤	图示	注释
19	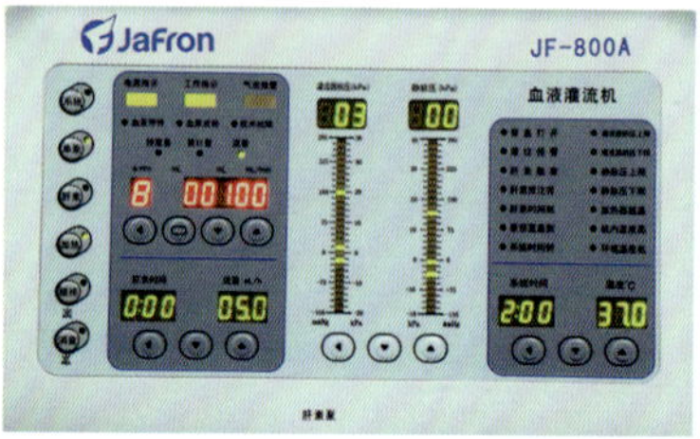	按下【单泵】键、【加热】键，启动引血
20	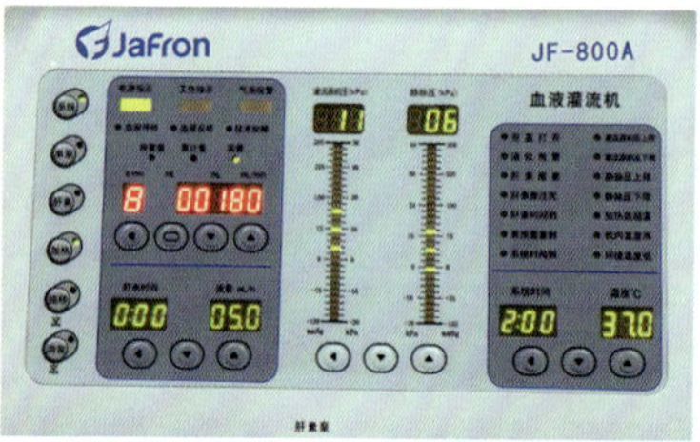	**转入监控状态** 按下【单泵】键，【单泵】指示灯灭，启动【系统】键，设备转入监控状态运行 缓慢调节血流速度至所需流量，设置血液灌流器前压 / 静脉压，分别设置压力报警上限、下限（将上限设置为比压力最大值大 3 ~ 5 kPa，下限设置为比压力最小值小 3 ~ 5 kPa）
21	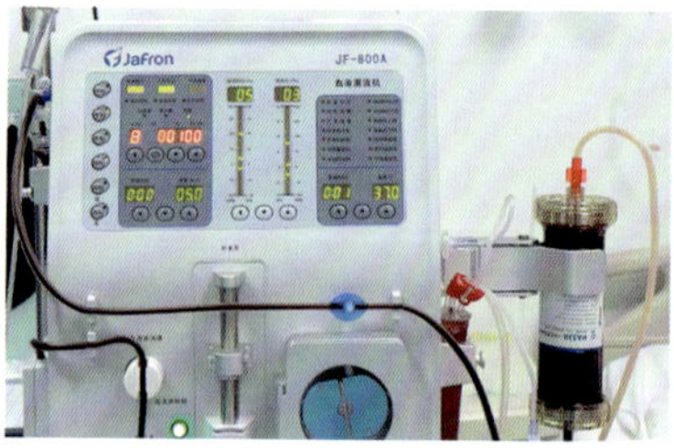	**治疗结束回血** 治疗结束，动脉端补液口连接 0.9% 氯化钠注射液，将血流速度设置为 ≤ 100 ml/min。按【系统】键停泵。按【单泵】键启动血泵，打开 0.9% 氯化钠注射液，倒转血液灌流器，进行回血

步骤	图示	注释
22	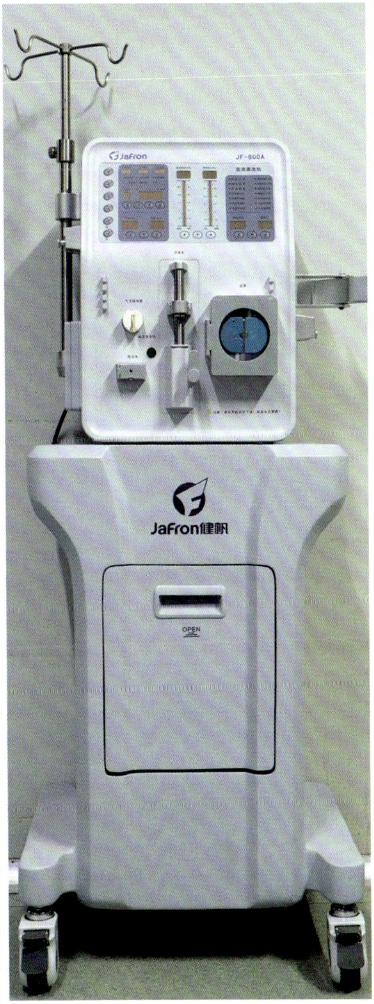	操作完毕，移除泵管，将设备按医院感染防控要求进行擦拭消毒，备用

（李彩霞　黄云雪　张晓娜）

第二节　血液吸附 + 透析滤过操作方法

一、A 款设备操作方法

（一）管路的安装

步骤	图示	注释
1	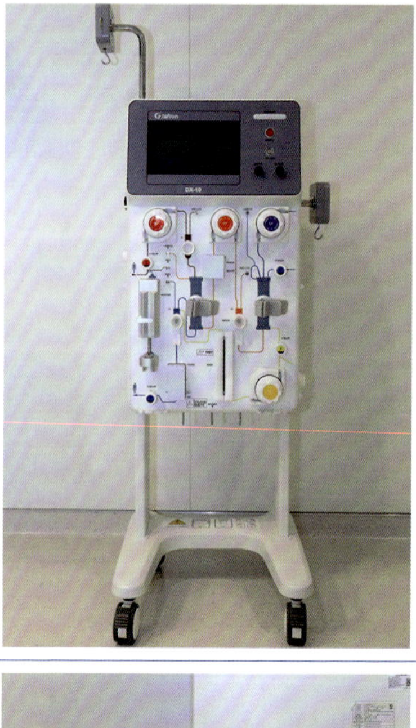	**检查仪器** 将已消毒设备置于床旁适宜位置，踩下固定轮锁，使其处于备用状态
2	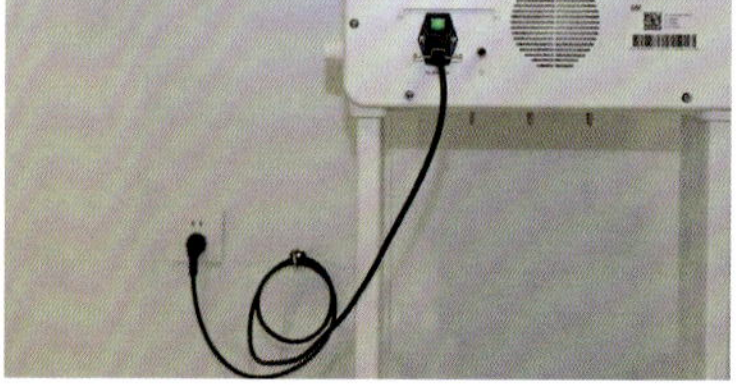	**连接电源** 连接电源，打开设备背板电源开关，电源指示灯亮

步骤	图示	注释
3	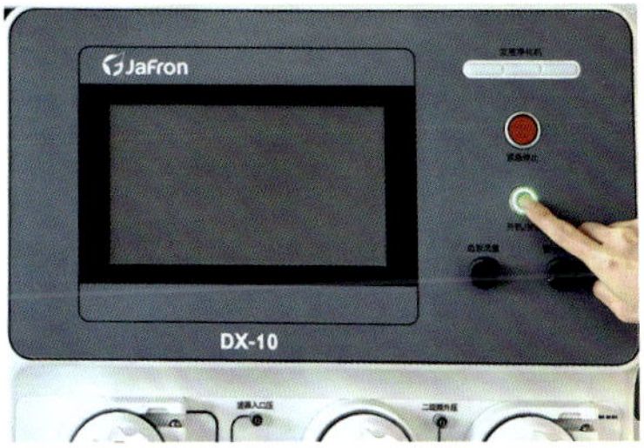	**开机** 长按设备显示面板【开机/关机】键开机
4	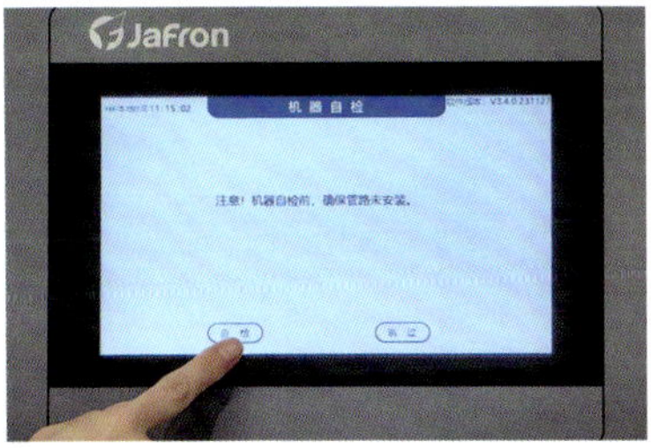	**设备自检** 确保体外循环管路未安装，W1补液秤、W2弃液秤、W3补液秤未放置物品。按【自检】键，设备自动运行自检程序
	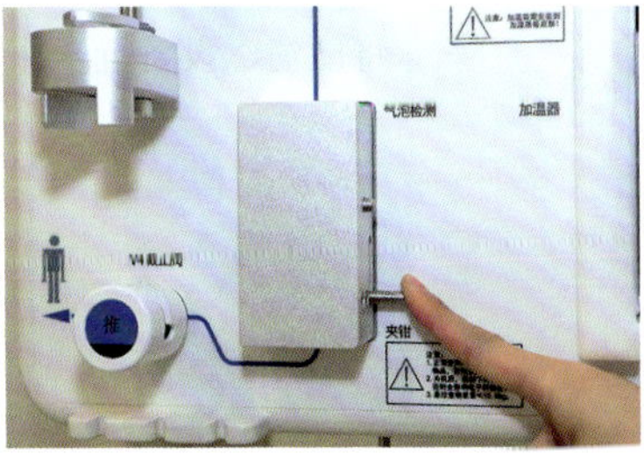	根据提示，按下气泡检测夹钳手柄
	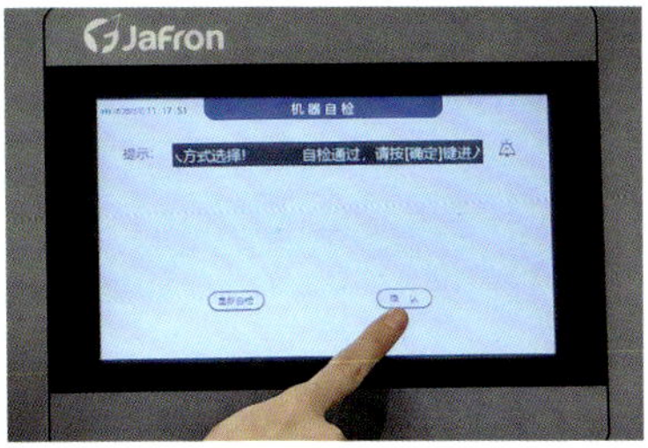	自检通过，按【确认】键，进入“治疗模式选择”界面

步骤	图示	注释
5	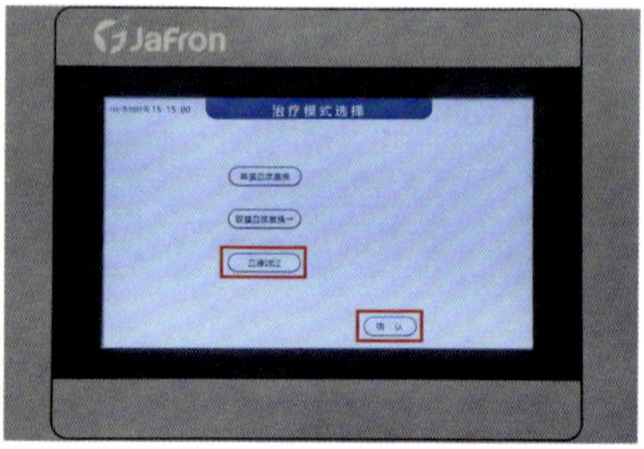	**模式选择** 按【血液滤过】—【确认】键进入“血液滤过物品准备”界面
6	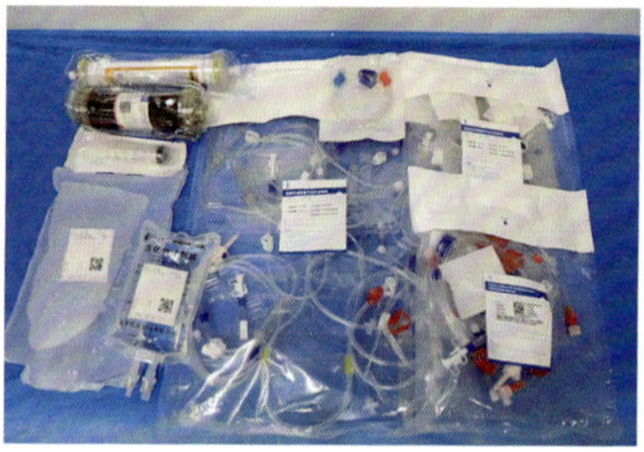	**物品准备** 依据屏幕提示准备相应物品，并核对规格与有效期
	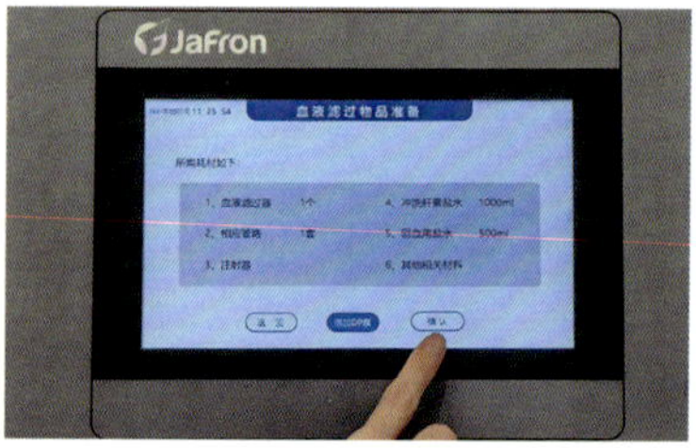	按【添加 DP 泵】—【确认】键，进入“血液滤过”界面
7	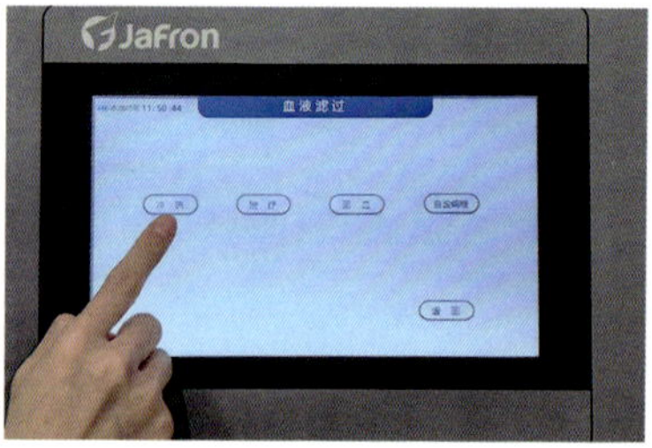	按【冲洗】键，进入“血液滤过流程图”界面

步骤	图示	注释
8	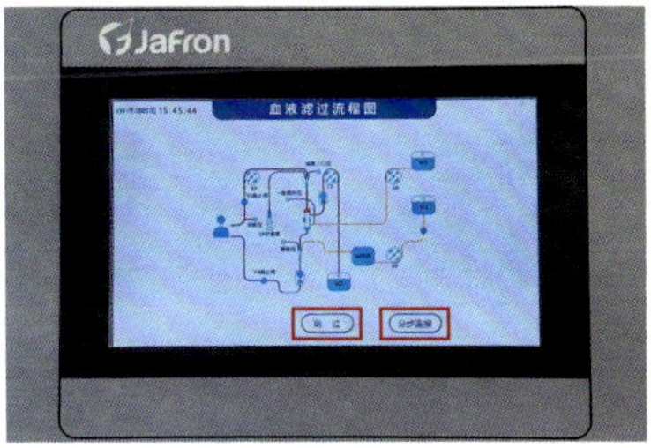	**体外循环管路安装准备** 若无需分步连接指引，可按【跳过】键，进入冲洗准备界面 按【分步连接】键，根据设备图解提示进行分步连接 **注意：**图示中颜色默认为红色 - 动脉管路、蓝色 - 静脉管路、橙黄色 - 超滤管路、黄色 - 置换液 / 透析液管路、紫色 - 侧支功能管路
9	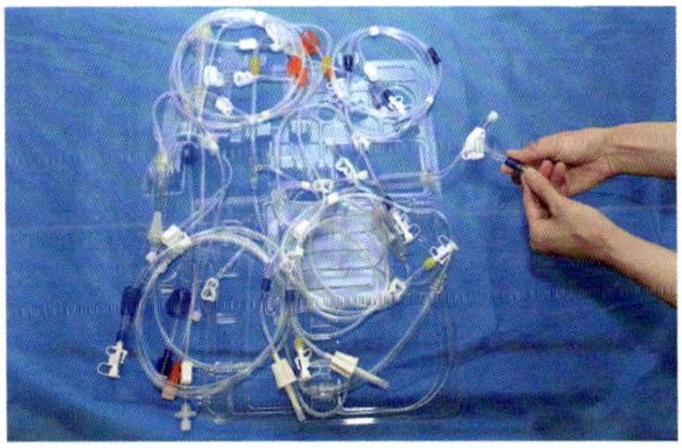	**DX-CH 套盘管路安装** 打开 DX-CH 套盘管路，整理并检查管路的完整性及各部分连接是否紧密
	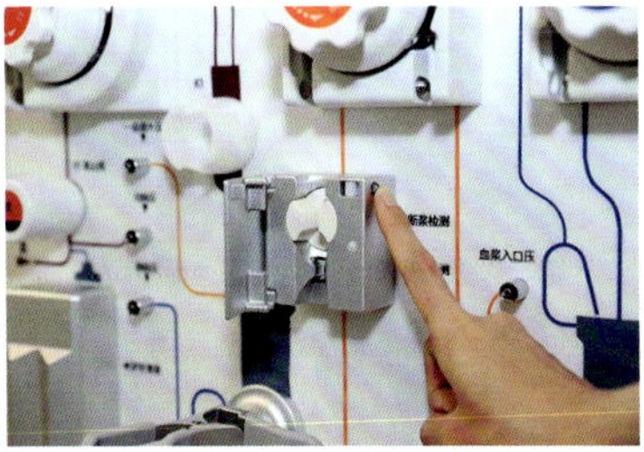	按压漏血检测 / 断浆检测装置按钮，打开阀门

步骤	图示	注释
9		双手持DX-CH套盘管路，对应漏血检测/断浆检测装置、2个夹持器、2个截止阀、RP（置换液）泵，水平嵌入 将动脉壶、静脉壶嵌入K1、K4固定器内，FP（超滤）泵下端管路置入漏血检测/断浆检测装置 注意将各连接管路整理有序，握在手中，避免零散影响操作
10	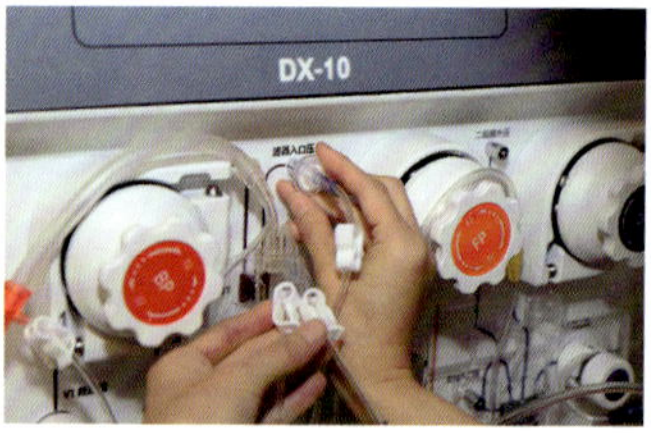	**安装动脉管路** 安装血液滤过器入口压传感器保护器，夹闭侧支夹
		安装BP泵管：水平拉出BP（血）泵，听到“咔哒”声，安装BP管路，将血泵泵管两端推入底部（不要转动泵体），水平按压BP（血）泵，听到“咔”声，完成安装
	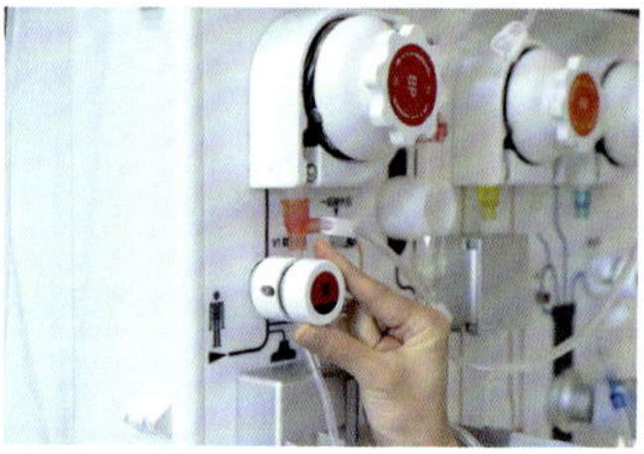	安装V1截止阀管路，确认截止阀回弹

步骤	图示	注释
10	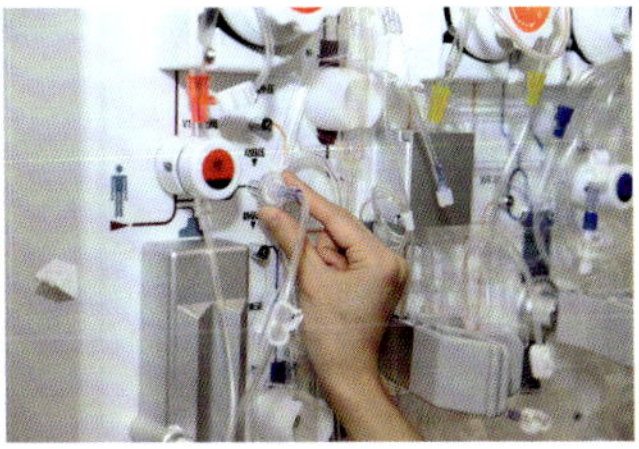	安装动脉压传感器保护器
	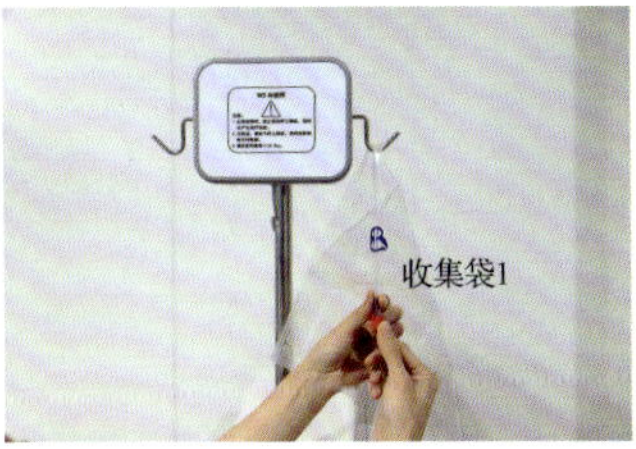	动脉管路末端连接预冲液收集袋 1，并挂于 W3 补液秤水平钩
	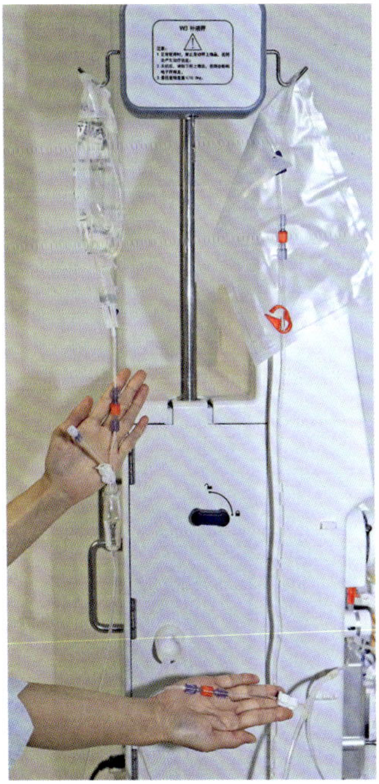	连接输液管：将 0.9% 氯化钠注射液 250 ml/500 ml 挂于 W3 补液秤水平钩，输液管前端连接 0.9% 氯化钠注射液，末端连接血泵前侧管，排气后夹闭管夹

步骤	图示	注释
11		**安装肝素注射器** 将注射器与动脉壶肝素延长管连接，打开管夹，安装至 SP 肝素泵。如未使用肝素抗凝，保持肝素延长管管路夹闭状态
	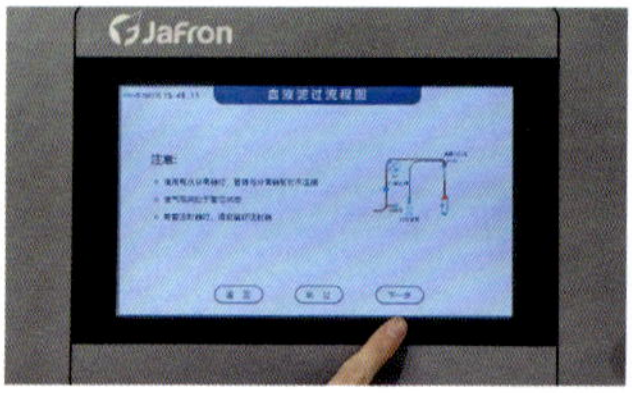	按【下一步】键，进行静脉管路安装
12	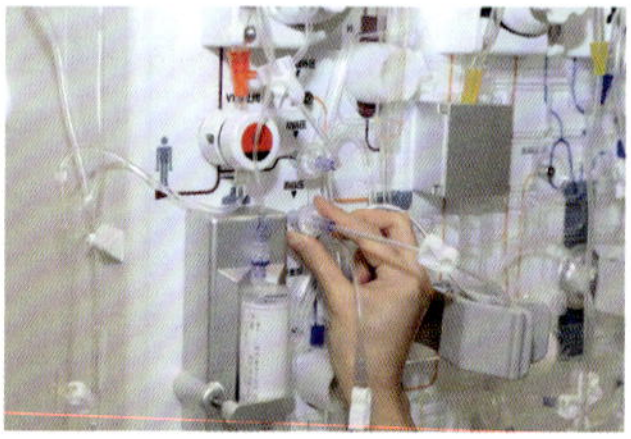	**安装静脉管路** 安装静脉压传感器保护器，夹闭侧支夹
	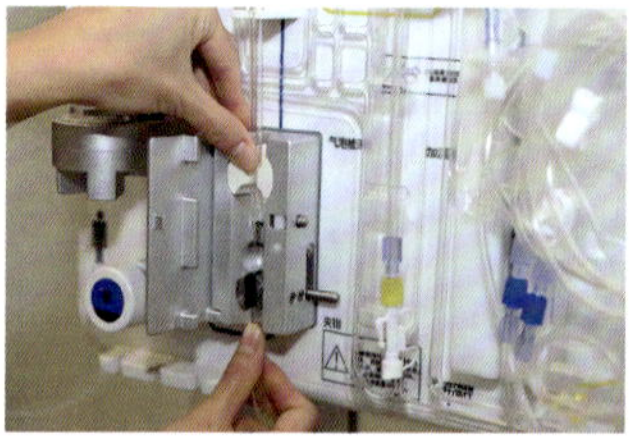	按压气泡检测装置按钮，打开阀门，推送管路至检测器底部，关闭气泡检测器阀门
	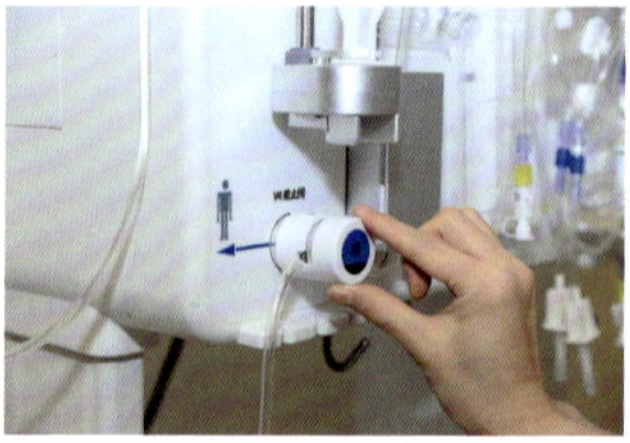	安装 V4 截止阀管路，确保截止阀回弹

步骤	图示	注释
12	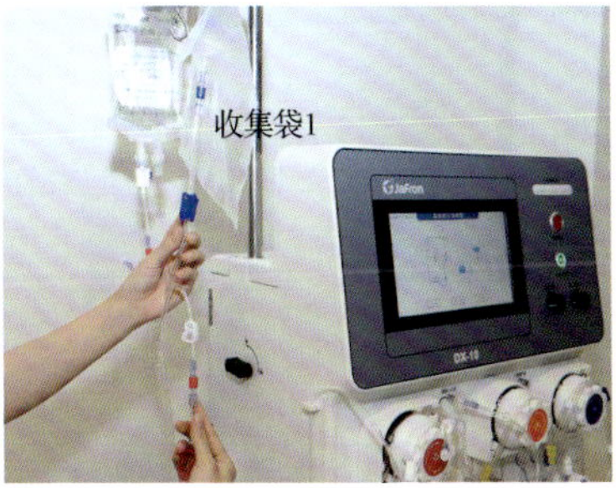	静脉管路末端连接预冲液收集袋 1
13	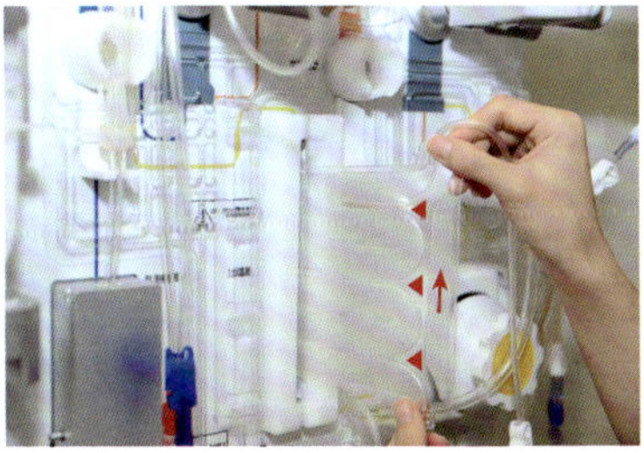	**安装置换液管路** 按箭头方向将加温袋置于加温器内，固定到位
	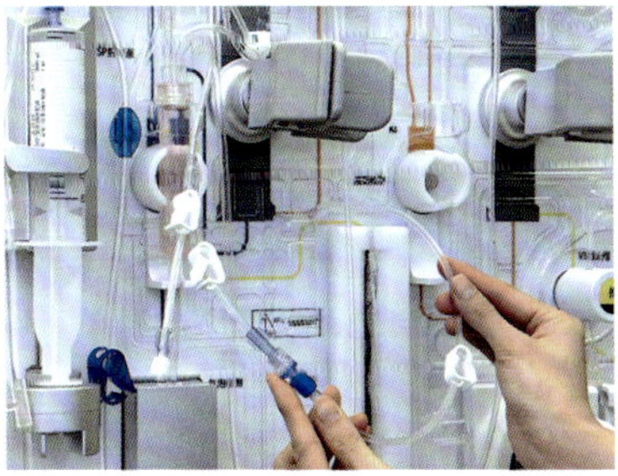	加温袋上端与静脉壶侧支连接，打开管夹
	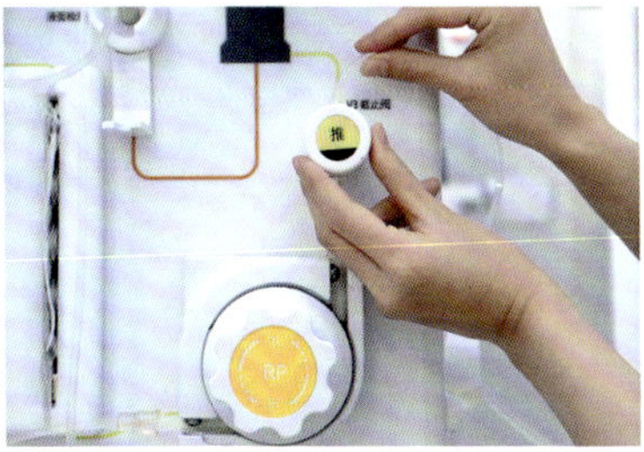	安装 RP 泵管（方法同 BP 泵管安装） 安装 V3 截止阀管路，确保截止阀回弹

步骤	图示	注释
13	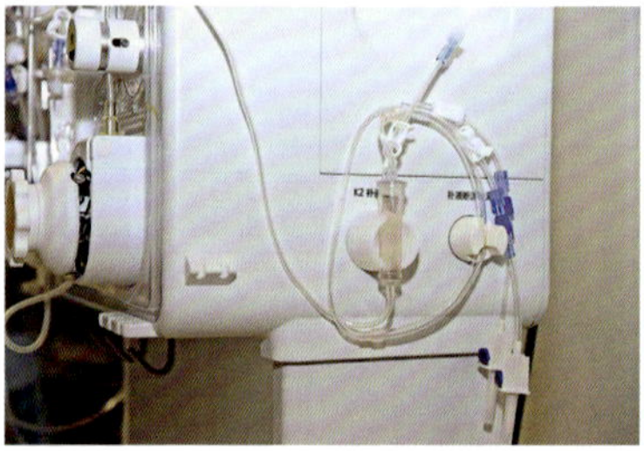	将补液壶置于K2补液壶固定器，管道置于补液断流检测器内，妥善放置补液侧针，夹闭管夹
14	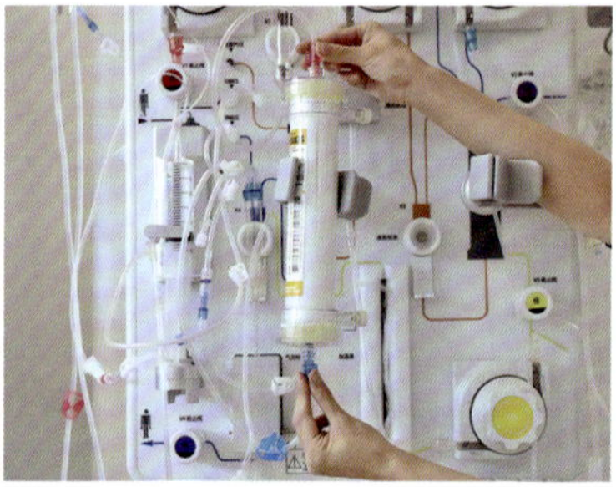	**安装血液滤过器** 打开包装，将血液滤过器置于血液滤过器夹持器上，上端（动脉端）连接红色动脉端管路，下端（静脉端）连接蓝色静脉端管路
	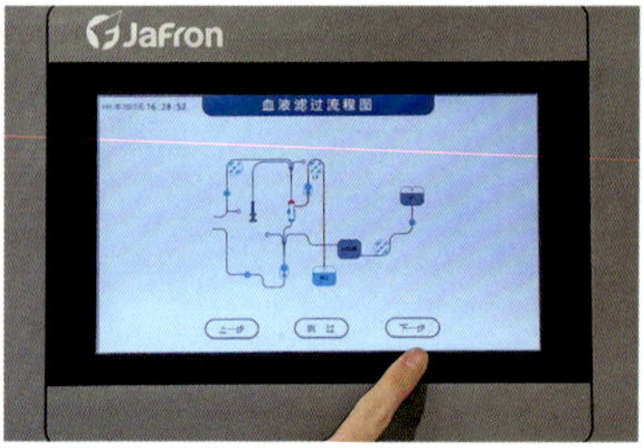	按【下一步】键，进行超滤管路安装
15	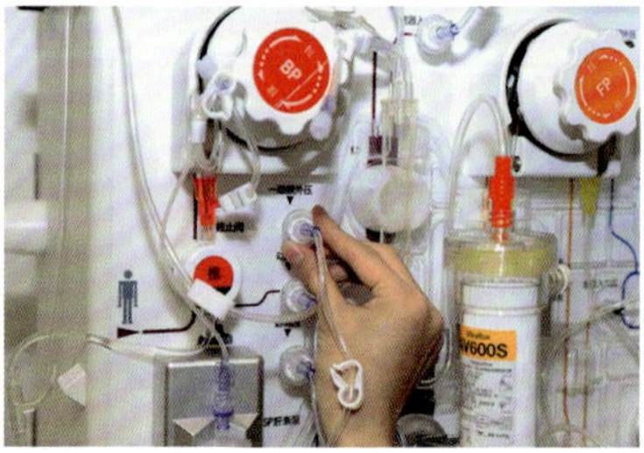	**安装超滤管路** 安装FP泵管（方法同BP泵管安装） 安装一级膜外压传感器保护器

步骤	图示	注释
15	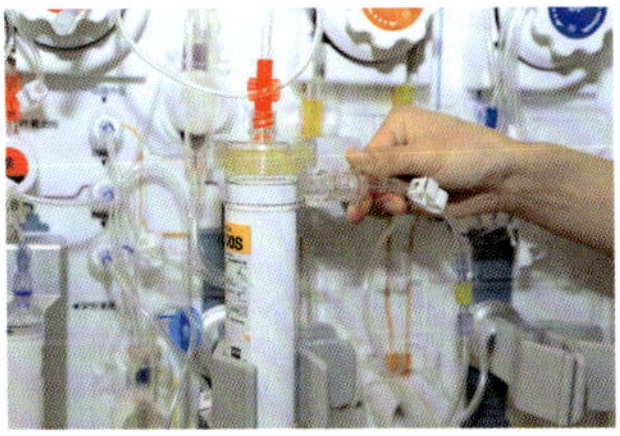	超滤管前端连接转换接头至血液滤过器上端（动脉端）侧孔
	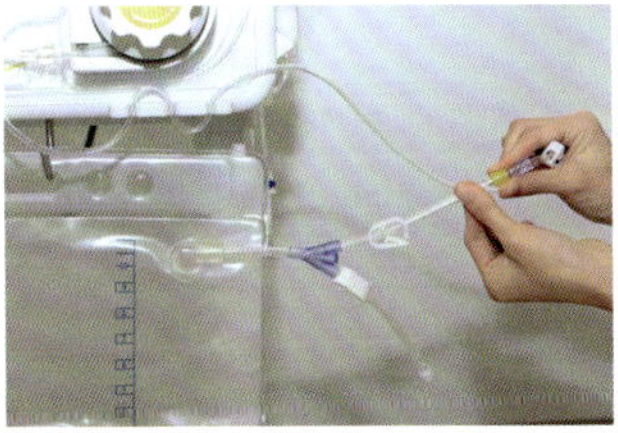	将 10 L 超滤收集袋挂于 W2 弃液秤，并与超滤管末端连接
	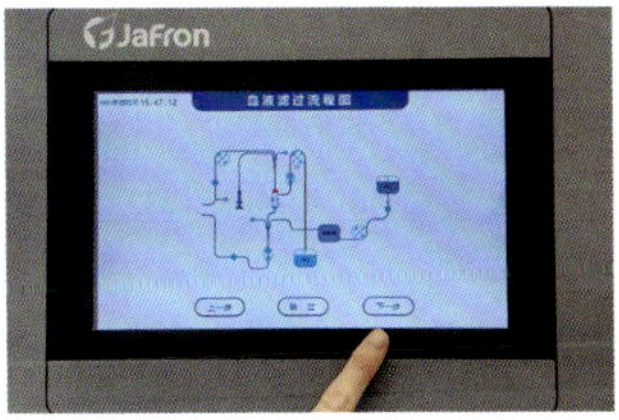	按【下一步】键，进行透析液管路安装
16	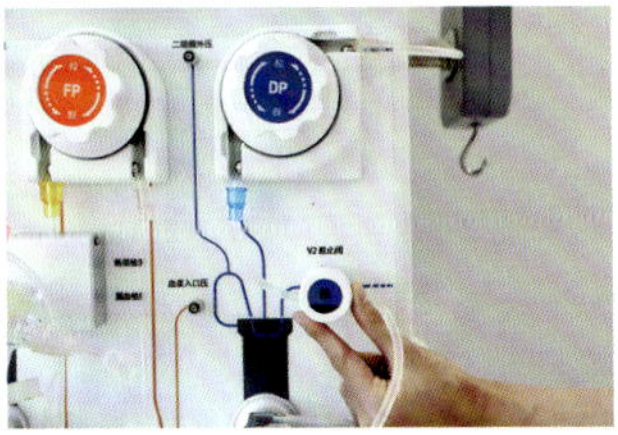	**安装透析液管路** 安装 DP 泵管（方法同 BP 泵管安装） 安装 V2 截止阀管路，确保截止阀回弹
	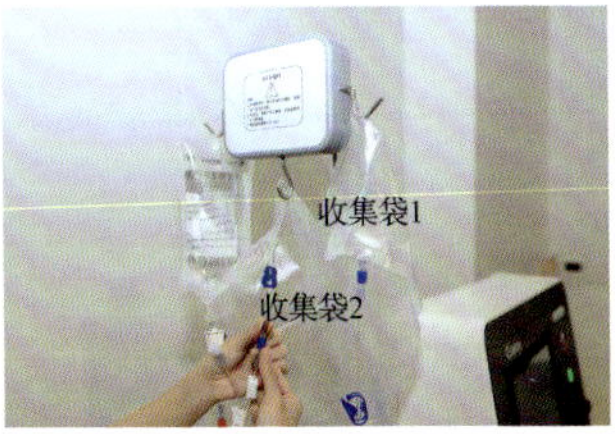	透析液管路前端连接预冲液收集袋 2，并挂于 W3 补液秤垂直钩

步骤	图示	注释
16	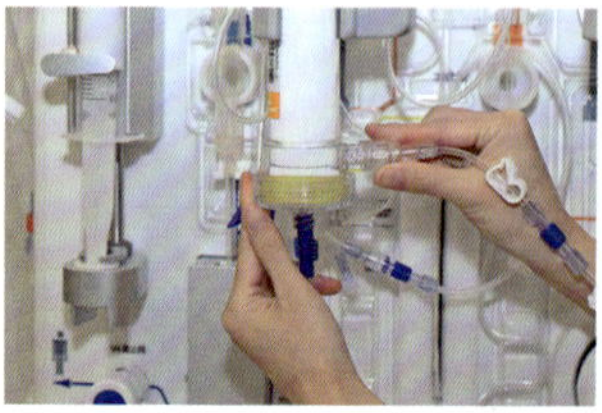	透析液管路末端连接转换接头至血液滤过器下端（静脉端）侧孔
	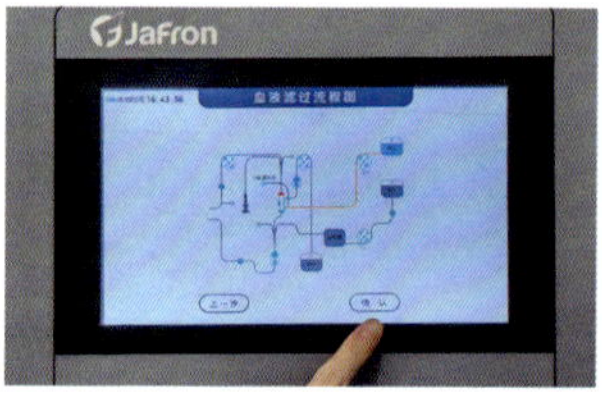	按【确认】键，进入“血液滤过冲洗准备”界面

（二）管路的预冲

步骤	图示	注释
17		**血液滤过冲洗准备** 按照屏幕提示逐项检查：①预冲通路管夹打开；②气泡夹钳打开；③W1 秤挂 2000 ml 预冲液（预冲液连接：补液侧针连接预冲液，将补液壶倒置，打开夹子，液体充满 2/3 后正向推送于 K2 补液壶）
	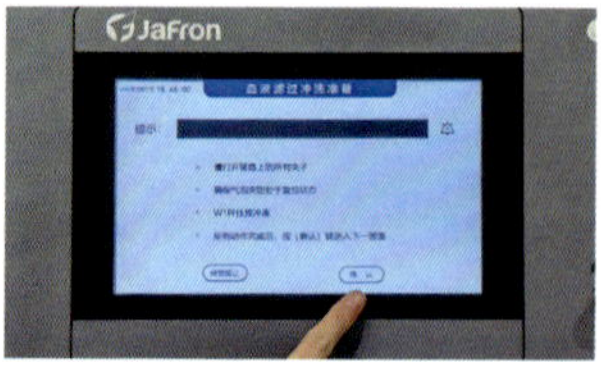	按【确认】键进入“血液滤过冲洗程序”界面

步骤	图示	注释
18	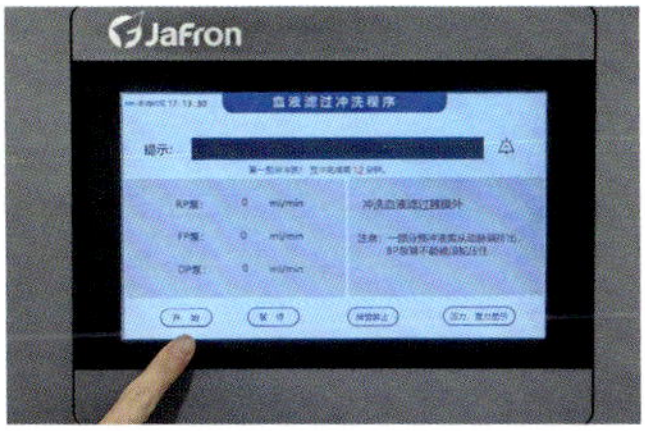	**血液滤过冲洗** 按【开始】键，进入“第一部分冲洗”，冲洗血液滤过器膜外
	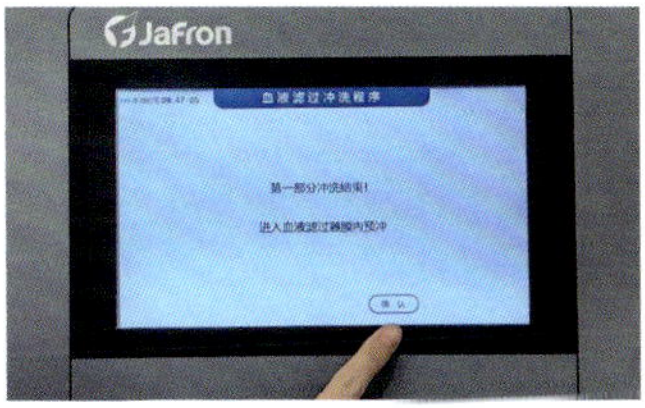	“第一部分冲洗结束！进入血液滤过器膜内预冲”，按【确认】键进入“第二部分冲洗”
	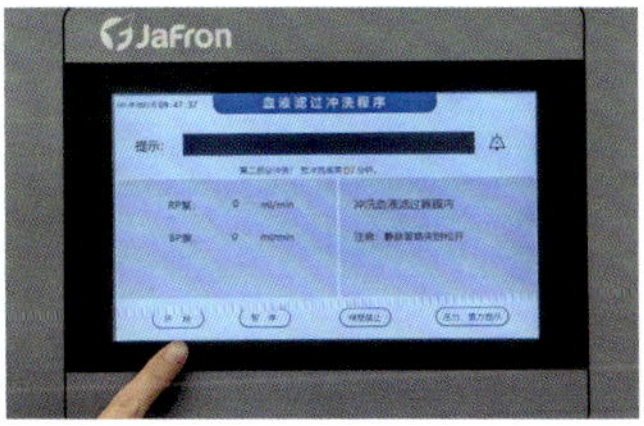	按【开始】键，冲洗血液滤过器膜内。预冲结束，自动进入“循管程序”界面
19	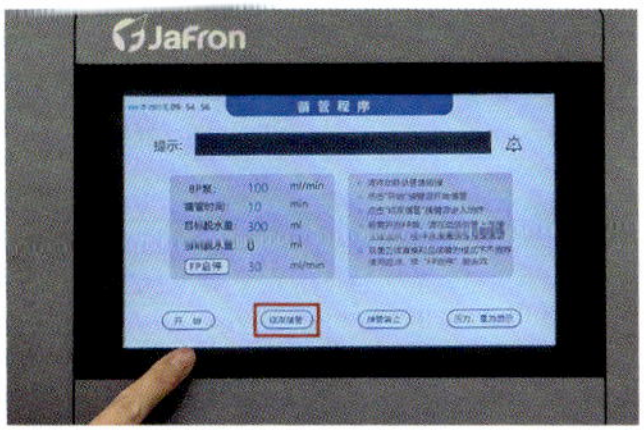	**循管** 根据屏幕提示内容按【开始】键开始循管；循管结束后按【结束循管】键，进入“血液滤过治疗准备”界面
20	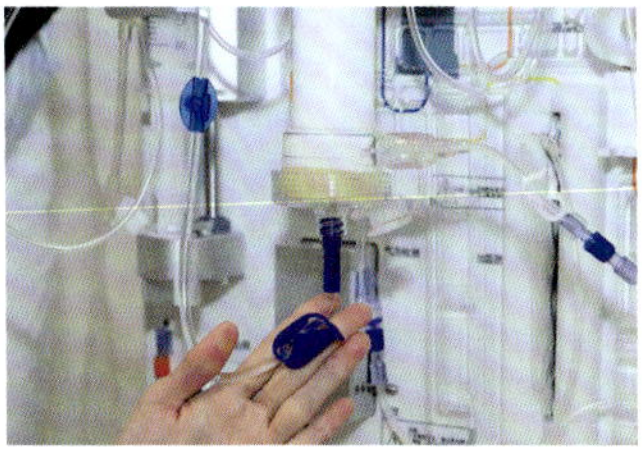	**吸附通路安装** 夹闭血液滤过器下端（静脉端）管夹 连接 HA380（AT-01、ET-5两种连接方式）

步骤	图示	注释
21	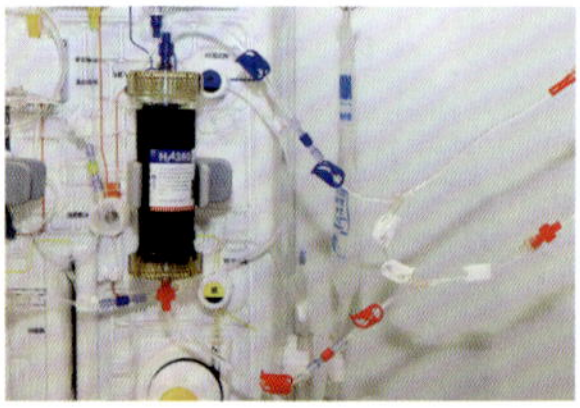	AT-01 连接 将预处理完成的 HA380 按文字正向放置在吸附器夹持器上，按标注的血液流向自下而上默认为：下端为动脉端，上端为静脉端
	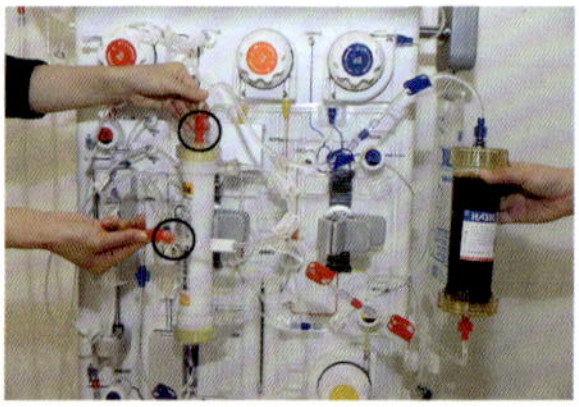	分离血液滤过器上端（动脉端）管路，与 AT-01 透明接头相连接；AT-01 红色接头与血液滤过器上端（动脉端）相连接
	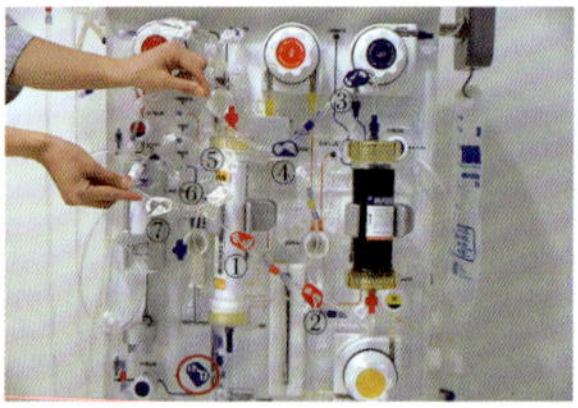	打开 AT-01 管路红①、红②、蓝③、蓝④、白⑦管夹，打开血液滤过器下端（静脉端）管夹
22	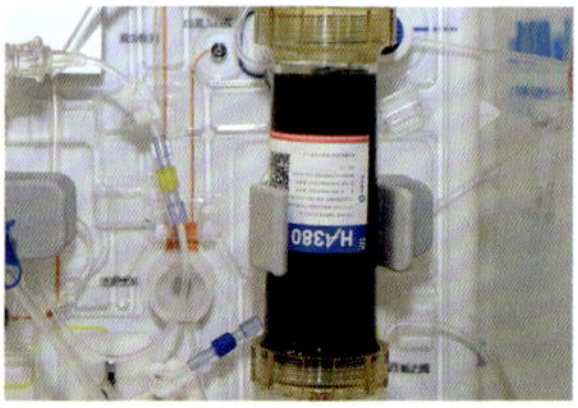	ET-5 连接 将预处理完成的 HA380 按文字反向放置在吸附器夹持器上，按标注的血液流向自上而下默认为：上端为动脉端，下端为静脉端
	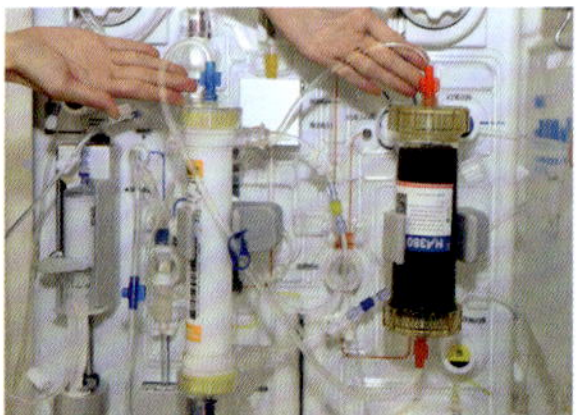	分离血液滤过器上端（动脉端）管路，与 HA380 动脉端连接

步骤	图示	注释
22	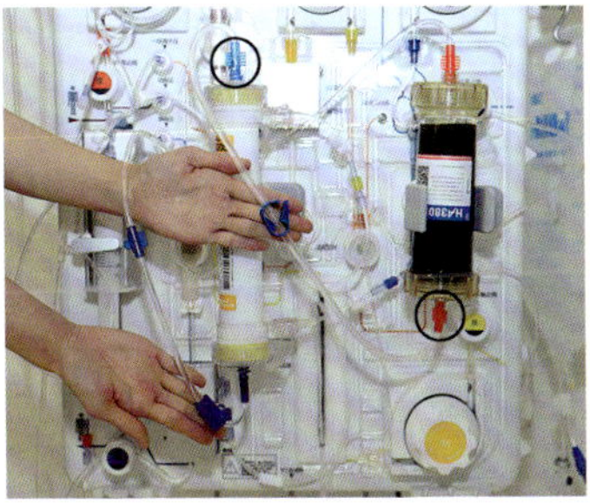	ET-5 两端分别连接 HA380 静脉端和血液滤过器上端（动脉端），连接完成后将 HA380 按照文字正向放置（动脉端朝下），打开 ET-5 及血液滤过器下端（静脉端）管夹
	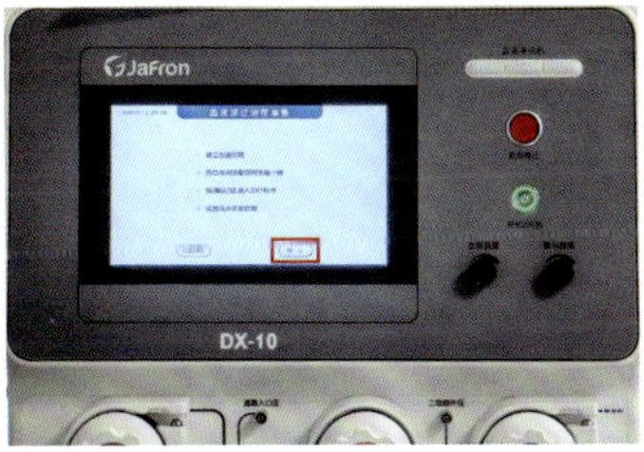	将血泵调量旋钮调至最小值，按【确认】键进入“血液滤过治疗程序”界面

（三）参数设置

步骤	图示	注释
23	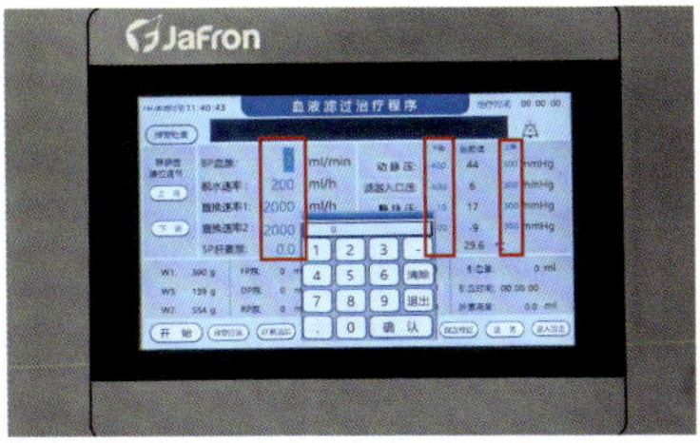	**两种设置方式** **①在治疗界面设置** 治疗界面左侧：按蓝色数字进行 BP 血泵、脱水速率、置换速率 1、置换速率 2、SP 肝素泵参数设置 治疗界面右侧：按蓝色数字进行动脉压、滤器入口压、静脉压、跨膜压的压力上限和下限设置

步骤	图示	注释
23	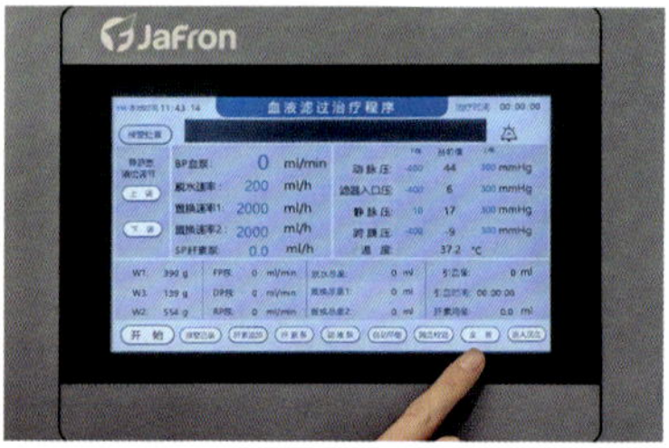	参数设置遵医嘱（也可采用默认值） **②在设置窗口界面设置** 按屏幕右下侧【设置】键进入“血液滤过治疗设置窗口”界面设置相应参数
24	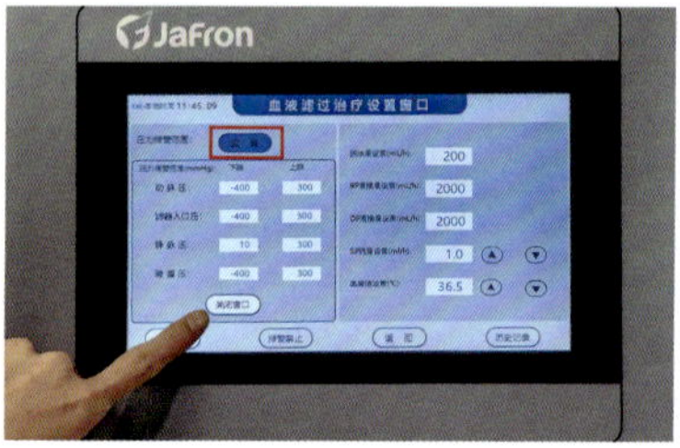	**压力报警范围设置** 按压力报警范围对应的【设置】键，可进行动脉压、滤器入口压、静脉压、跨膜压的上限与下限设置。设置后，按【关闭窗口】键
	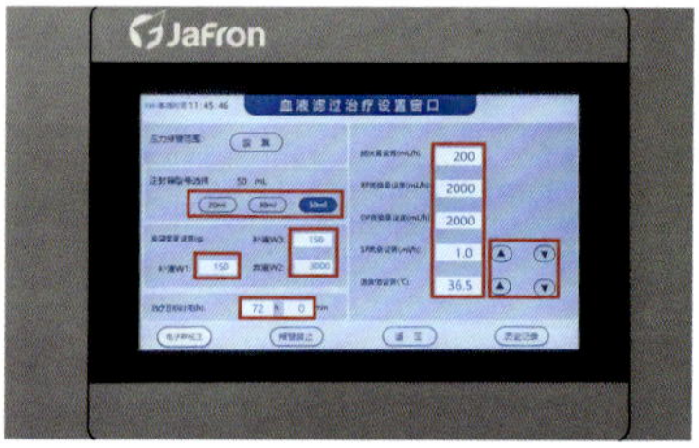	**注射器型号选择** 按 20 ml、30 ml、50 ml 选择 SP 肝素泵注射器规格 **换袋重量设置** 点击蓝色数字设置“补液 W1”“补液 W3”“弃液 W2”换袋重量（也可采用默认值） **注意：** W1、W3 换袋重量指需要更换的补液量低限 （如设置为 10 g，即 W1、W3 重量≤ 10 g（10 ml）时，设备报警提示更换液袋） W2 换袋重量是指需要更换的超滤袋重量的高限

步骤	图示	注释
24		（如超滤袋容量为 2 L，可设置为 2000 g，即超滤到达 2000 g（2000 ml） 时，设备报警提示更换液袋；也可采用默认值，观察后及时手动更换） **治疗目标时间** 体外循环管路和血液滤过器使用时间建议不超过 72 h 或参照产品说明书 **其他** 点击蓝色数字或上下箭头分别设置脱水量、RP 置换量、DP 置换量、SP 流量、温度值（也可采用默认值），设置完成后按【返回】键

（四）治疗的开始

步骤	图示	注释
25	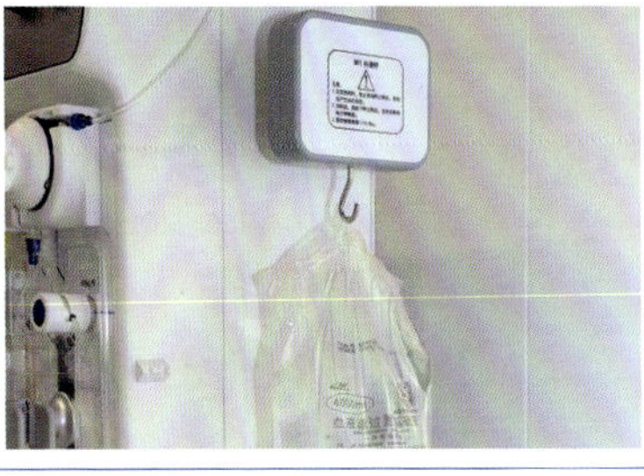	**建立体外循环** 将 W1 补液秤上预冲液更换为置换液

步骤	图示	注释
25	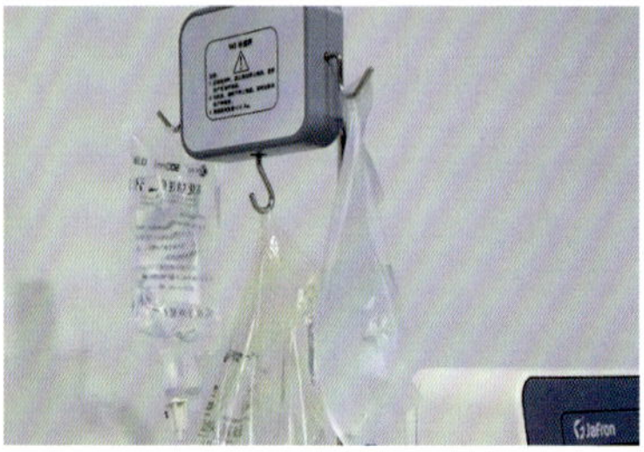	将 W3 补液秤垂直钩上预冲液收集袋 2 更换为透析液
26	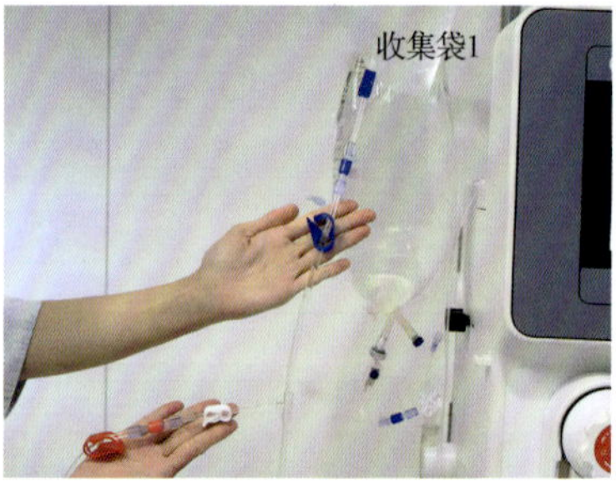	**动脉管路连接** 确认 DX-CH 管路动脉管夹（红色）夹闭，静脉管路与收集袋 1 连接，管夹（蓝色）开放
	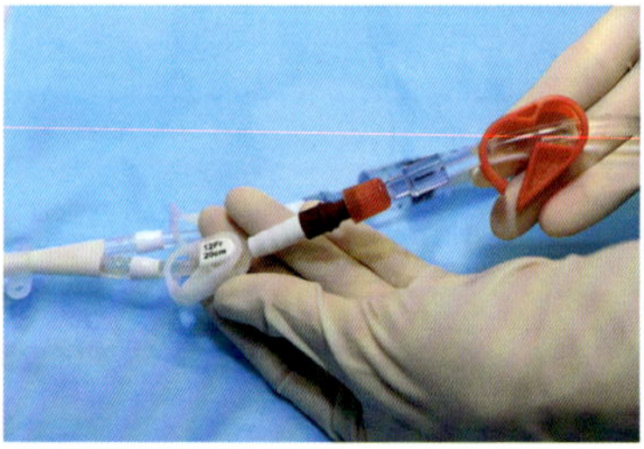	检查血管通路无误，中心静脉双腔导管动脉端（红色）与 DX-CH 管路动脉端（红色）连接，打开管夹
27	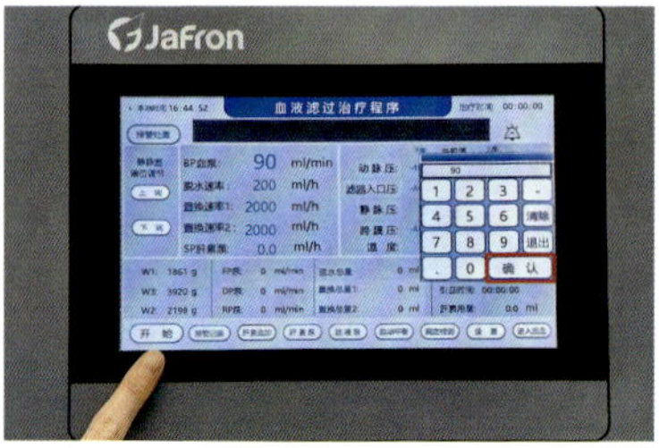	**引血** 调节合适的 BP 泵流速，建议速度 < 100 ml/min，按【开始】键引血

<table>
<tr><th>步骤</th><th>图示</th><th>注释</th></tr>
<tr><td rowspan="2">27</td><td>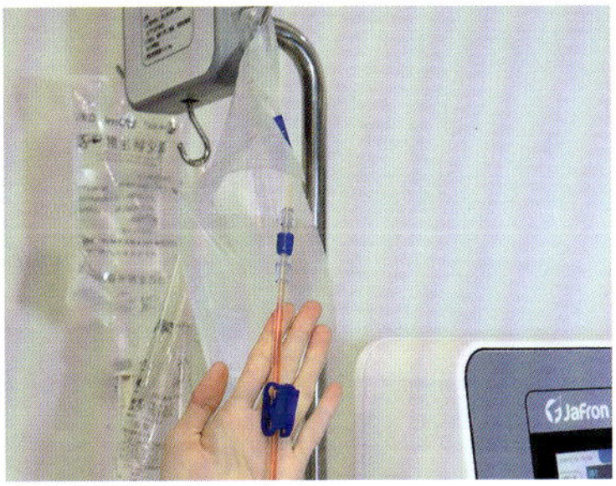
</td><td rowspan="2">待血液即将到达静脉端出口时停止血泵运转
两种方法：①旋转屏幕右侧【血泵流量】旋钮至流速为零；②按屏幕【暂停】键</td></tr>
<tr><td>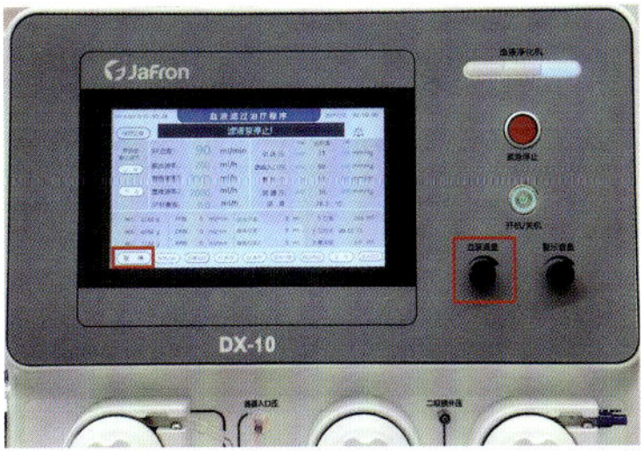
</td></tr>
<tr><td rowspan="2">28</td><td>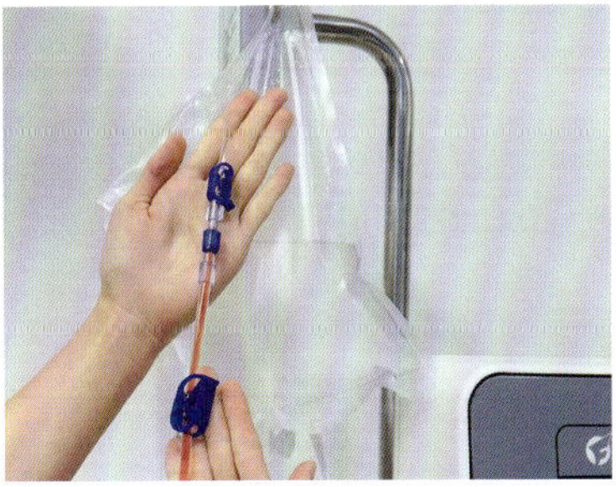</td><td>静脉管路连接
夹闭 DX-CH 静脉管夹及预冲液收集袋 1 管夹（蓝色）</td></tr>
<tr><td>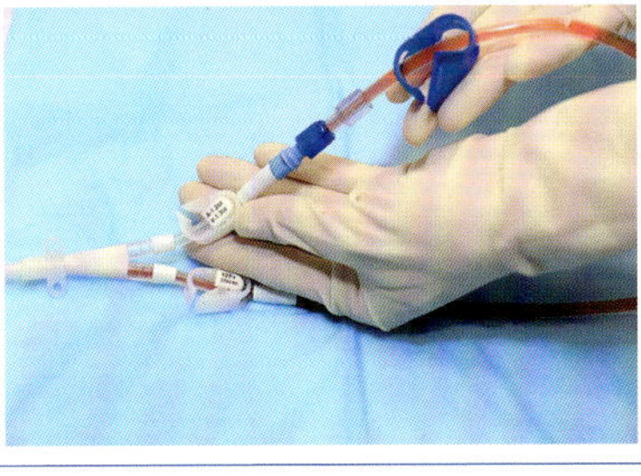</td><td>将中心静脉双腔导管静脉端（蓝色）与 DX-CH 管路静脉端（蓝色）连接，打开管夹</td></tr>
</table>

步骤	图示	注释
29	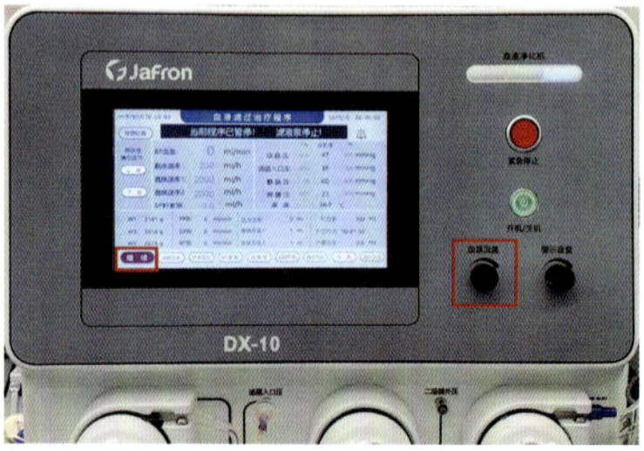	**开始血液滤过 + 吸附治疗** 启动血泵运转，建议速度为 50 ~ 200 ml/min 两种方法：①旋转屏幕右侧【血泵流量】旋钮；②调节 BP 血泵速度，按屏幕【继续】键
	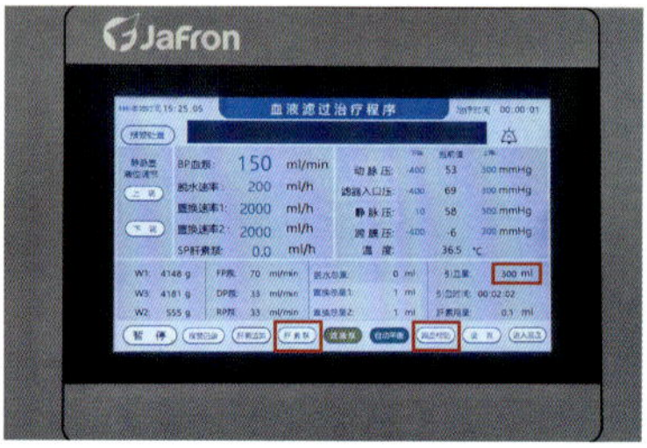	按需启动【肝素泵】键 当引血量达到 300 ml，屏幕上【滤液泵】键由白色转至橙色，【自动平衡】键由白色转至蓝色，FP、RP 和 DP 泵开始转动时，按【漏血检测】键

（五）过程监护

步骤	图示	注释
30	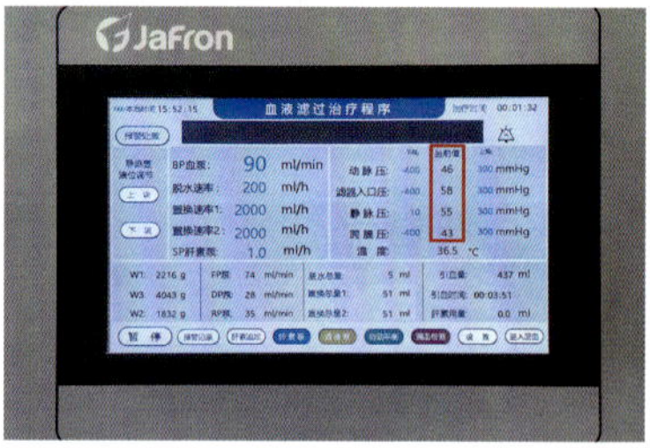	**压力监测** 观察动脉压、滤器入口压、静脉压、跨膜压数值，如压力异常，应及时查找原因

步骤	图示	注释
31	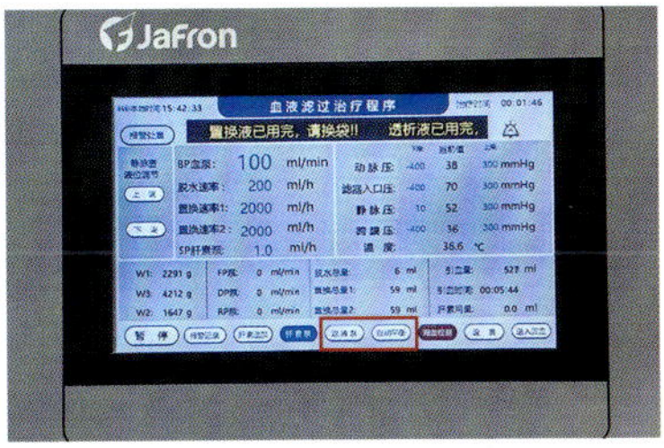 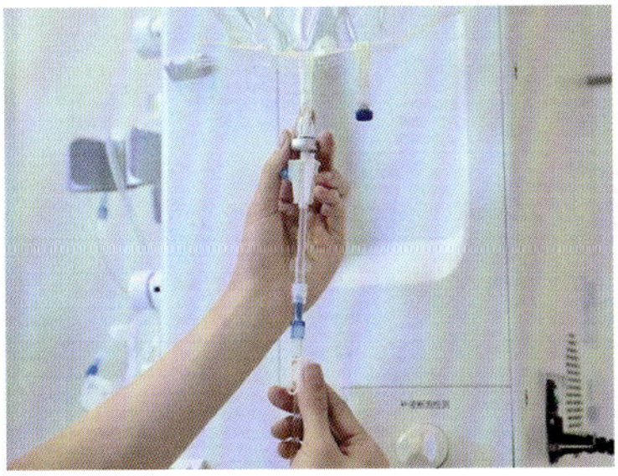	**更换置换液 / 透析液** 屏幕显示“置换液已用完，请换袋！！滤液泵停止！”“透析液已用完，请换袋！！滤液泵停止！”时，夹闭置换液 / 透析液管夹，更换置换液 / 透析液袋，打开管夹，按【滤液泵】—【自动平衡】键
32	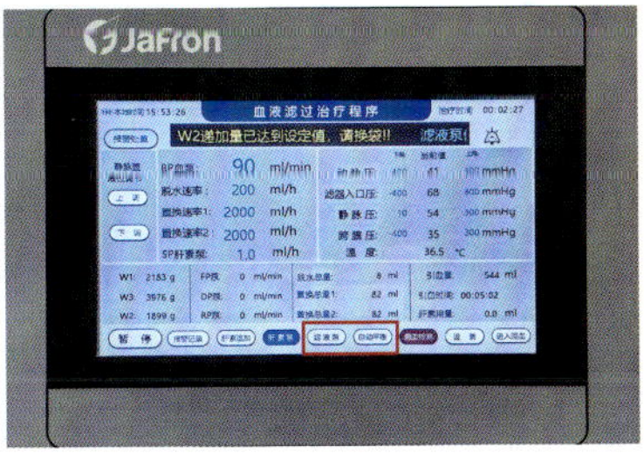 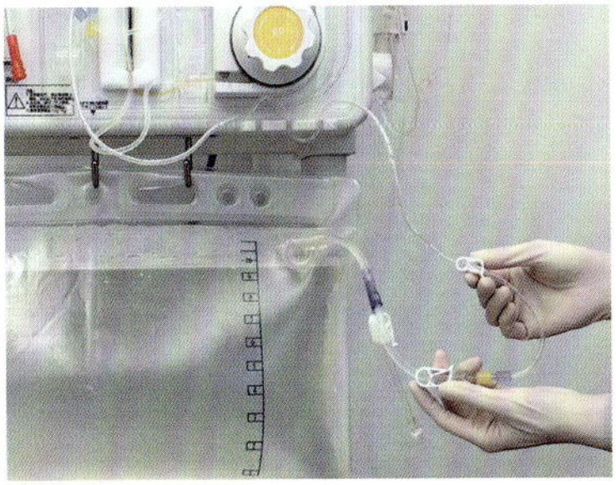	**更换超滤收集袋** 当屏幕显示“W2 递加量已达到设定值，请换袋！！滤液泵停止！”时，夹闭超滤管及超滤收集袋管夹，更换超滤收集袋 打开管夹，按【滤液泵】—【自动平衡】键

步骤	图示	注释
33	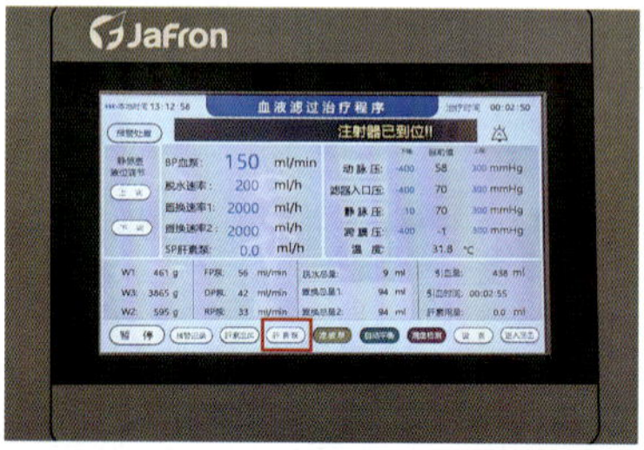	**更换肝素泵注射器** 当屏幕显示“注射器已到位！！”时，夹闭肝素延长管管夹，更换肝素注射器，打开管夹，按【肝素泵】键
34	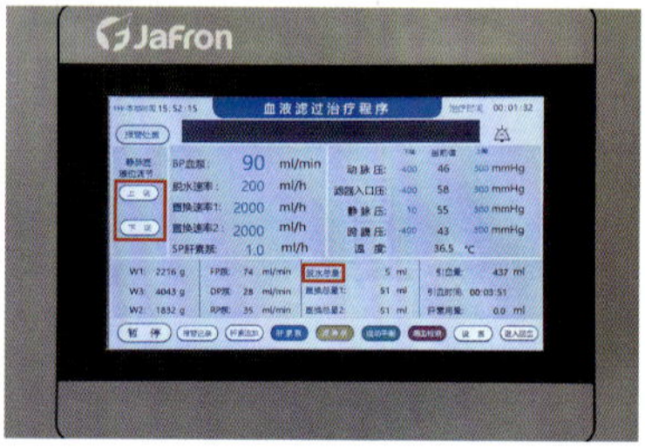	**查看脱水量** 在治疗界面按灰色文本框“脱水总量”查看脱水信息 **静脉壶液面调节** 在治疗界面按静脉壶液位调节【上调】、【下调】键调整静脉壶液面
35	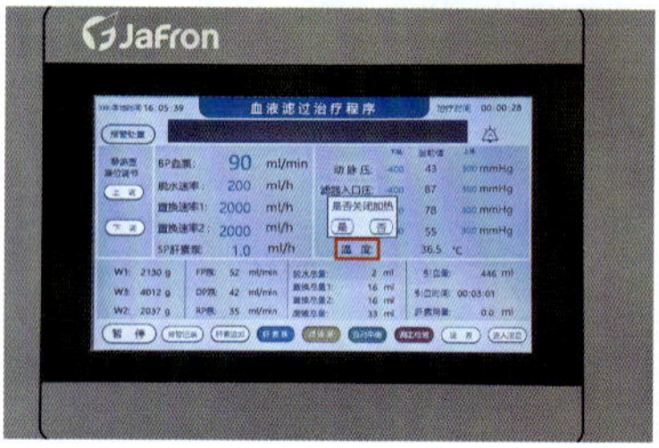	**温度开关设置** 按灰色文本框【温度】键，选择是否关闭加热
36	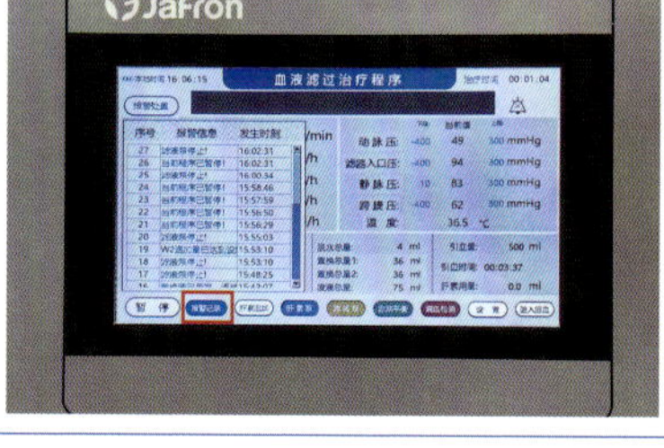	**查看报警记录** 按【报警记录】键，可查看本次治疗中出现的报警信息与发生时刻，查询后，再次按【报警记录】键至“血液滤过治疗程序”界面

步骤	图示	注释
37	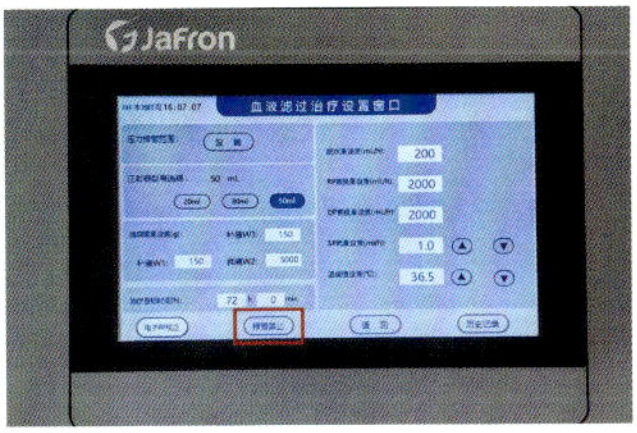	**报警禁止** 按【设置】—【报警禁止】键，根据需要进行报警禁止，操作结束后，按【返回】—【返回】键至“血液滤过治疗程序”界面 **注意：**压力类报警在禁止 2 min 后会自行恢复；其他报警在禁止后不会自行恢复，因此非必要不建议手动禁止报警或在问题解决后手动恢复报警

（六）治疗的结束

步骤	图示	注释
38	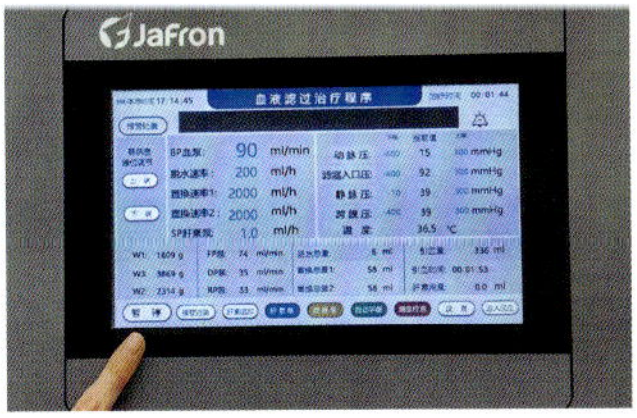	**吸附治疗的结束** 按【暂停】键
	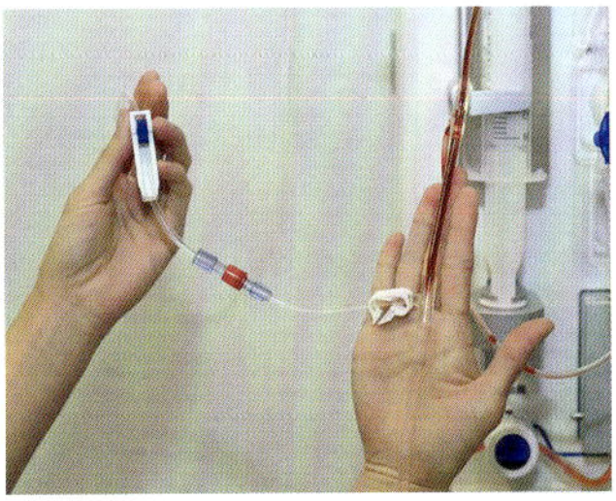	打开血泵前侧管夹，将血泵前 DX-CH 管路血液冲洗干净

步骤	图示	注释
38	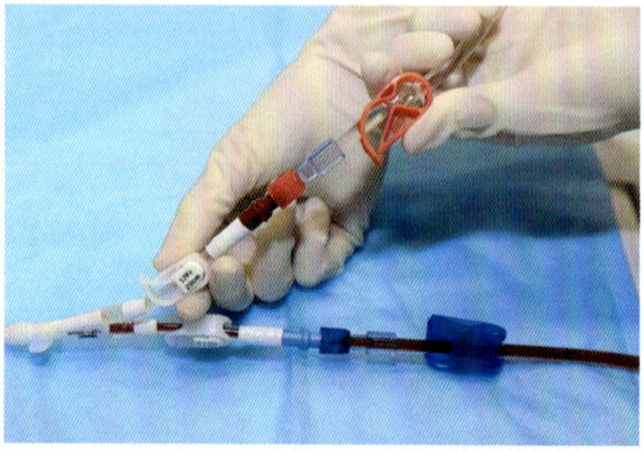	夹闭中心静脉双腔导管动脉端管夹和 DX-CH 管路动脉端管夹
39	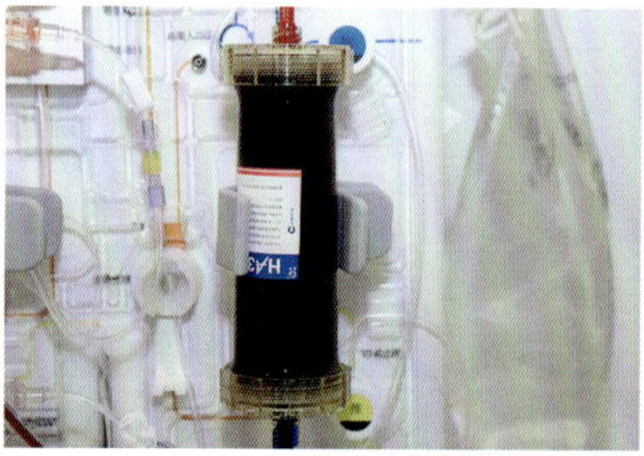	分离 HA380 （AT-01、ET-5 两种分离方式） ①分离 AT-01 反转 HA380，动脉端向上
	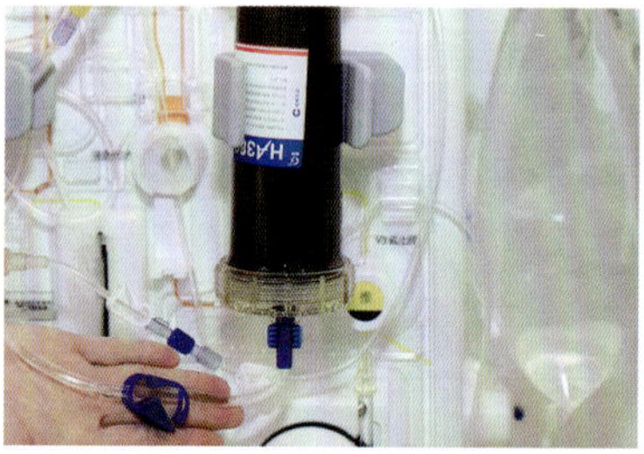	点击【继续】键进行回血，至 HA380 静脉端管路血液颜色变浅，按【暂停】键
	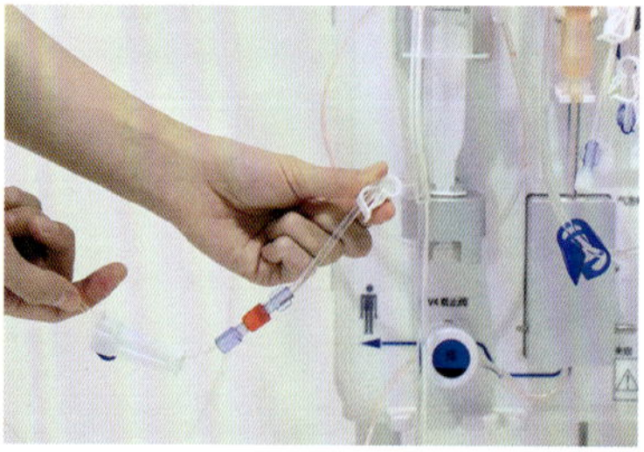	夹闭血泵前侧管夹

步骤	图示	注释
39	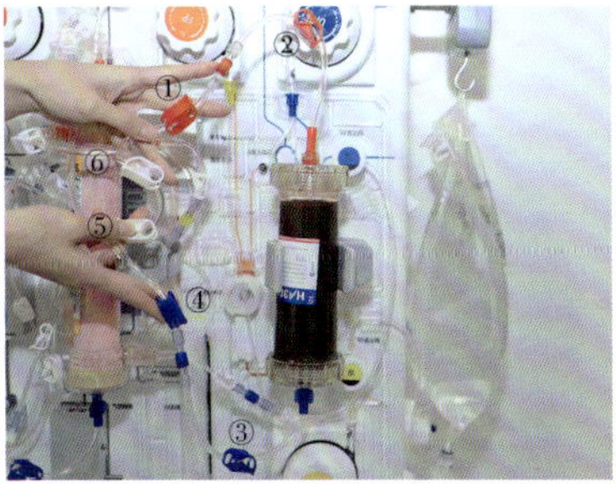	夹闭 AT-01 红色①、红色②，蓝色③、蓝色④管夹，结束血液吸附治疗
	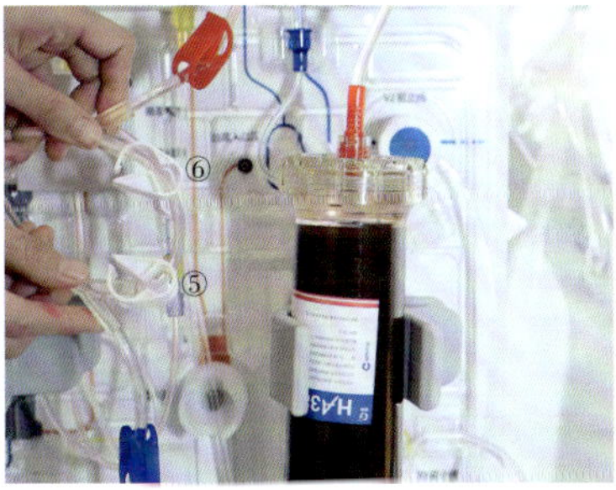	打开中心静脉双腔导管动脉端（红色）管夹、DX-CH 管路动脉端（红色）管夹、AT-01 白色⑤、白色⑥管夹
40	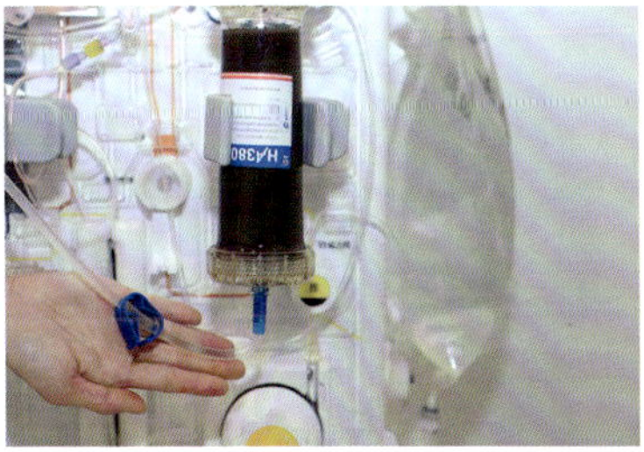	**②分离 ET-5** 反转 HA380，动脉端向上，点击【继续】键进行回血，至 HA380 静脉端管路血液颜色变浅，按【暂停】键
	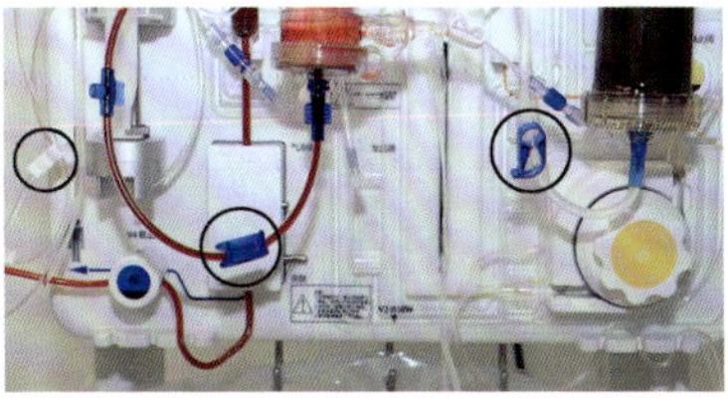	夹闭血泵前侧管夹、血液滤过器下端（静脉端）管夹、ET-5 管夹

步骤	图示	注释
40	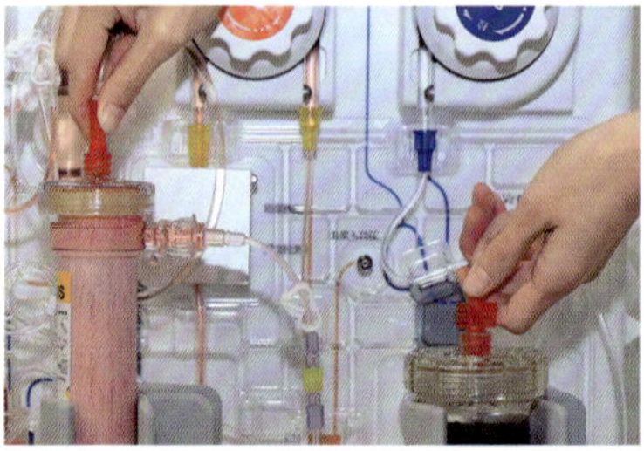	分离 HA380 上端（动脉端）管路，分离血液滤过器上端 ET-5 管路，将 DX-CH 管路动脉端与血液滤过器上端（动脉端）相连接
	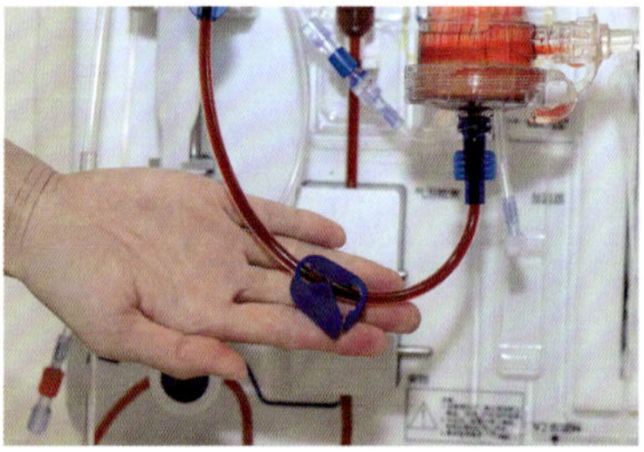	打开中心静脉双腔导管动脉端管夹、DX-CH 管路动脉端管夹、血液滤过器下端（静脉端）管夹
	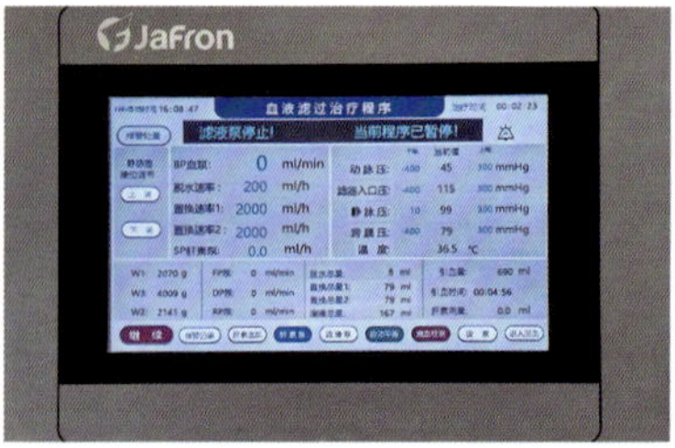	按【继续】—【滤液泵】键继续治疗
41	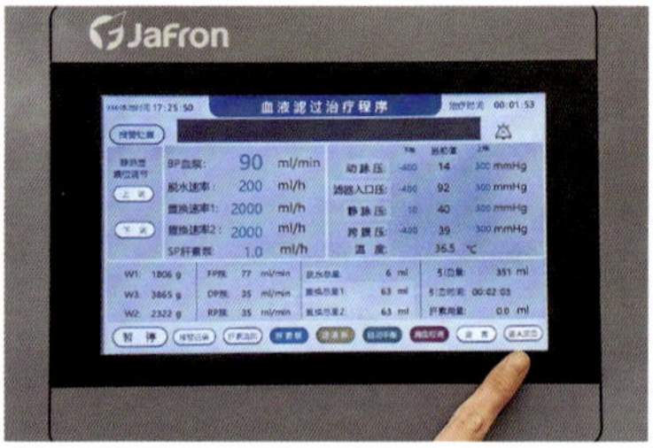	血液滤过治疗结束 按【进入回血】键，进入“血液滤过治疗结束”界面

步骤	图示	注释
41	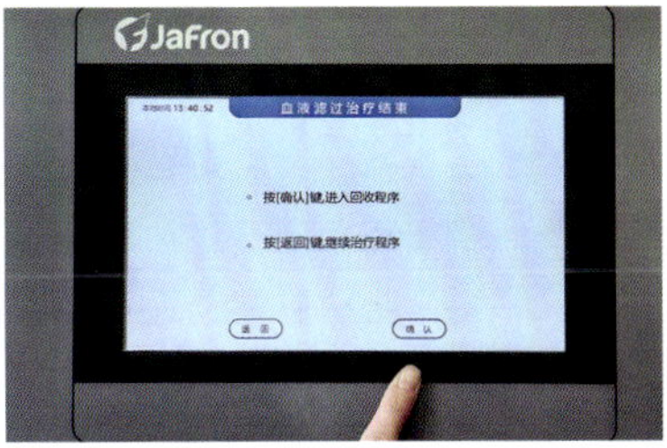	按【确认】键，进入“血液滤过回血准备”界面
42	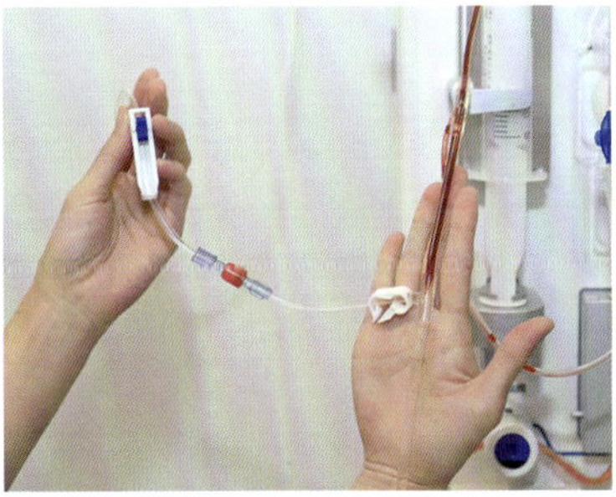	**密闭式回血** 打开血泵前侧管夹，将血泵前 DX-CH 管路血液冲洗干净
	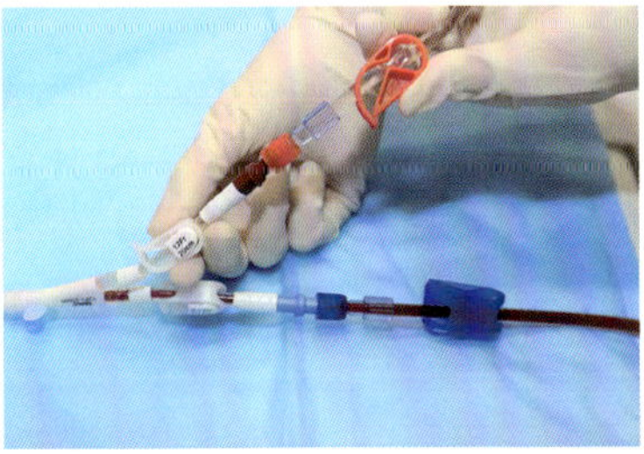	夹闭中心静脉双腔导管动脉端管夹和 DX-CH 管路动脉端管夹
	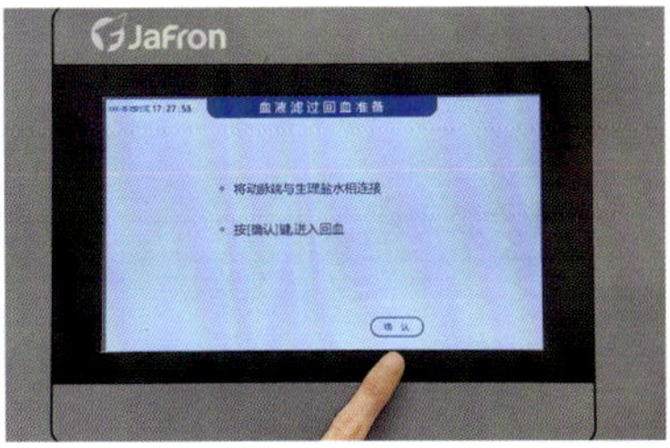	按【确认】键，进入“血液滤过回收程序”界面

步骤	图示	注释
42	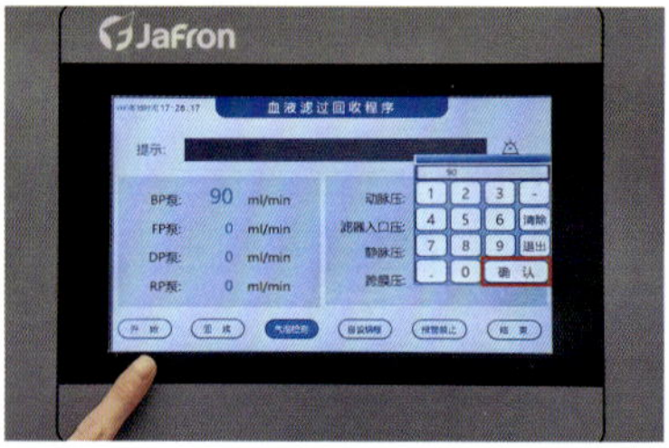	调节BP泵流速，按【开始】键，在弹框内确定回血目标量，进行回血
	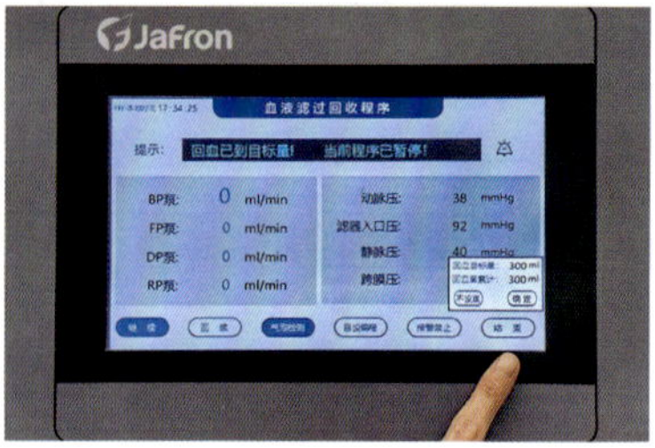	屏幕提示“回血已到目标量！当前程序已暂停！”，按【结束】键结束治疗
	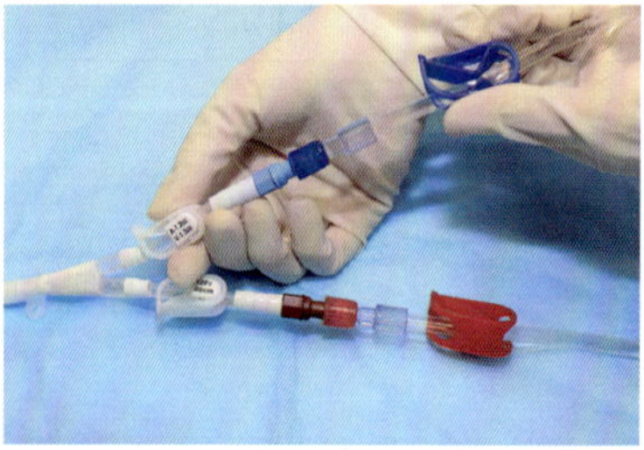	夹闭中心静脉双腔导管静脉端管夹和DX-CH管路静脉端管夹，断开患者连接
43	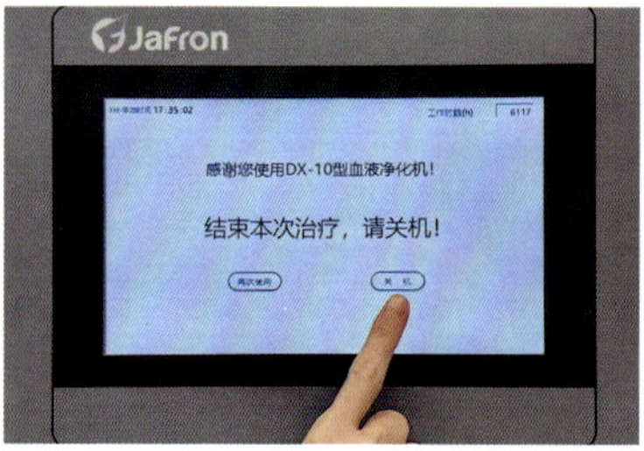	按【关机】键，拆卸体外循环管路，关闭设备背板电源开关，拔除电源，仪器擦拭消毒、备用

（丁　敏　白　雪　丁　菁）

二、B 款设备操作方法

步骤	图示	注释
1	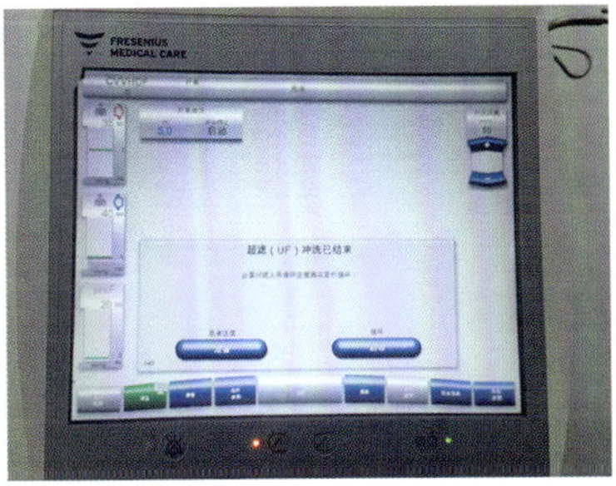	CVVHDF 模式下完成预冲，此时屏幕显示“超滤（UF）冲洗已结束”，减慢冲洗速度至 50 ml/h
2	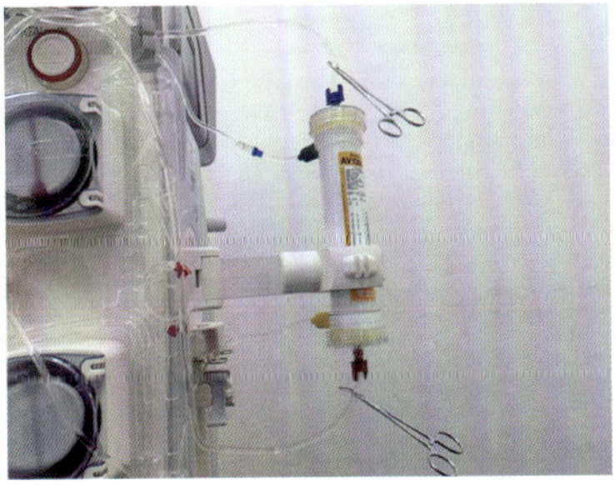	在血泵停止运转的状态下，用止血钳夹闭滤器两端连接的管路，即动脉管路（滤器端）和静脉管路（滤器端）
3	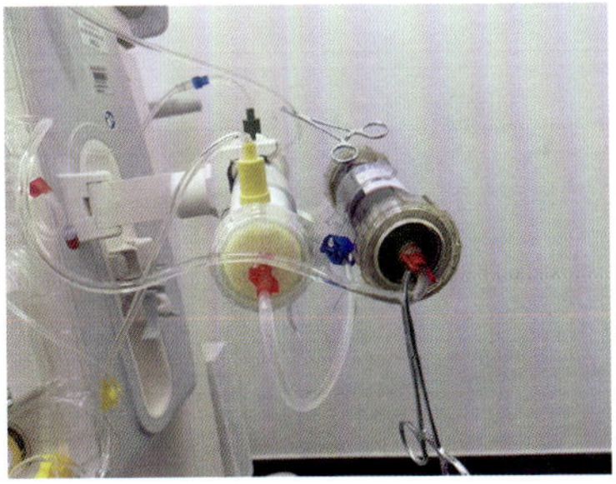	**滤器前连接：** 翻转滤器和灌流器（防止液体流出，在直视下完成连接操作），断开动脉管路（滤器端）与滤器的连接，改成与 HA380 的入口端连接

步骤	图示	注释
4	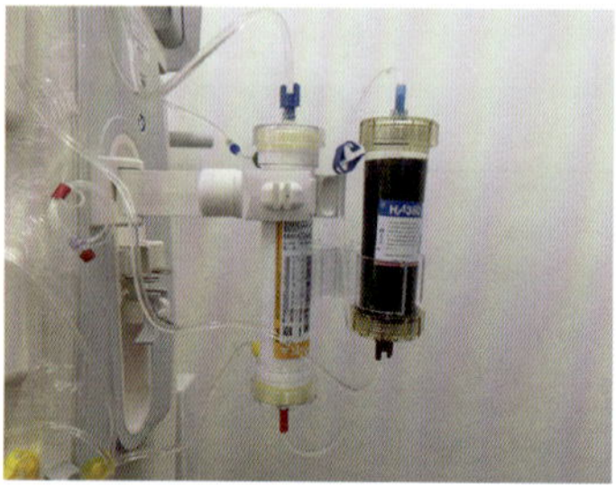	通过 ET-5 管路将 HA380 出口端与滤器相连，将滤器和 HA380 翻转至正常位置
5	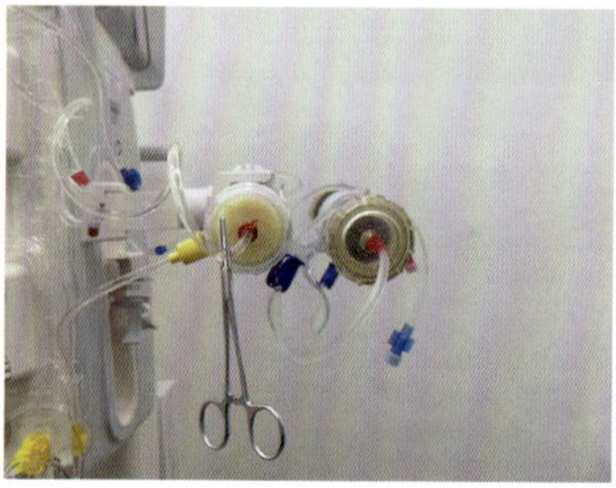	**滤器后连接：** 断开静脉管路（滤器端）与滤器的连接，通过 ET-5 管路将滤器与 HA380 的入口端相连
6	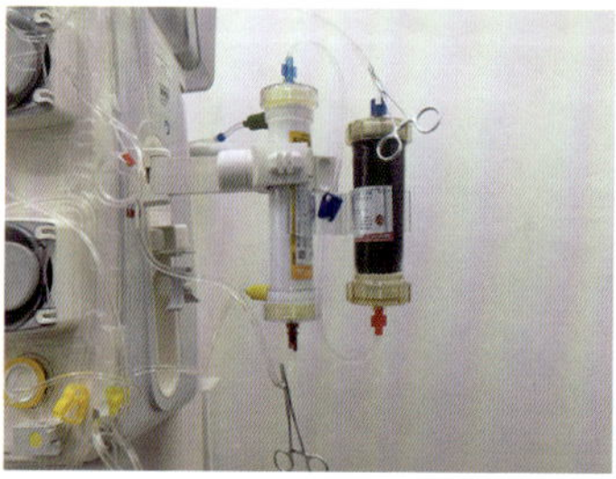	将 HA380 翻转至正常位置，静脉管路（滤器端）连接到 HA380 的出口端 打开动脉管路（滤器端）和静脉管路（滤器端）及 ET-5 连接管上的夹子
7	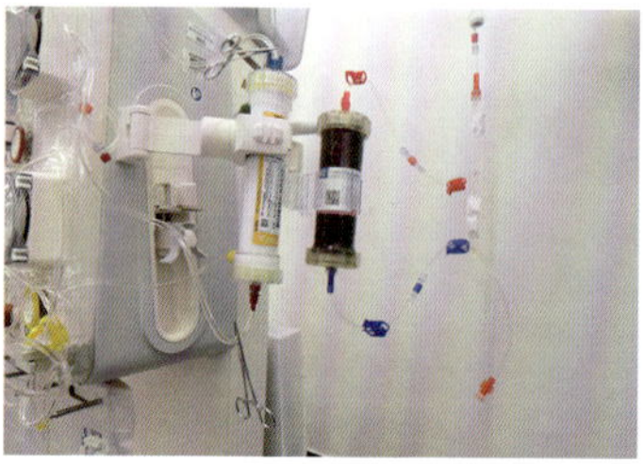	**并联连接（滤器后连接）：** 提前预冲好 AT-01 管路，HA380 按照标注血流方向竖直放好，并联管路的动脉端、静脉端，分别与 HA380 两端相连，红色管头连接 HA380 上方，蓝色管头连接 HA380 下方

步骤	图示	注释
8	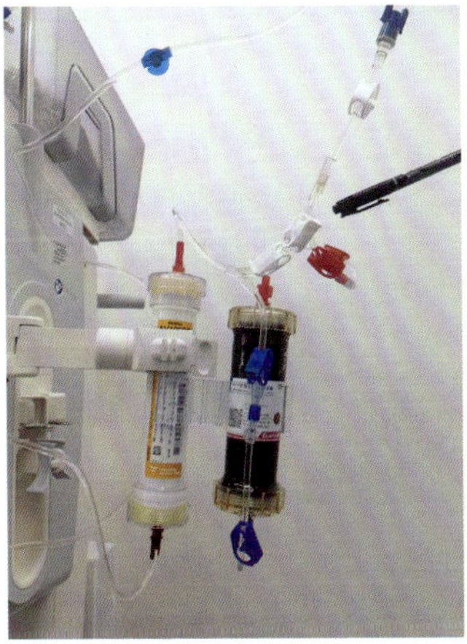	断开静脉管路（滤器端）与滤器的连接，改成与AT-01管路的Y型汇合处管路（单独白色夹子）连接，另一端管路（无白色夹子）端的红色管头与滤器相连 打开与动脉管路（滤器端）和静脉路（滤器端）连接管上的夹子，注意并联管路上两个白色夹子需要夹闭
9	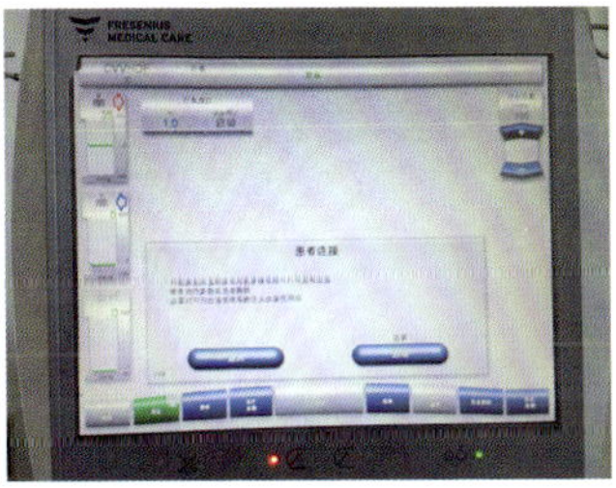	连接患者，将光标移至“患者连接”，按**【准备】**键 按照屏幕提示内容连接患者后，按血泵**【启动】**键
10	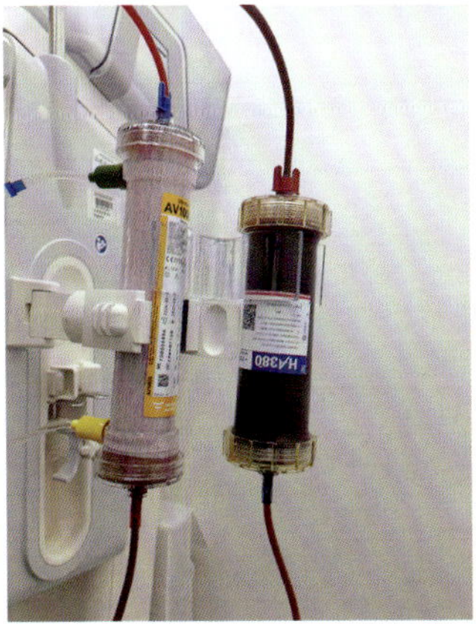	**撤除灌流器** 翻转灌流器，入口端朝上垂直放置，按红色**【停止】**键停止血泵运转，用无菌技术断开患者端连接，将动脉管路（患者端）连接无菌0.9%氯化钠注射液，确保管路通畅 **注意：**做好患者静脉置管动脉端冲封管

<table>
<tr><th>步骤</th><th>图示</th><th>注释</th></tr>
<tr><td>11</td><td>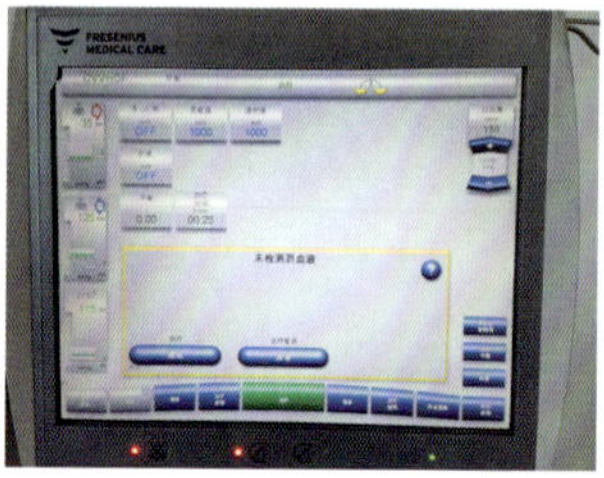</td><td>按绿色【运行】键，使血泵运转，回输滤器及HA380中的血液，当光学检测器感受到透明液体后，屏幕显示“未检测到血液”，按【治疗暂停】键</td></tr>
<tr><td>12</td><td>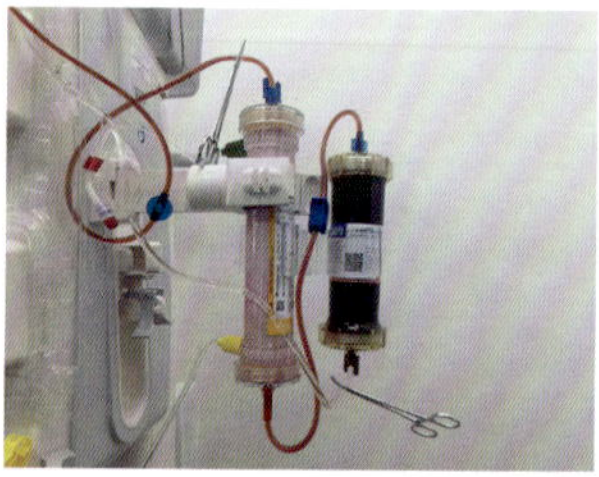</td><td rowspan="2">滤器前撤除
夹闭动脉管路（滤器端）和静脉管路（滤器端）及ET-5连接管上的夹子
翻转HA380及滤器，在直视下断开动脉管路（滤器端）与HA380入口端的连接，改成与滤器连接</td></tr>
<tr><td>13</td><td>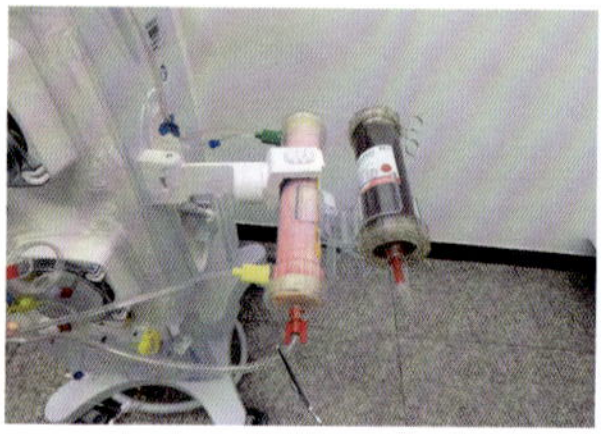</td></tr>
<tr><td>14</td><td>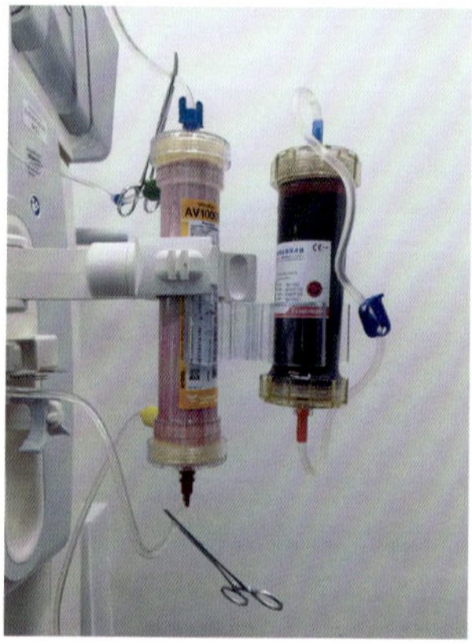</td><td>滤器后撤除
夹闭动脉管路（滤器端）和静脉管路（滤器端）及ET-5连接管上的夹子，断开静脉管路（滤器端）与HA380出口端的连接，改成与滤器连接</td></tr>
</table>

步骤	图示	注释
15	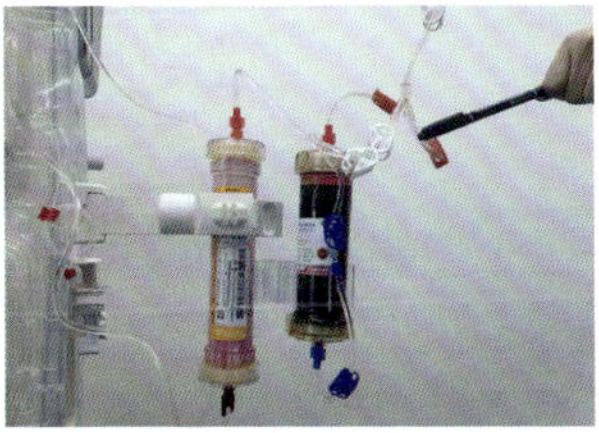	**并联撤除** 夹闭与 HA380 连接管上的红色、蓝色夹子，打开两个白色夹子（左图），无须撤除灌流器，即可继续 CVVHDF 治疗
16	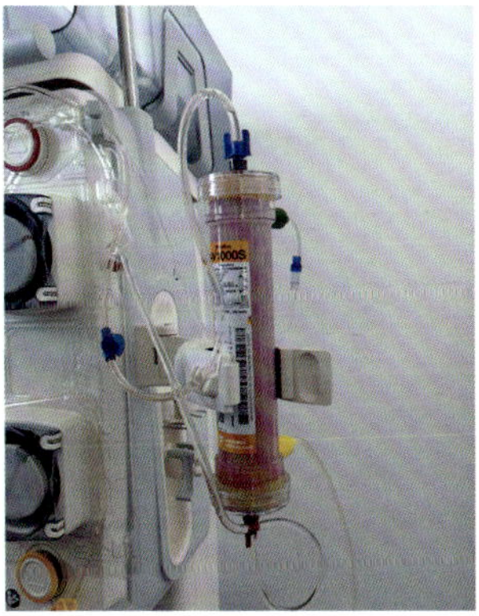	撤除 HA380 后，打开动脉管路（滤器端）和静脉管路（滤器端）的夹子，撤除过程需严格执行无菌操作 HA380 及管路按照医疗垃圾处理原则处理
17	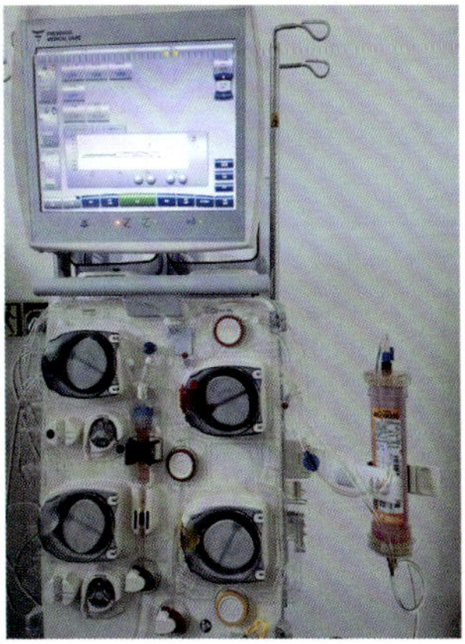	应用无菌技术重新连接动脉管路（患者端），确保双侧夹子均处于打开状态，点击绿色【运行】键使血泵运转，继续 CVVHDF 治疗

（郭　京　靳　瑾　胡文琦）

三、C 款设备操作方法

步骤	图示	注释
1	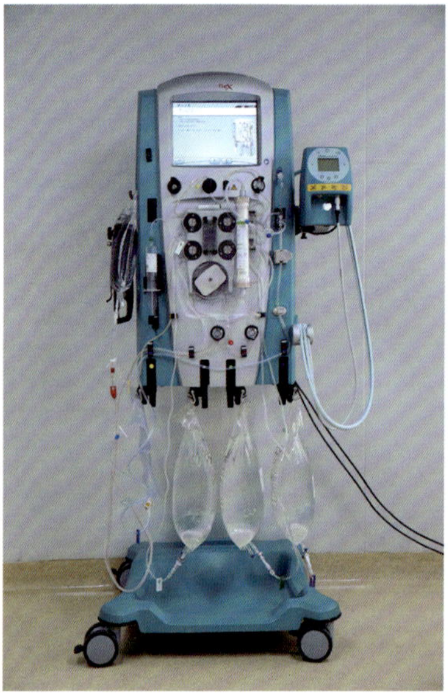	CVVHDF 治疗模式下完成预冲，依次按【预冲测试】—【确认液位】—【继续】—【确认】键
2	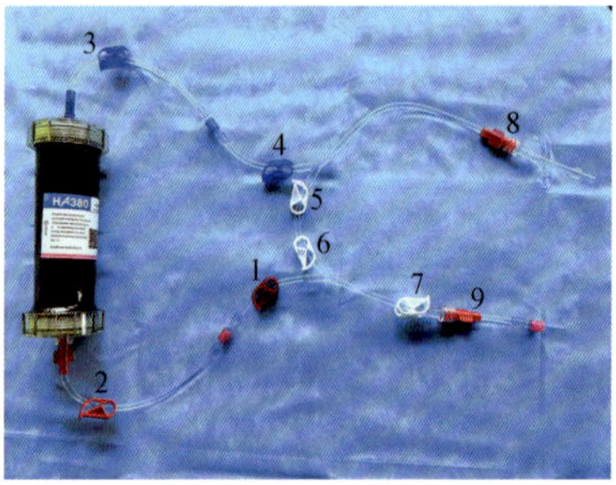	**AT-01 连接** 夹闭二级组件相关的 7 个夹子，即 1、2、3、4、5、6、7 （按照治疗中血液流向自下而上默认为：下端为动脉端，上端为静脉端）

步骤	图示	注释
3	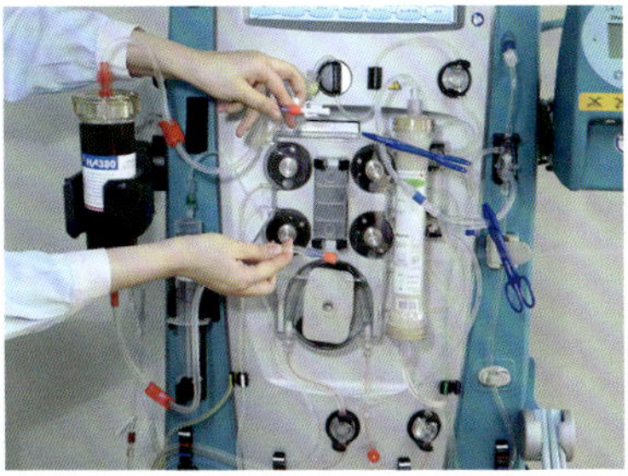	用止血钳将过滤器出口端和排气室间的回输管路断开，过滤器出口端管路与AT-01 接头 9 相连接，排气室间的回输管路与AT-01 接头 8 相连接
4		打开 AT-01 管路红 1、红 2、蓝 3、蓝 4、白 7 夹子
5	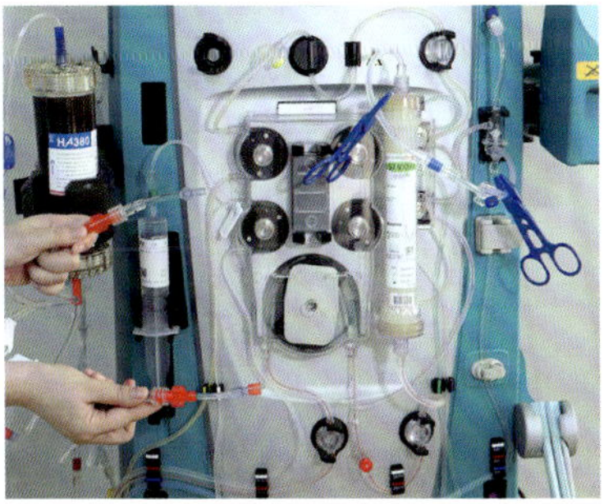	2 根 ET-3 连接 用止血钳将过滤器出口端和排气室间的回输管路断开并夹闭

步骤	图示	注释
6	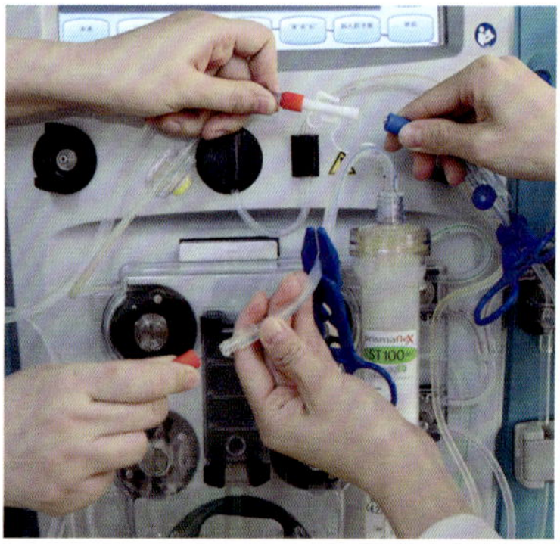	将过滤器出口端与 ET-3 连接管入口端相连接，排气室间的回输管路与 ET-3 连接管出口端相连接，打开 ET-3 连接管的白色夹子
7	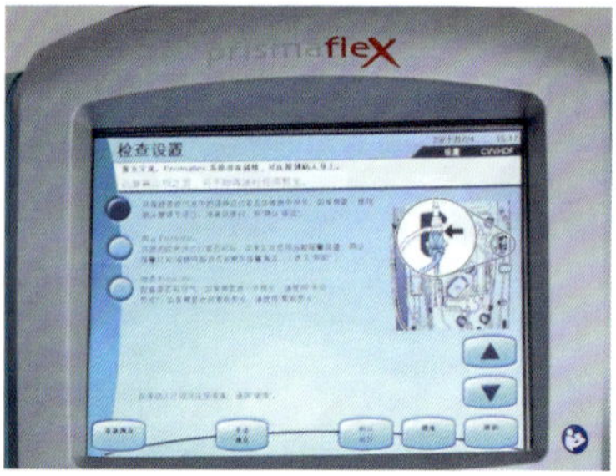	在“检查设置”界面，确认并连接患者后，按【继续】键
8	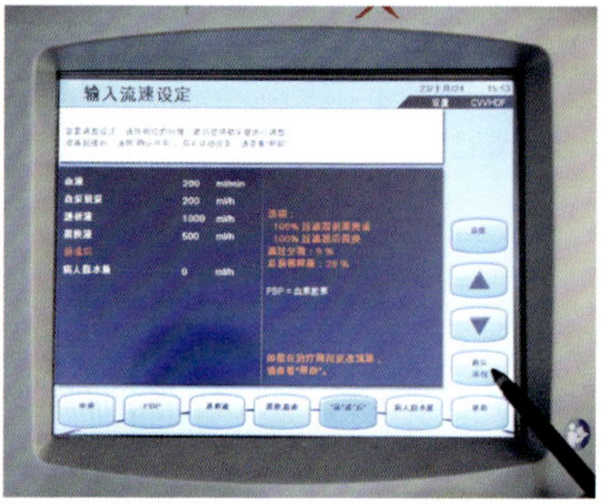	在“输入流速设定”界面，依次按【血液】—【血泵前泵】—【透析液】—【置换液】—【前或后】—【病人脱水量】—【确认所有】键

步骤	图示	注释
9	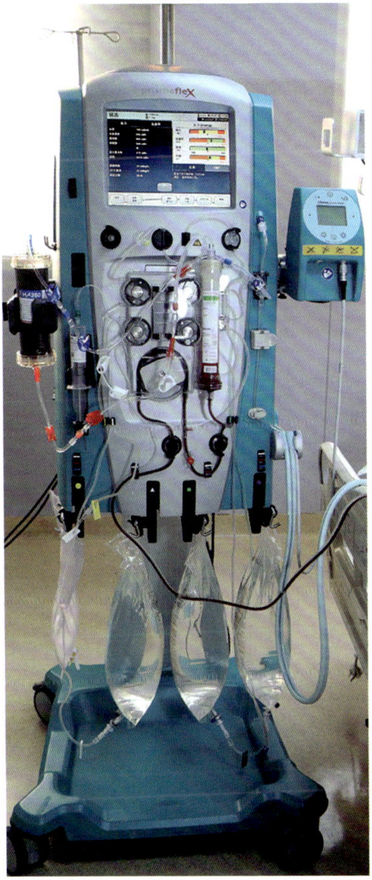	启动血泵，建议血流速度为 50 ~ 80 ml/min，或视情况而定

步骤	图示	注释
10	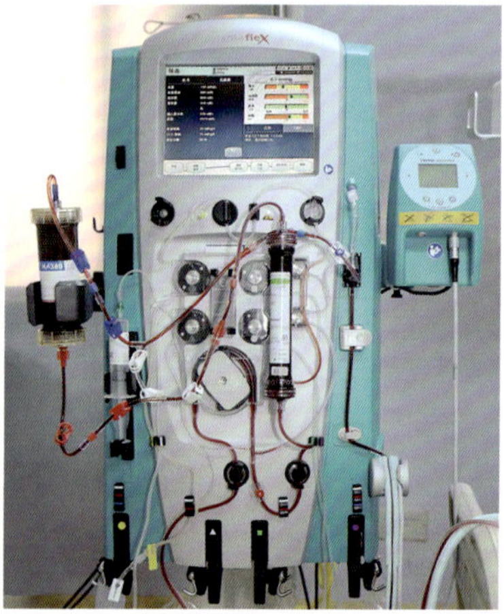	**参数设置** **在治疗界面设定** 治疗界面下方：点击黑色字体可遵医嘱设置血泵、透析液、置换液、病人脱水量 如果用肝素泵在抗凝血方式选择系统（如肝素）通过 Prismaflex 注射泵输注，剂量遵医嘱执行，也可选择体外枸橼酸抗凝，再选择抗凝方式（选择无抗凝血控制），遵医嘱用外置输液泵枸橼酸钠抗凝
11	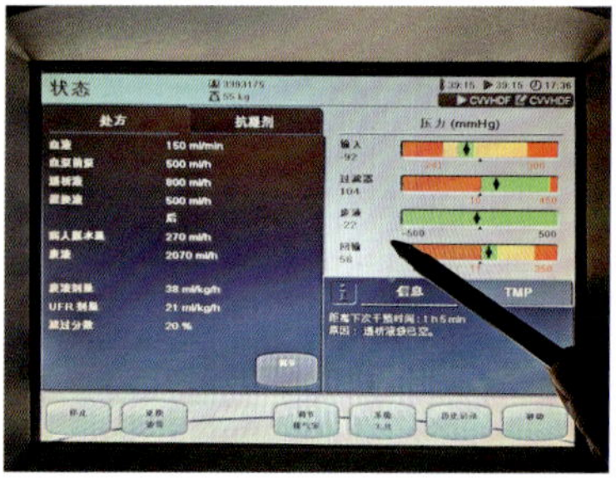	**治疗监测** 治疗界面右侧：可进行输入压、过滤器压，废液压、回输压、跨膜压、滤器下降压的压力上限和下限的监测
12		如使用肝素抗凝，用 50 ml 注射器和设备上连接管相连接，按屏幕上的【自动向下】键，关闭活塞，按【自动向上】键

步骤	图示	注释
13	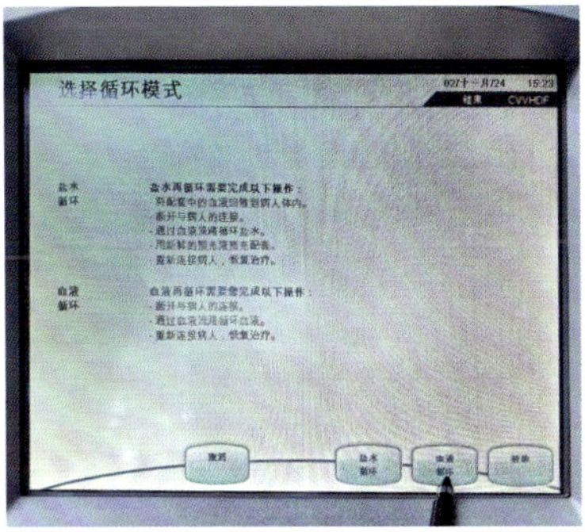 	**撤除灌流器** 在血滤 CVVHDF 治疗模式中依次按【停止】—【循环】—【血液循环】键，打开血泵前侧管夹，将血泵前体外循环管路的血液冲洗干净，夹闭中心静脉双腔导管动脉端（红色）管夹和输入管（红色）管夹
14	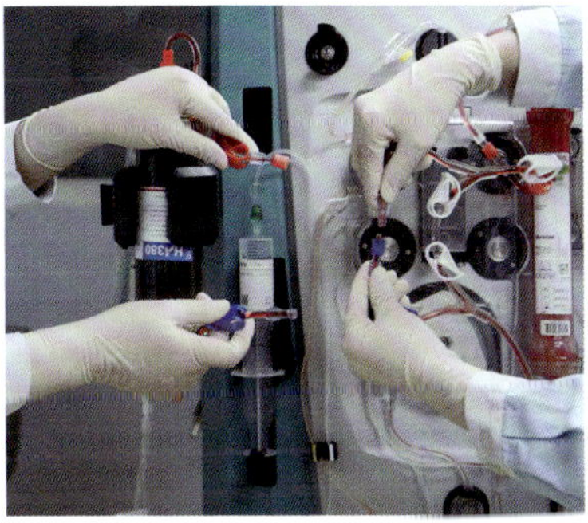 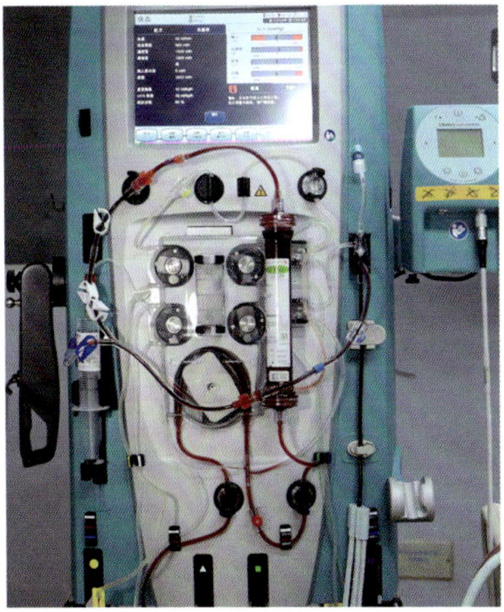	HA380 入口朝上，进行灌流器回血 夹闭 AT-01 红 1、红 2、蓝 3、蓝 4 夹子，结束血液灌流治疗，打开中心静脉双腔导管动脉端（红色）管夹、输入管（红色）管夹及 AT-01 连接管上白 5、白 6 夹子 - 按【恢复】键继续 CRRT 注：回血时翻转灌流器，使动脉端朝上

步骤	图示	注释
15	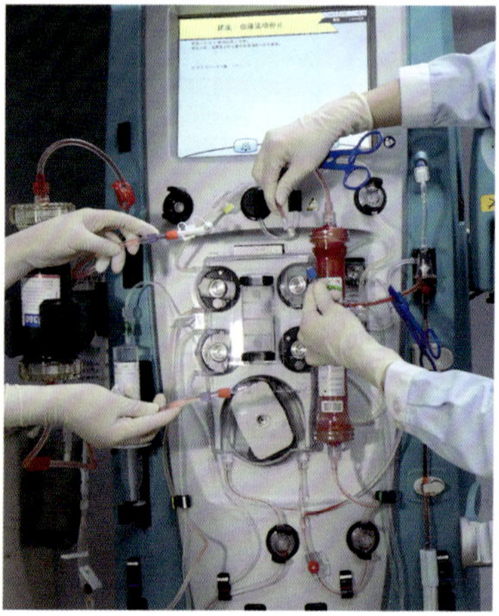	**2 根 ET-3 连接灌流器的撤除** 待 HA380 静脉端管路血液颜色变浅，按【停止】键，夹闭血泵前侧管夹，2 根 ET-3 管白色夹子，用一把止血钳将过滤器出口端与 ET-3 连接管入口端夹闭，用另一把止血钳把排气室间的回输管路与 ET-3 连接管出口端夹闭，再断开。将排气室间的回输管路与过滤器出口端相连接 HA380 及管路按医疗垃圾处理原则处理
16	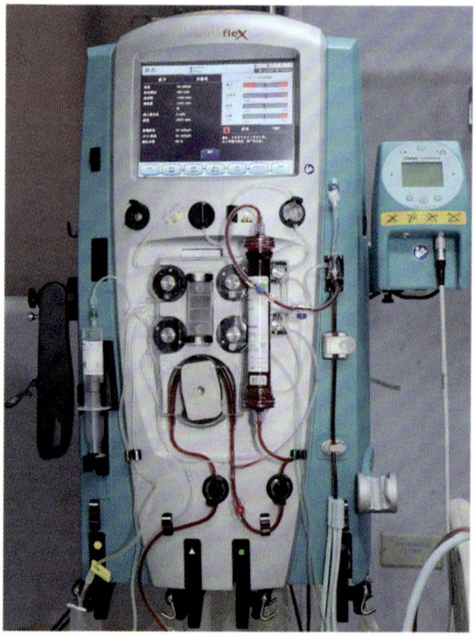	打开中心静脉双腔导管动脉端（红色）管夹、输入管（红色）管夹，按【恢复】键继续 CVVHDF 治疗

（金艳鸿　陈　倩　王春英）

四、D 款设备操作方法

步骤	图示	注释
1	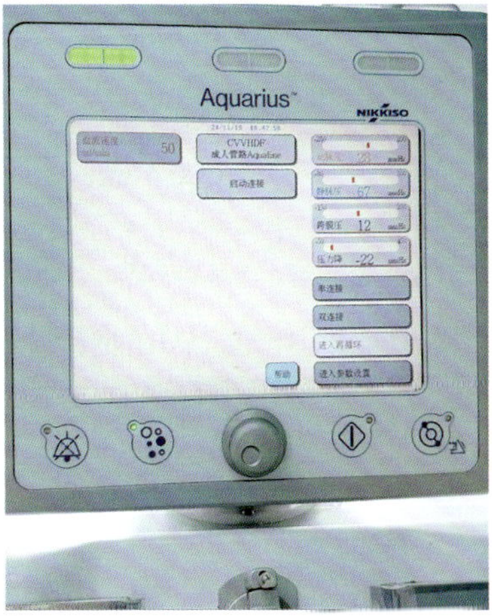	CVVHDF 模式下已进入再循环模式，完成对管路及滤器的预冲
2	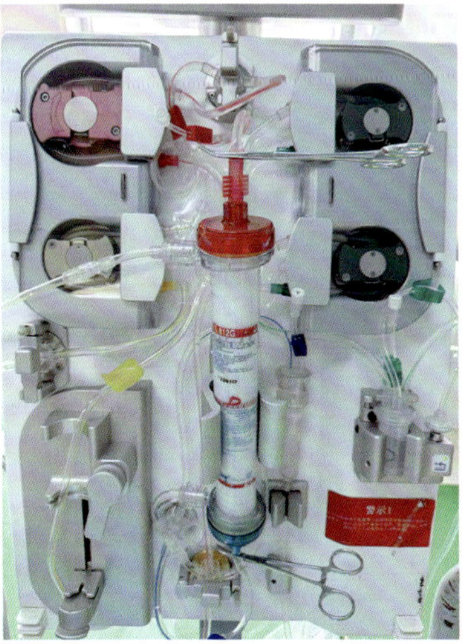	暂停血泵运转，使用止血钳夹闭滤器两端连接的管路，即动脉管路（滤器端）和静脉管路（滤器端）

步骤	图示	注释
3	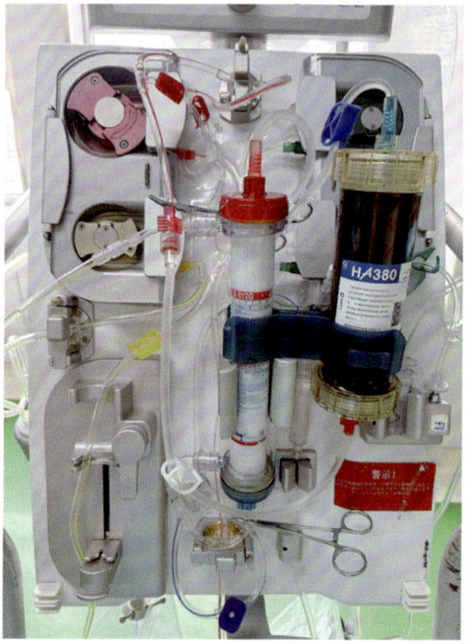	**滤器前连接** 断开动脉管路（滤器端）与滤器的连接，改成与C20连接管相连接，C20连接管另一端与HA380的入口端相连接，使用ET-5连接管将HA380的出口端与滤器相连接 **注意：**操作过程需严格遵守无菌原则
4	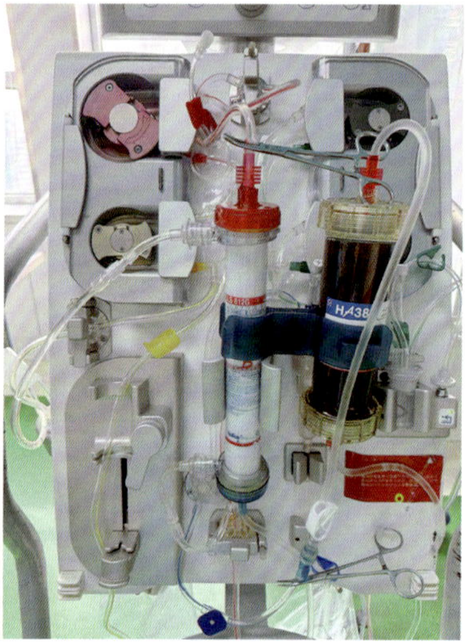	**滤器后连接** 断开静脉管路（滤器端）与滤器的连接，使用ET-5连接管将HA380的入口端与滤器相连接，HA380的出口端与C20连接管相连接，C20连接管另一端与静脉管路（滤器端）相连接 **注意：**操作过程需严格遵守无菌原则

步骤	图示	注释
5	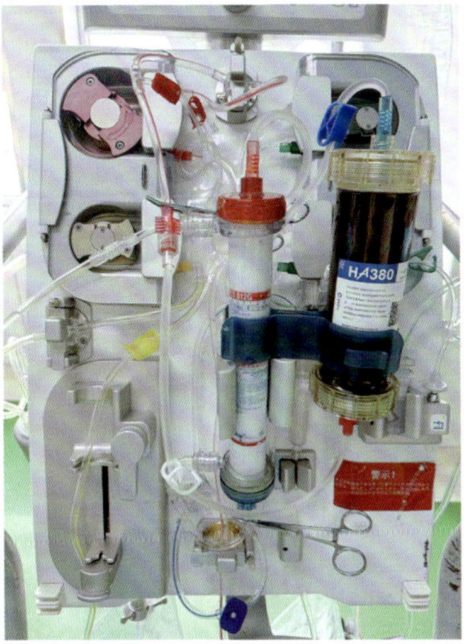	按文字正向将 HA380 垂直固定于吸附器夹持器上，避免管路扭结，按照治疗中血液流向自下而上默认为：下端为动脉端，上端为静脉端
6	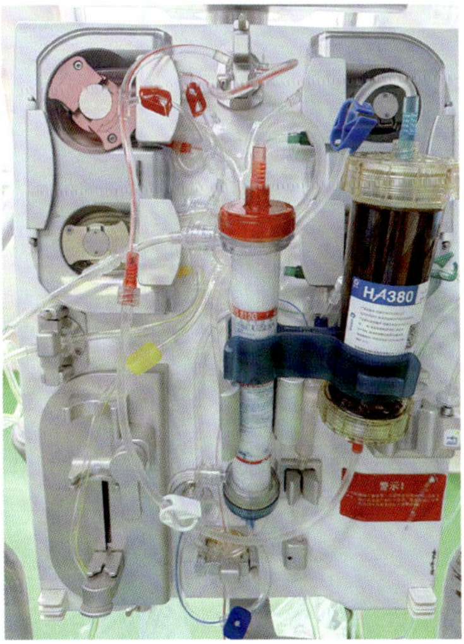	打开动脉管路（滤器端）和静脉管路（滤器端）及 ET-5 连接管与 C20 连接管上的夹子

步骤	图示	注释
7	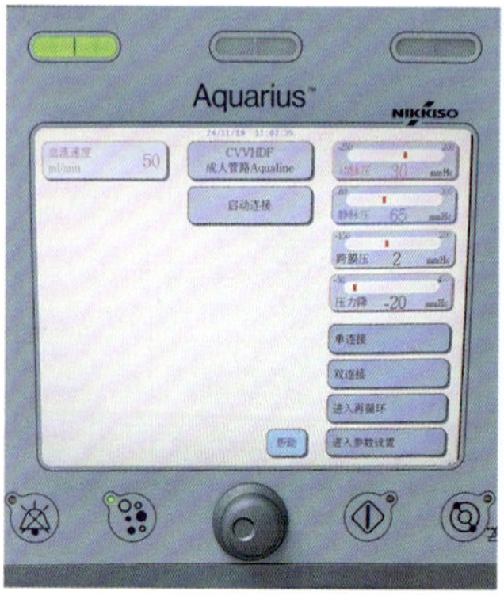	合理选择连接方式（单连接/双连接），开启血泵进行治疗
8	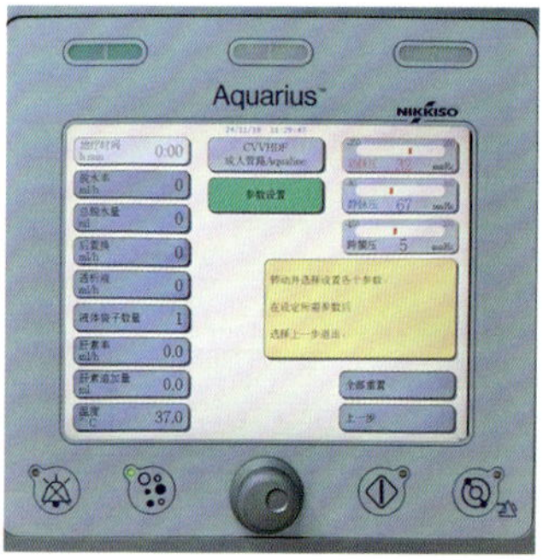	调节血流速度：旋转主旋钮，选中血流速度，按主旋钮确认，旋转主旋钮设置合适的血流速度，再次按主旋钮确认 同法调整置换液量、透析液量、超滤液量
9	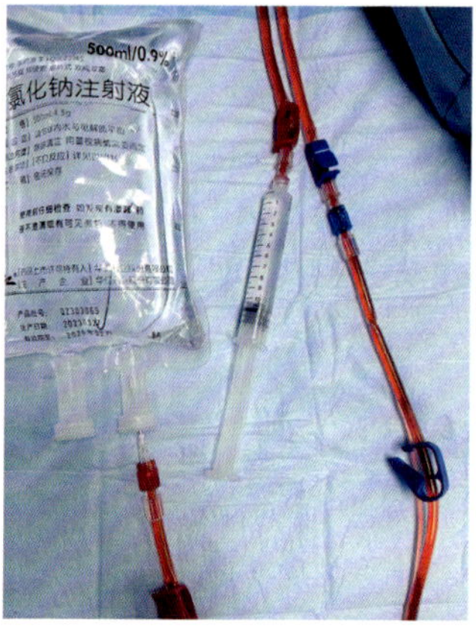	**撤除灌流器** 按【血泵】键，停止血泵运转，使用无菌技术断开患者端连接，将动脉管路（患者端）连接无菌0.9%氯化钠注射液，确保管路通畅 **注意：**做好患者静脉置管动脉端冲封管，操作过程需严格遵守无菌原则

<table>
<tr><th>步骤</th><th>图示</th><th>注释</th></tr>
<tr><td rowspan="2">10</td><td>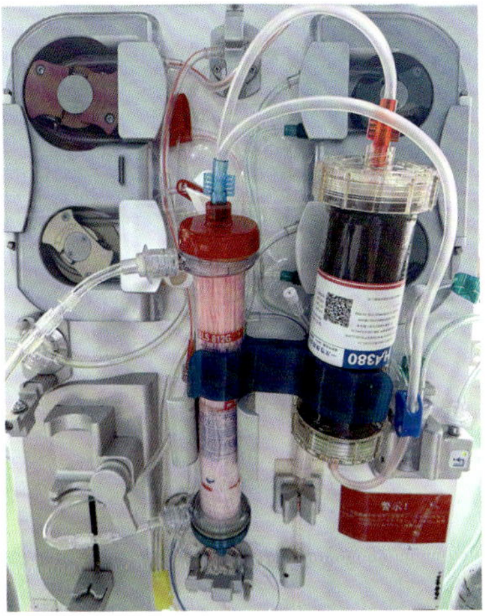
</td><td>滤器前撤除
将 HA380 翻转，HA380 入口端朝上，按【血泵】键，启动血泵运转，回输 HA380 中的血液，达到回输预期后，按【血泵】键，停止血泵运转</td></tr>
<tr><td>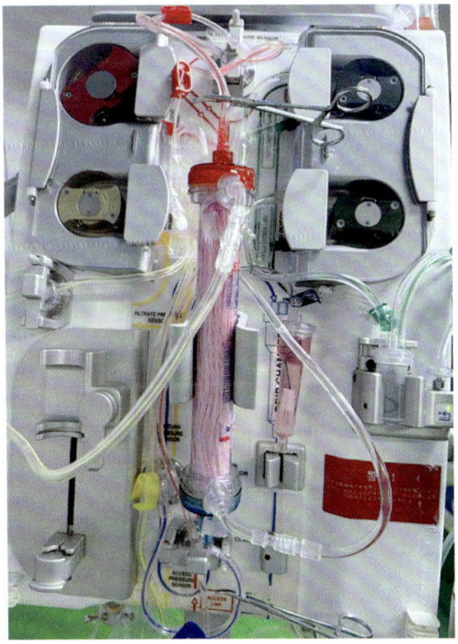</td><td>使用血管钳夹闭动脉管路（滤器端）和静脉管路（滤器端），关闭 ET-5 连接管及 C20 连接管上的夹子，断开动脉管路（滤器端）与 C20 连接管的连接，断开 ET-5 连接管与滤器的连接，将动脉管路（滤器端）与滤器相连接
注意：操作过程需严格遵守无菌原则</td></tr>
</table>

<table>
<tr><th>步骤</th><th>图示</th><th>注释</th></tr>
<tr><td rowspan="2">11</td><td>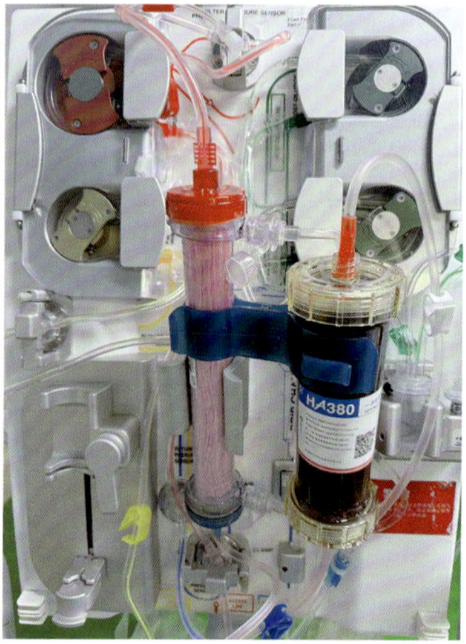</td><td>滤器后撤除
按【血泵】键，启动血泵运转，回输滤器及 HA380 中的血液，达到回输预期后，按【血泵】键，停止血泵运转</td></tr>
<tr><td>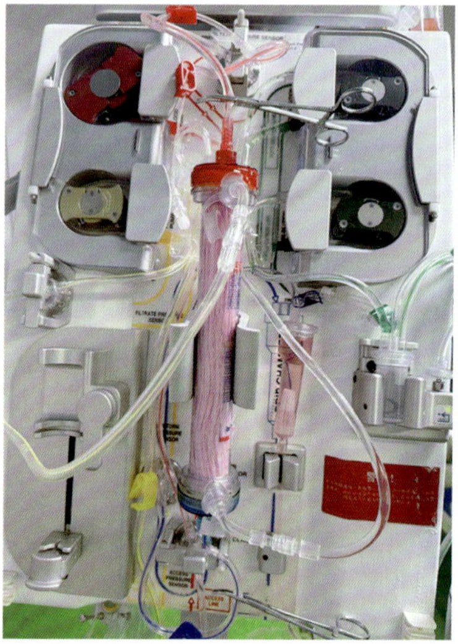</td><td>使用血管钳夹闭动脉管路（滤器端）和静脉管路（滤器端），关闭 ET-5 连接管及 C20 连接管上的夹子，断开滤器与 ET-5 连接管的连接，断开 C20 连接管与静脉管路（滤器端）的连接，将静脉管路（滤器端）与滤器相连接
注意：操作过程需严格遵守无菌原则</td></tr>
</table>

步骤	图示	注释
12	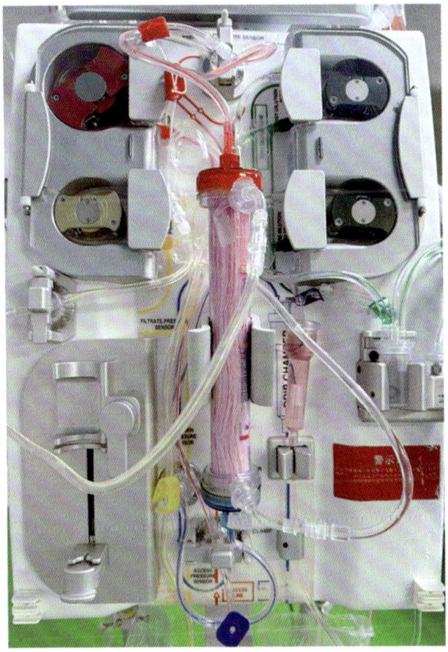	撤除 HA380、ET-5 连接管及 C20 连接管后，打开动脉管路（滤器端）和静脉管路（滤器端）的血管钳；HA380 及各连接管路按照医疗垃圾处理原则处理
13	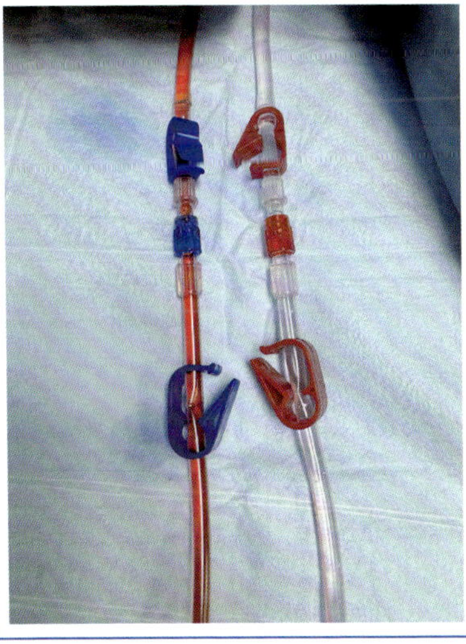	应用无菌技术重新连接动脉管路（患者端），确保双侧的夹子均处于打开状态，按【血泵】键，启动血泵，继续 CVVHDF 治疗

（林　辉　李永祥　杜亚男）

第五章　血浆吸附操作方法

第一节　双重血浆分子吸附系统操作方法

一、A 款设备操作方法

（一）管路安装

1. 体外循环管路安装

步骤	图示	注释
1	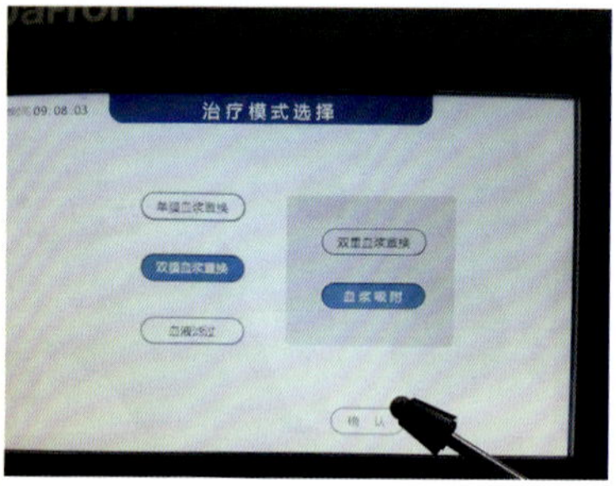	**模式选择** 设备完成自检后，按【双膜血浆置换】—【血浆吸附】—【确认】键进入“血浆吸附物品准备”界面，按【确认】键

步骤	图示	注释
2	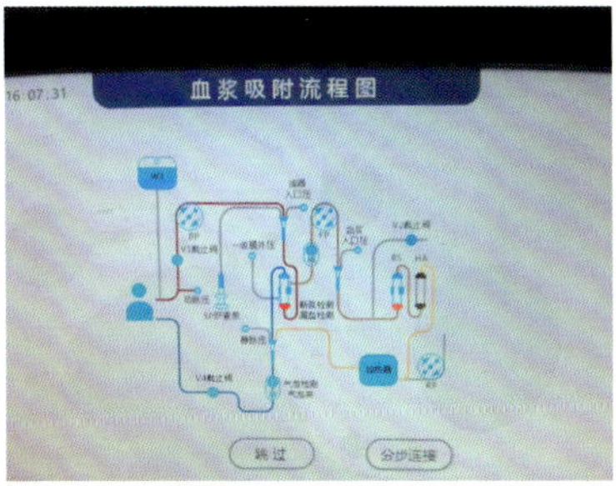	按【冲洗】键，选择【正向冲洗】或【反向冲洗】，进入管路安装步骤 不同的预冲方式，管路安装内容大致相同，血浆分离器及二级组件连接略有不同
		管路安装准备 管路安装可选择不看提示自行安装，即按【跳过】键，直接进入“血浆吸附治疗冲洗准备”界面
		也可选择分步安装，按【分步连接】键，进入“分步安装”界面。在此期间，操作者可在任意图解界面按【跳过】键，直接进入“冲洗准备”界面 **注意：**图示中颜色默认为红色 - 动脉管路、蓝色 - 静脉管路、橙黄色 - 血浆管路、浅黄色 - 补液管路
3	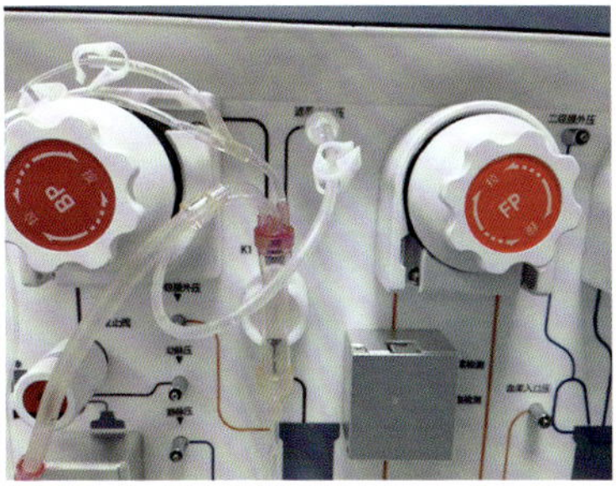	**安装动脉管路** 动脉壶置于K1固定器，安装滤器入口压监测，打开管夹

步骤	图示	注释
4	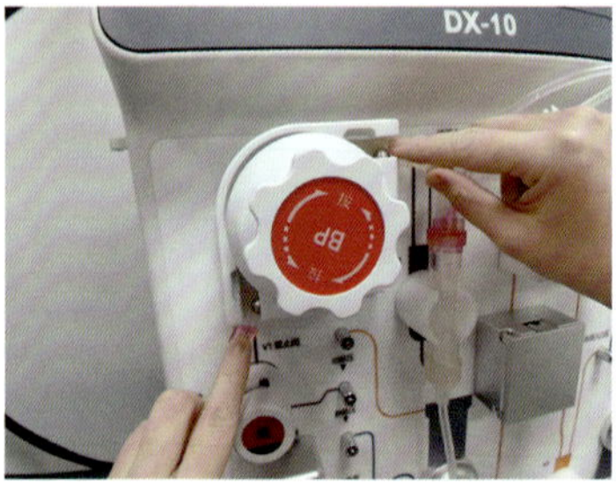	**安装 BP 血泵泵管段** 拉出 BP 血泵，安装动脉端泵管段，泵管段两端固定且安装到位。安装时切勿手动转动泵体
5	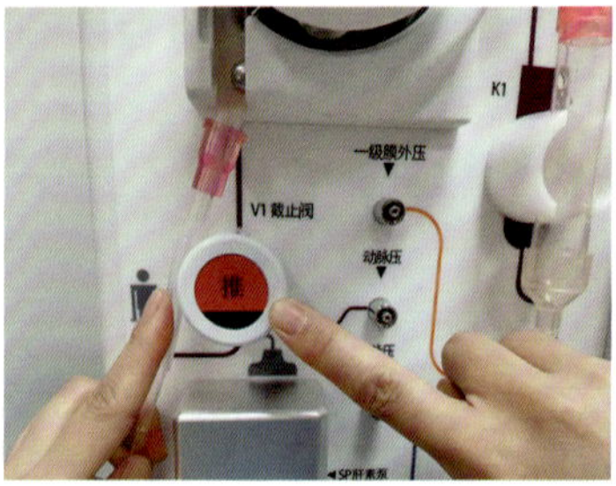	将管路置入供血检测（或 V1 截止阀，确认截止阀回弹）
6	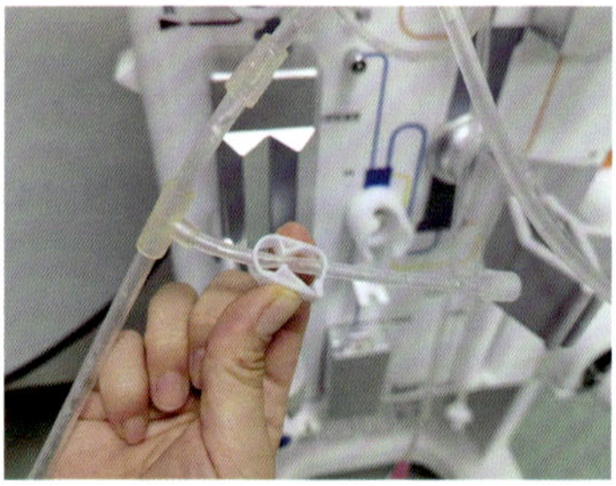	夹闭输液回路夹
7	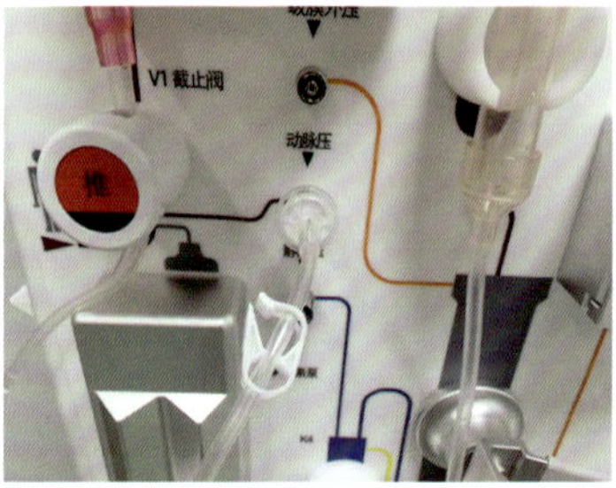	安装动脉压监测，使其连接紧密、不漏气，打开管夹

步骤	图示	注释
8	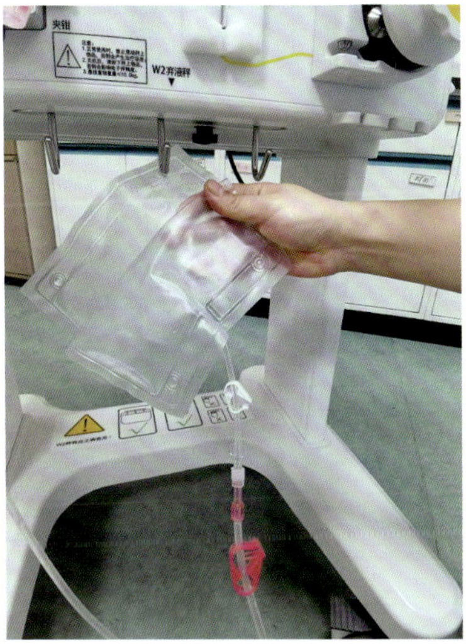	动脉导管末端连接液体收集袋，打开红色管夹，根据所选择的预冲方向确定液体收集袋放置位置 选择正向预冲时，液体收集袋悬挂于 W2 弃液秤
	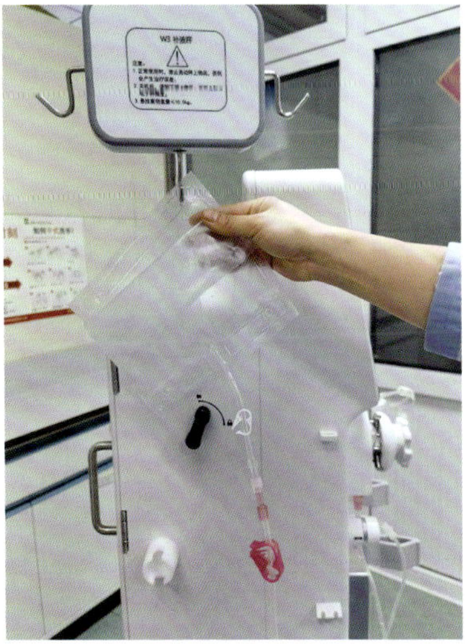	选择反向预冲时，液体收集袋悬挂于 W3 补液秤

步骤	图示	注释
9	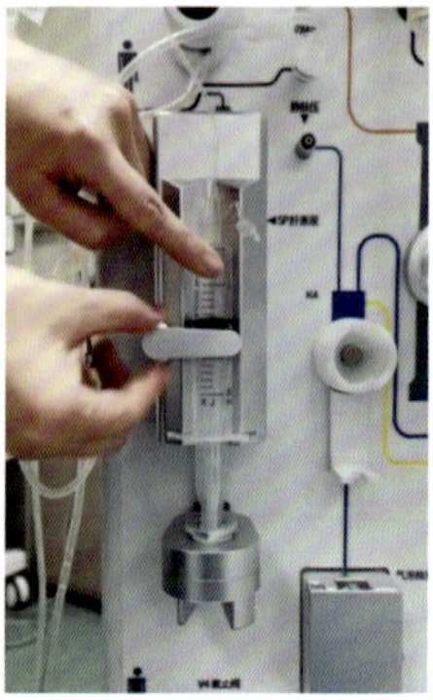	**安装抗凝泵** 将抗凝泵延长管与注射器连接，拉起并向上转动抗凝泵中间的横向固定夹，捏住推进器底端管夹。注射器刻度朝外，注射器针栓底部置于推注器卡槽内；注射器针筒两翼置于泵体下侧卡槽内，松开推注器底端管夹，将抗凝泵中间固定夹复位，刻度朝外（推注器下端管夹在捏住的状态下可上下移动位置）
10	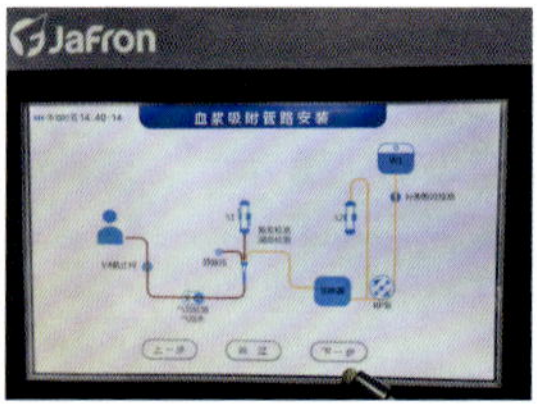	按【下一步】按键，进行静脉管与补液侧管路安装
11	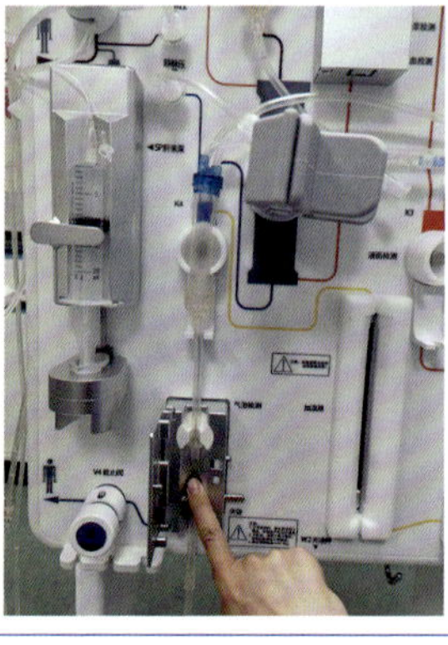	将静脉壶置于K4固定器，安装静脉压监测，开放管夹，安装气泡检测器管路

步骤	图示	注释
12	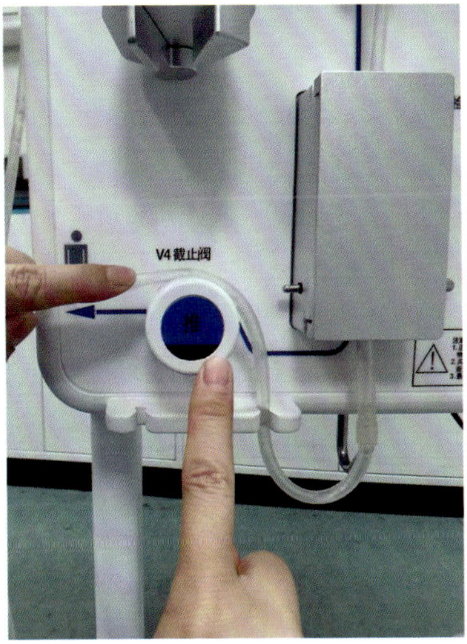	将管路安装入 V4 截止阀，确认截止阀回弹
13	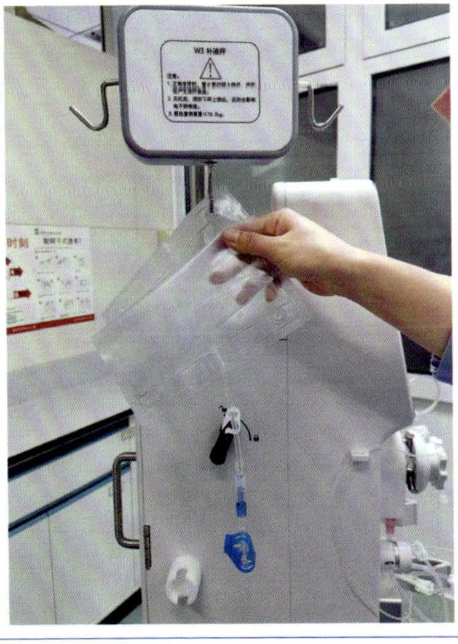	静脉导管末端连接预冲液收集袋，使其连接紧密，打开管夹。根据预冲方向选择悬挂位置为 W2 秤或 W3 秤

步骤	图示	注释
14	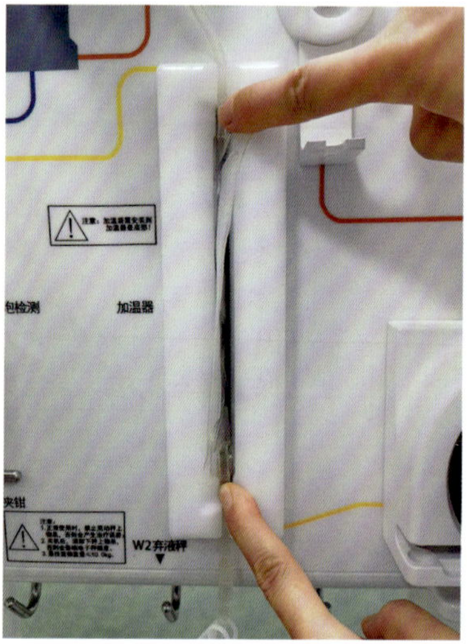	将加温袋竖直置入加温器内，根据袋上箭头方向，出口在上，入口在下且固定到位
15	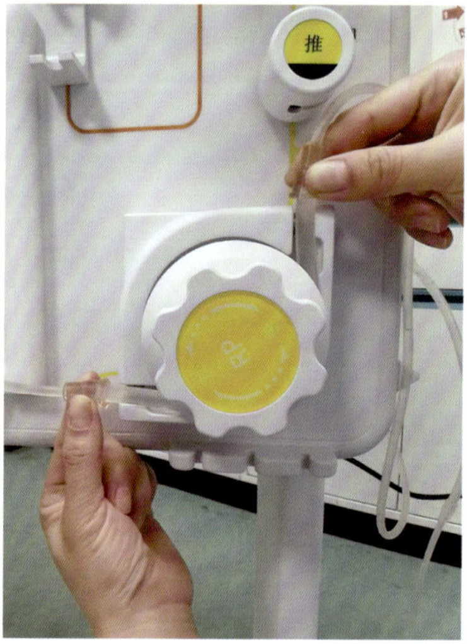	**安装 RP 返浆泵泵管段** 拉出 RP 返浆泵，安装返浆泵泵管段，泵管段两端固定且安装到位，安装时切勿手动转动泵体

步骤	图示	注释
16	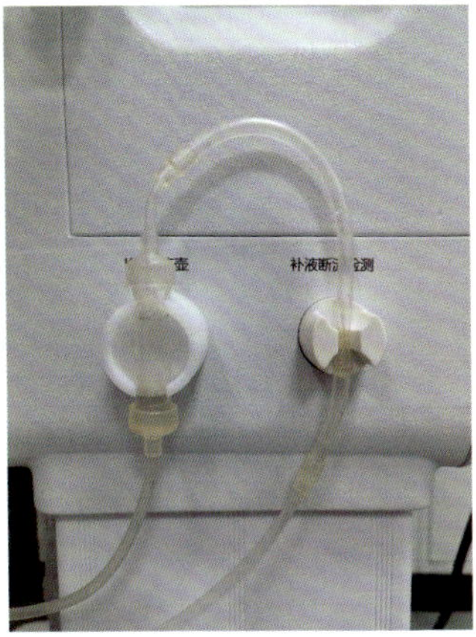	将补液壶与补液断流检测管分别置于 K2 补液壶固定器与补液断流检测器内，补液侧针固定于设备右侧固定器上，将管夹夹闭，保护帽不脱落
17	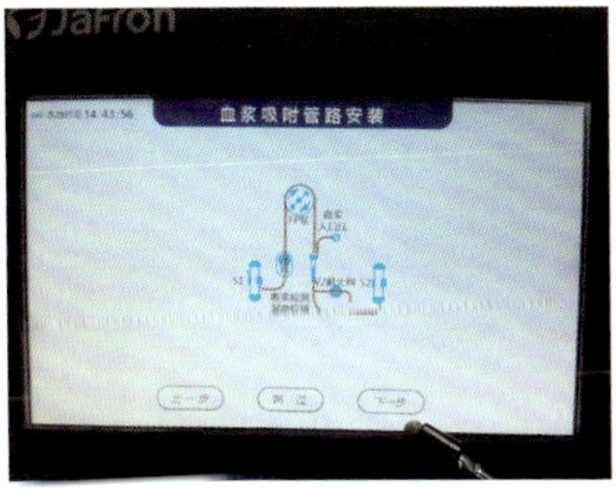	按【下一步】键，进行分浆管安装
18	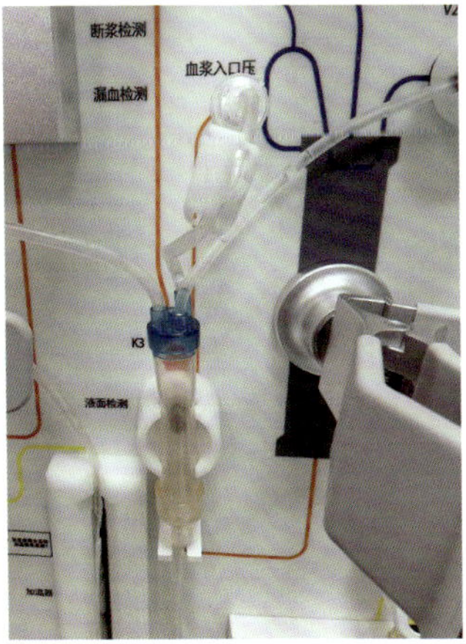	将血浆壶置于 K3 固定器，连接血浆入口压监测，打开管夹

步骤	图示	注释
19	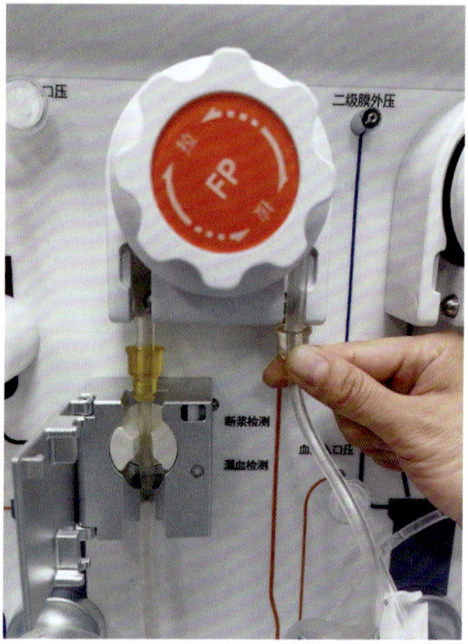	**安装 FP 分浆泵泵管段** 拉出 FP 分浆泵，安装分浆泵泵管段，泵管段两端固定且安装到位，安装时切勿手动转动泵体，泵管段下端置入断浆检测 / 漏血检测器
20	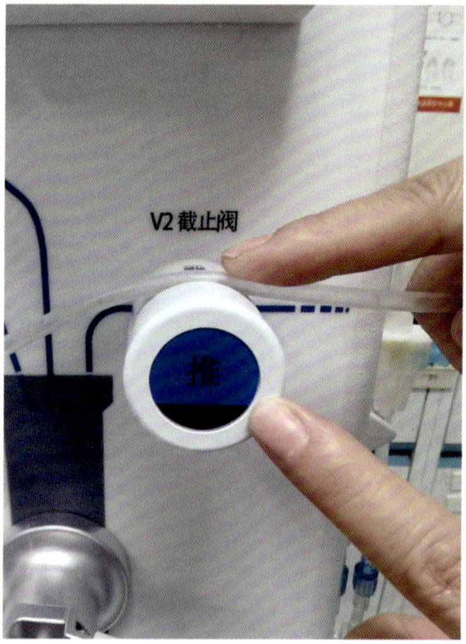	血浆壶侧支延长管经过 V2 截止阀，确认截止阀回弹，管夹开放，延长管末端连接预冲液收集袋，延长管与液体收集袋管夹均开放，悬挂于 W2 弃液秤，按【下一步】键准备安装血浆分离器

2. 根据不同预冲方式进行血浆分离器与吸附组件安装

步骤	图示	注释
21		**确认血浆分离器** 血浆分离器红色端为动脉端，蓝色端为静脉端；如果无动脉端和静脉端标记，则默认为血浆分离器文字正向面对操作者为正向。按照治疗中血液流向自上而下默认为：顶端为动脉端，底端为静脉端
	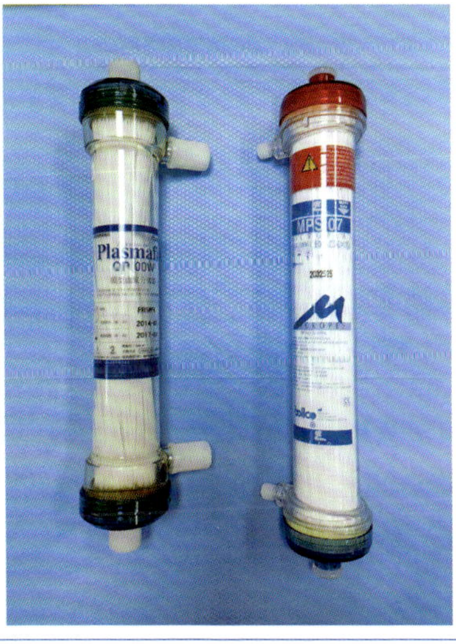	血浆分离器侧孔有宽口和细口两种规格，其连接方式略有不同；汉森接口（宽口）与管路连接前需要先连接转换头；鲁尔接口（细口）可直接与管路连接
		侧孔连接 以汉森接口（宽口）为例

步骤	图示	注释
22	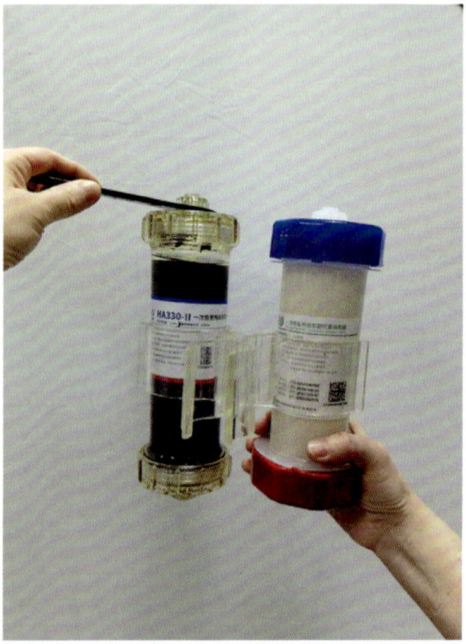	**准备二级组件** **（BS330 和 HA330-Ⅱ）** 将 BS330 和 HA330-Ⅱ 正向摆放（罐体文字正向面对操作者），使用支架固定，使用开瓶工具松动罐体上、下盖子（勿漏液）
正向预冲安装		
23	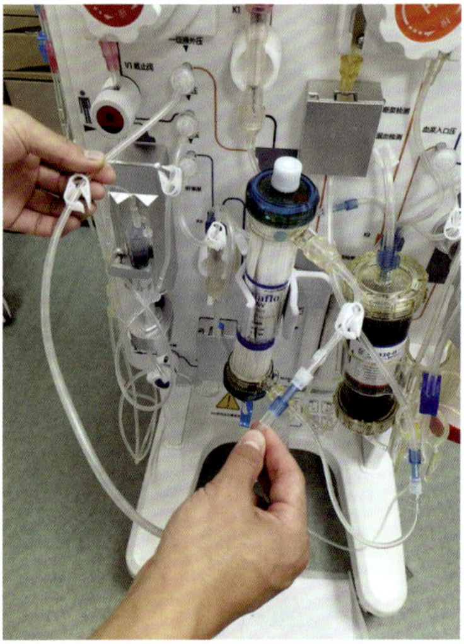	将血浆分离器上端宽口转换头与测压延长管连接，测压延长管的另一端与一级膜外压监测孔连接，管夹开放（连接紧密），按【确认】—【下一步】键

步骤	图示	注释
24	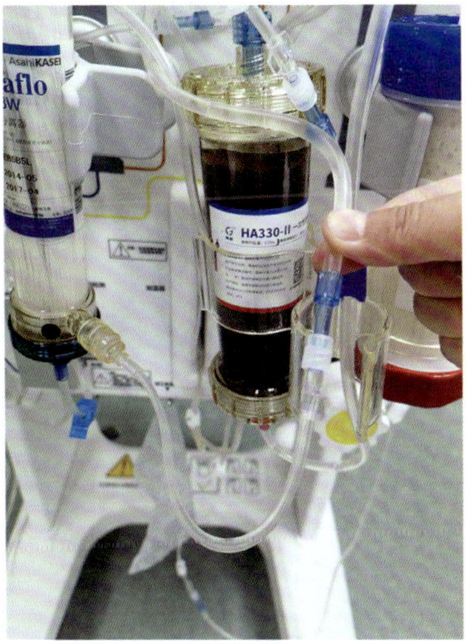	将血浆分离器下端宽口转换头与 FP 血浆泵前延长管连接
25	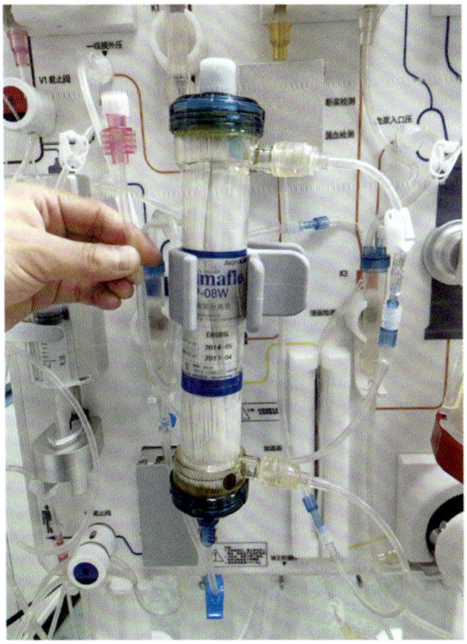	将血浆分离器静脉端与静脉壶连接，连接完毕后正向垂直置于第一固定夹内，按【下一步】键，确认冲洗前准备内容 **注意：**血浆分离器动脉端与动脉壶延长管不连接

步骤	图示	注释
26	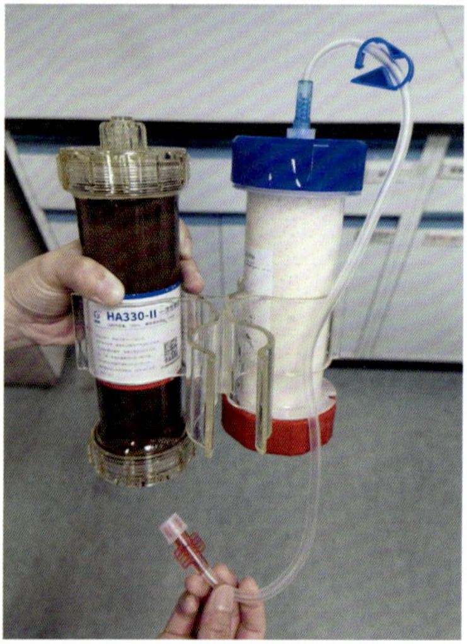	**安装二级组件（BS330 和 HA330-Ⅱ）** 短连管蓝色端连接 BS330 蓝色端（上端），红色端不连接
27	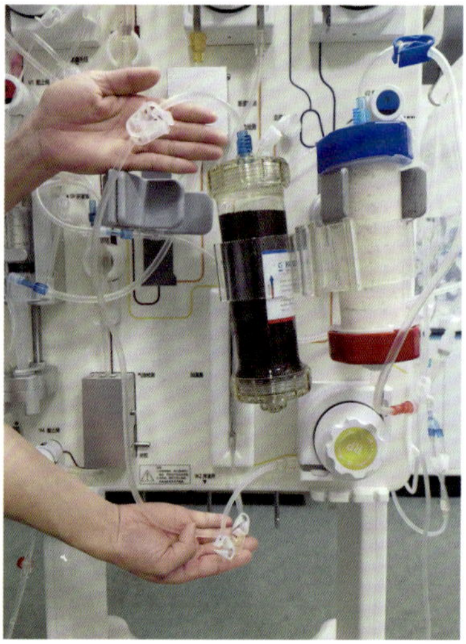	加温器入口侧（加温器下端）侧支管路与 HA330-Ⅱ上端连接，灌流器组件正向垂直固定于设备第二固定夹上

步骤	图示	注释
28	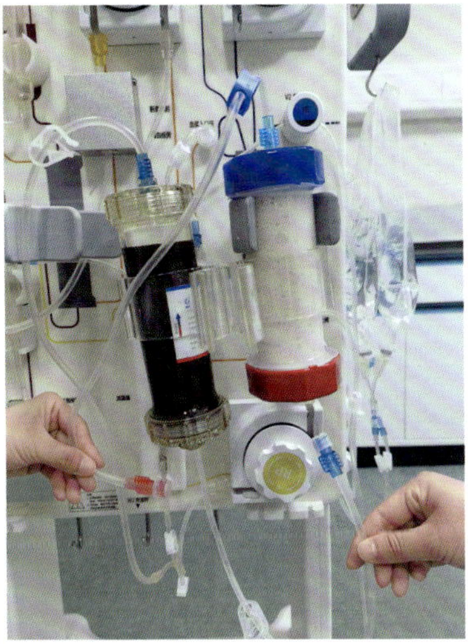	血浆壶下端延长管与 BS330 入口侧（红色端）不连接，按【确认】键，选择血浆吸附冲洗程序
	反向预冲安装	
29	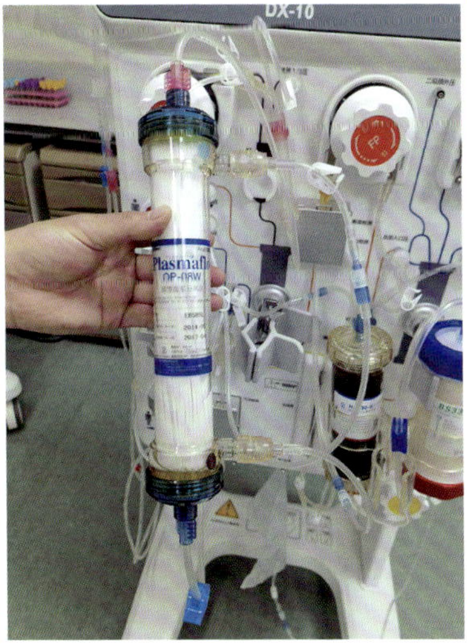	按照血浆分离器动脉端、侧孔上端、侧孔下端和静脉端的顺序进行安装（血浆分离器侧孔管路安装方法同正向预冲时的侧孔安装） 血浆分离器安装完毕，正向垂直放置于第一固定夹内，按【确认】键，确认血浆吸附冲洗准备内容，按【确认】键进入预冲程序

<table>
<tr><th>步骤</th><th>图示</th><th>注释</th></tr>
<tr><td rowspan="2">30</td><td>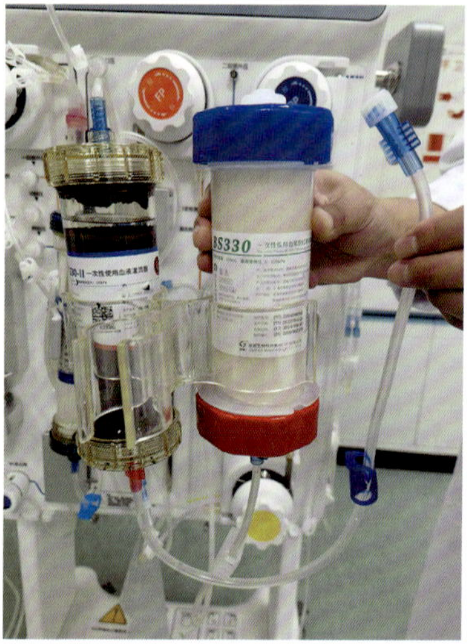
</td><td>安装二级组件 BS330 和 HA330-Ⅱ
短连管红色端与 HA330-Ⅱ下端连接，蓝色端和 BS330 蓝色端之间不连接
加温器入口侧（加温器下端）延长管与 HA330-Ⅱ上端连接</td></tr>
<tr><td>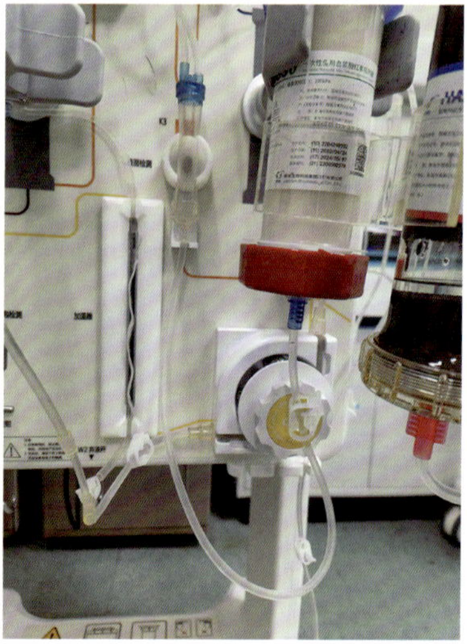</td><td>将血浆壶下端延长管与 BS330 红色端（入口侧）连接</td></tr>
</table>

（二）管路预冲

<table>
<tr><th>步骤</th><th>图示</th><th>注释</th></tr>
<tr><td rowspan="2">31</td><td>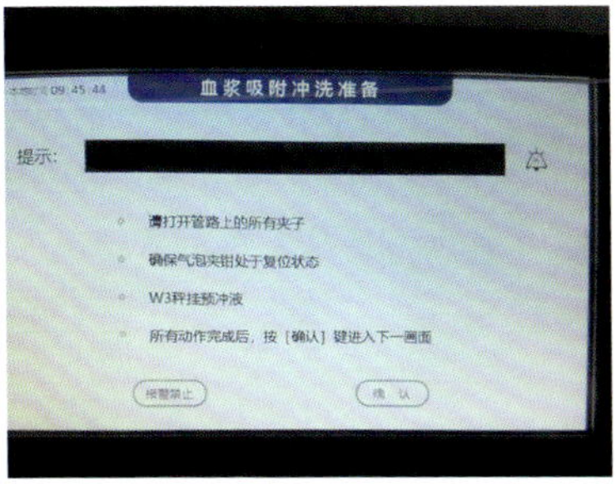
</td><td>准备预冲
核对屏幕上冲洗准备的内容，确认除动脉壶与静脉壶侧支管夹，动脉导管上输液回路管夹夹闭外，其余管夹均处于开放状态，无打折及扭曲，接口旋紧，按【确认】键
注意：不推荐重力方式对血浆分离器和二级组件预冲排气</td></tr>
<tr><td>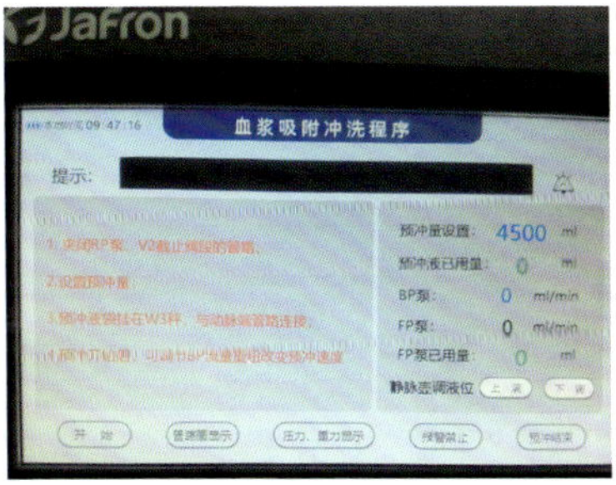
</td><td>进入“血浆吸附冲洗程序”界面</td></tr>
<tr><td colspan="2">正向预冲</td><td></td></tr>
<tr><td>32</td><td>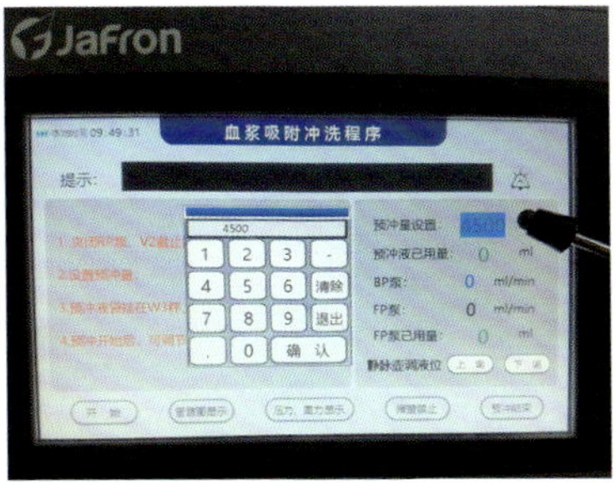
</td><td>设置预冲液量
按预冲量设置对应的蓝色字体，可设定预冲液量或选择默认预冲量（不少于4000 ml）</td></tr>
</table>

步骤	图示	注释
33	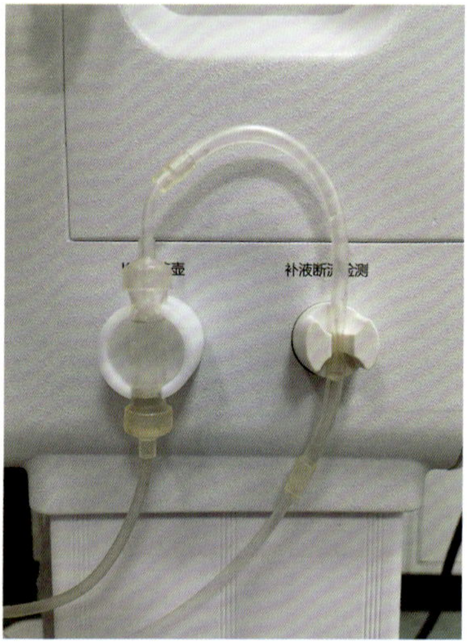	补液侧连接预冲液（0.9% 氯化钠注射液 250～500 ml），挤压补液侧小壶，液面至 2/3 满，将补液壶正向固定于 K2 补液壶固定器（即入口朝上，出口朝下）
34	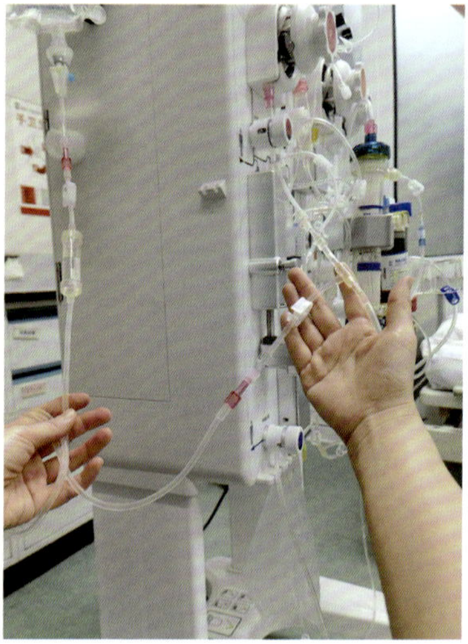	预冲液袋悬挂于 W3 秤，使用管路包中备用输液导管连接预冲液，排气后关闭水止，墨菲氏壶液面至 2/3 满，与动脉导管上输液回路连接 **注意：**W3 秤中间位置挂钩有称重功能，两侧仅为普通挂钩

步骤	图示	注释
35	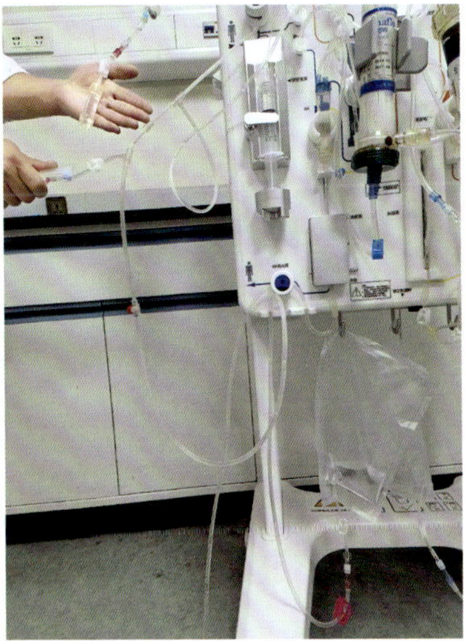	打开输液导管水止与输液回路管夹，利用重力作用冲洗输液回路与 BP 血泵前动脉导管
36	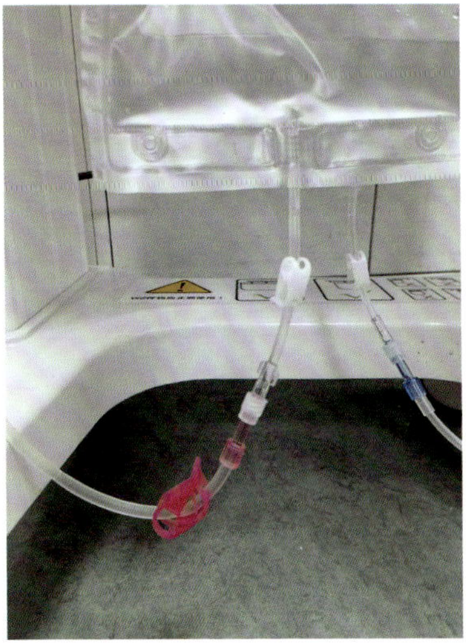	动脉端液体收集袋液体达到 50～100 ml，动脉管内无气体；将动脉管夹（红色）在导管近出口侧 5～10 cm 处夹闭，避免管夹距出口端过近或过远，给后续操作带来不便

步骤	图示	注释
37	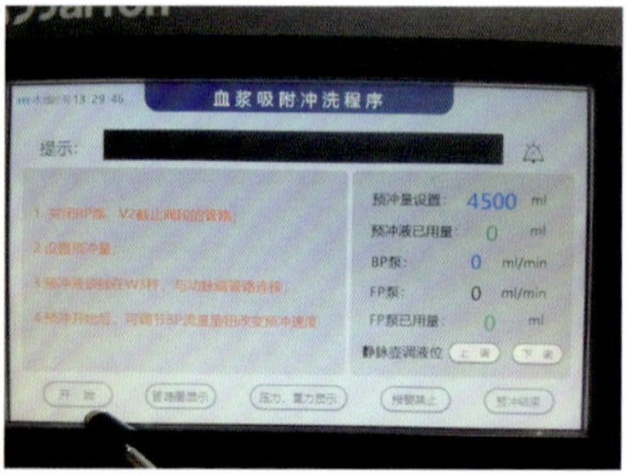	**预冲血浆分离器** 按【开始】键，进行自动预冲，设备默认 BP 泵预冲速度为 50 ml/min
	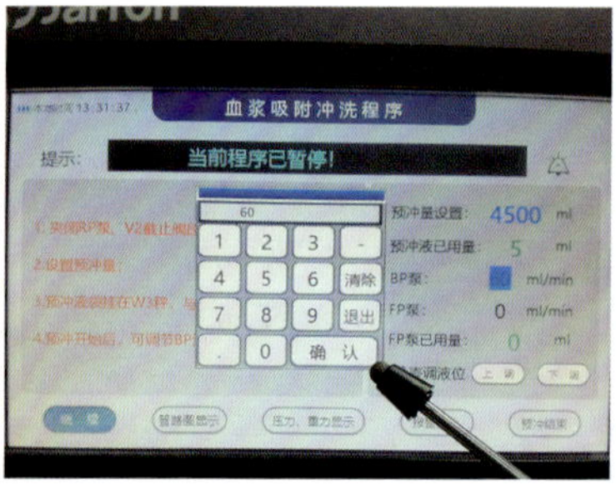	预冲速度可调。①顺时针转动【血泵流量】旋钮；②按屏幕上 BP 血泵对应的蓝色字体输入所需泵速。若泵体转动时未复位，可采用手法轻推，帮助泵体复位 **注意：**预冲期间任何泵体出现未自动复位的情况，均可采用此方法
38	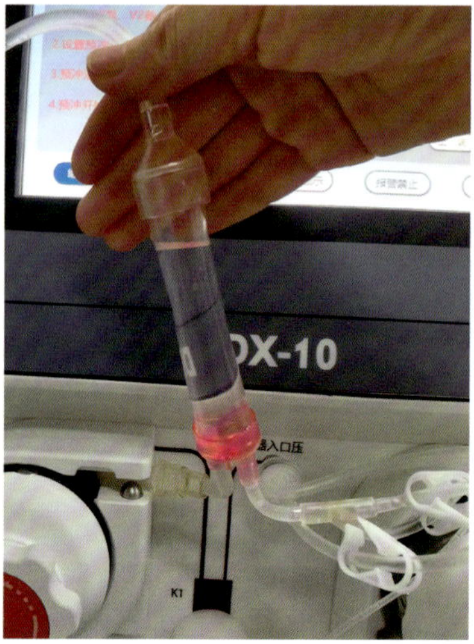	预冲液将要注入动脉壶之前，将动脉壶倒置，液平面至 2/3 满时，将动脉壶复位并置于动脉壶固定器

步骤	图示	注释
39	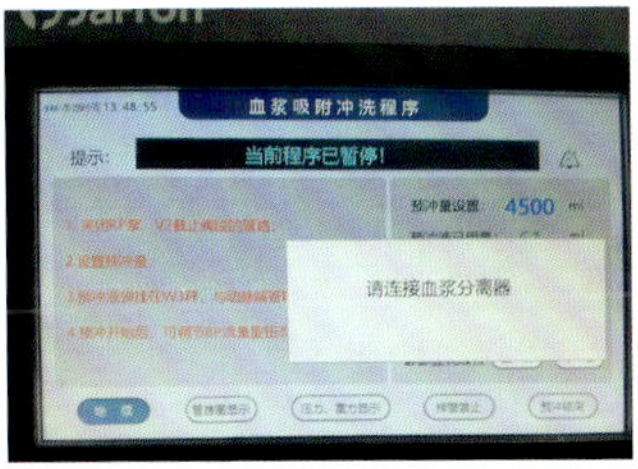	动脉壶预冲完毕，按提示安装血浆分离器
40	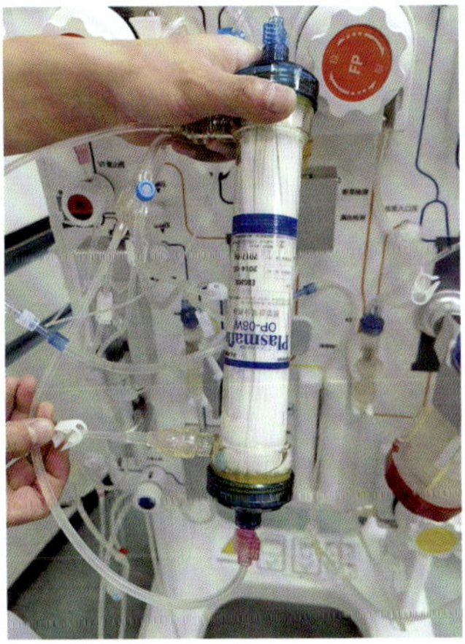	动脉壶延长管与血浆分离器动脉端连接后，倒置血浆分离器（动脉端在下）
41	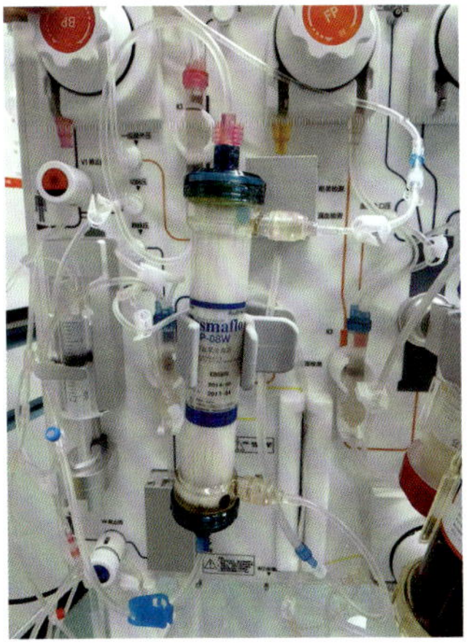	连接后，按【继续】键，继续预冲。此时，以手轻拍，排除膜内空气，待血浆分离器膜内空气排尽，将分离器再次翻转为正向，垂直固定于设备第一固定夹

步骤	图示	注释
42	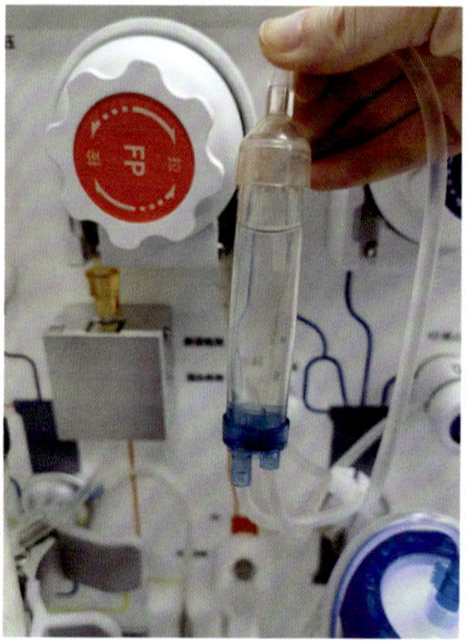	**预冲二级组件** 当预冲液自血浆分离器侧孔引出，到达血浆壶时，将血浆壶倒置。液平面至2/3满时，将血浆壶复位，置于K3血浆壶固定器
43	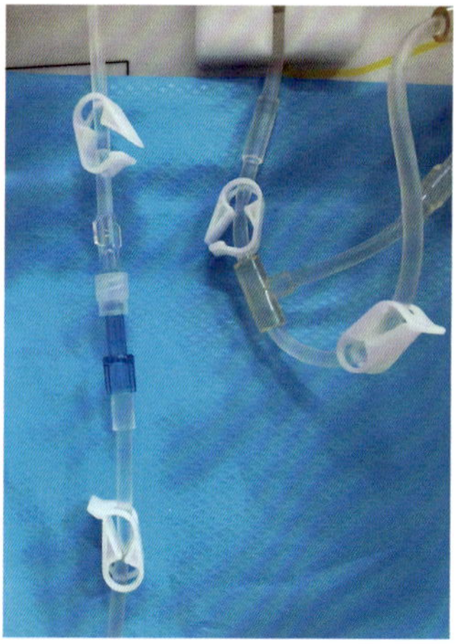	FP血浆泵以BP血泵速度的80%自动转动 **注意：**预冲液进入废液袋时，根据屏幕提示夹闭RP泵与加温袋之间的管夹以及经过V2截止阀的排液管管夹
44	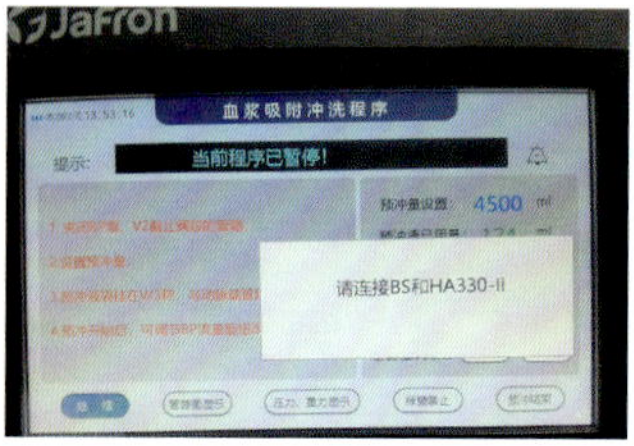	预冲液到达血浆壶延长管出口，根据提示，将血浆壶下端延长管与BS330红色端（下端）连接

步骤	图示	注释
45	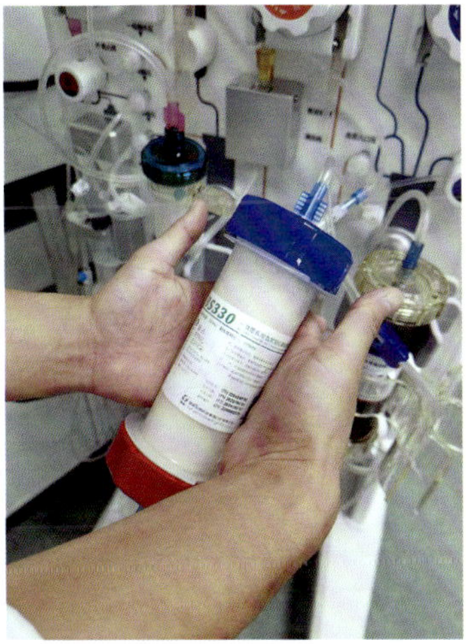	**二级组件排气** BS330 排气：切勿使用排气锤，仅以手轻拍，转动搓揉排气，不可大力敲击。BS330 排气完毕，预冲液引出为连续性液体后与 HA330- Ⅱ下端连接
46	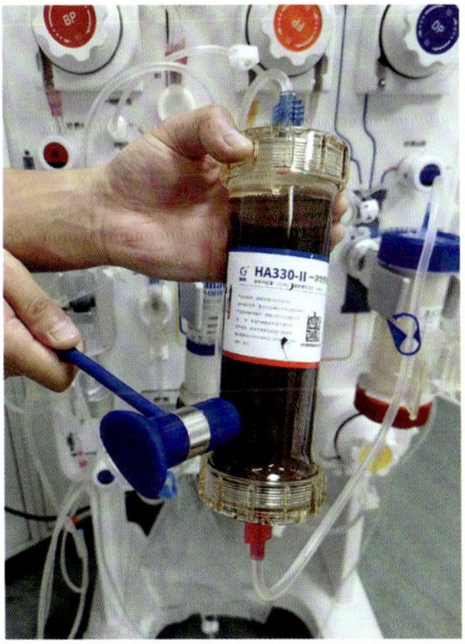	HA330-Ⅱ排气：将 HA330-Ⅱ倾斜 30°～60°，使用橡胶锤敲击底部，使气体上升，再垂直敲击底部和上端，直至气体全部排出 **注意：**二级组件完成排气后，正向垂直固定于机器第二固定夹

步骤	图示	注释
47	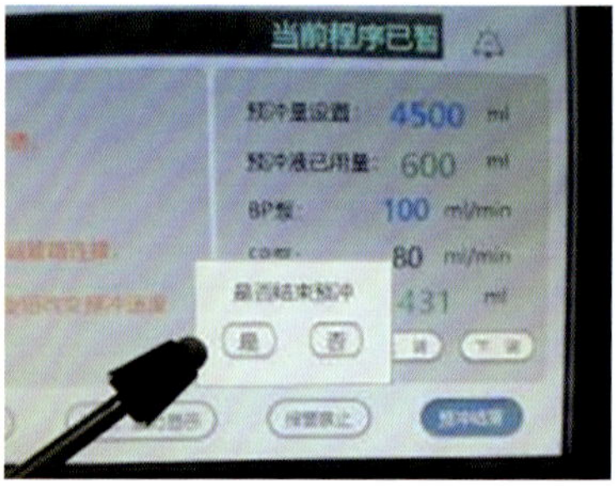	预冲期间，及时更换动脉端预冲液，避免空气进入；也可在即将更换预冲液时，按【暂停】键，更换完毕后按【继续】键，继续进行预冲。当预冲液用量已达到设置量，按【预冲结束】—【是否结束预冲】—【是】—【结束循管】—【确认】键完成预冲程序；也可根据情况选择继续预冲 **注意：**血浆吸附模式不推荐循管
48	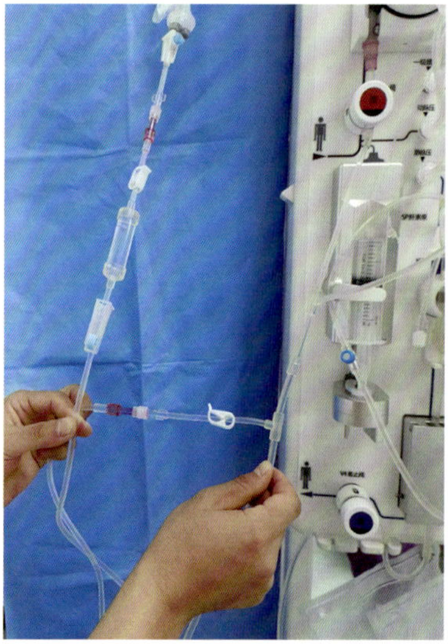	预冲结束后，夹闭静脉导管管夹与液体收集袋管夹、输液导管水止、动脉侧输液回路管夹以及液体收集袋管夹

步骤	图示	注释
	反向预冲	预冲前确认内容同正向预冲，按【开始】键进入血浆吸附冲洗程序，反向预冲时，无预冲液设置环节，默认预冲量为 4000 ml
49	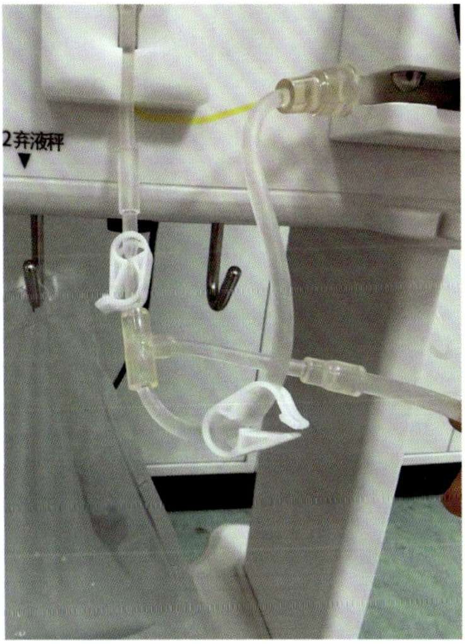	**连接预冲液** 补液侧连接预冲液，挤压补液侧小壶，液面至 2/3 满，将补液壶正向固定于 K2 补液壶固定器，即入口朝上，出口朝下（方法同正向预冲） 根据屏幕提示连接管路与盐水，锁住加温器（下端）进口端管路
50	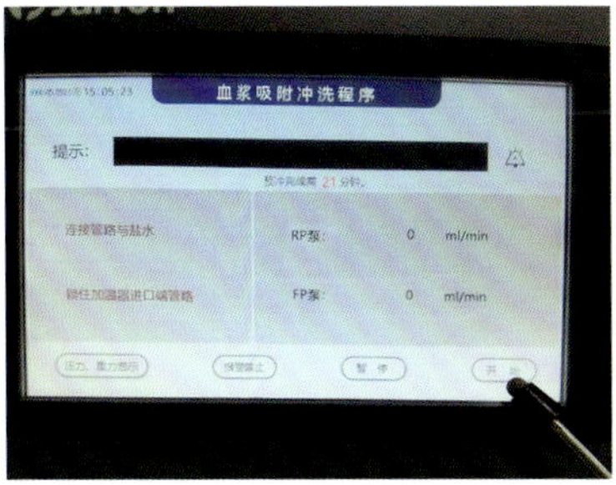	按【开始】键，进行自动预冲（泵速不可调），此时屏幕显示预冲倒计时

步骤	图示	注释
51	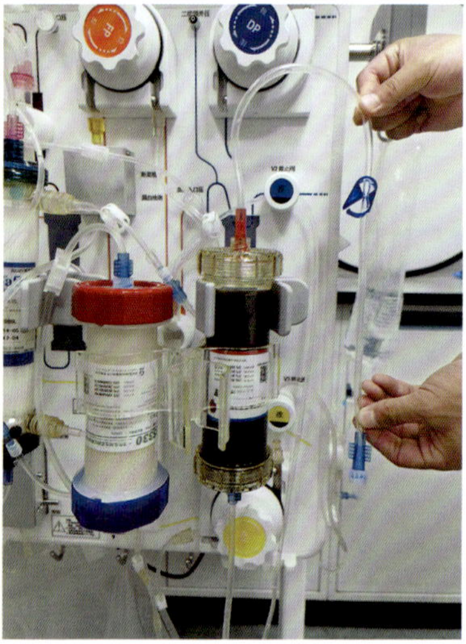	**二级组件排气** 翻转二级组件；HA330-Ⅱ排气（手法同正向预冲操作），当HA330-Ⅱ及短连管完成排气后，按【暂停】键
52	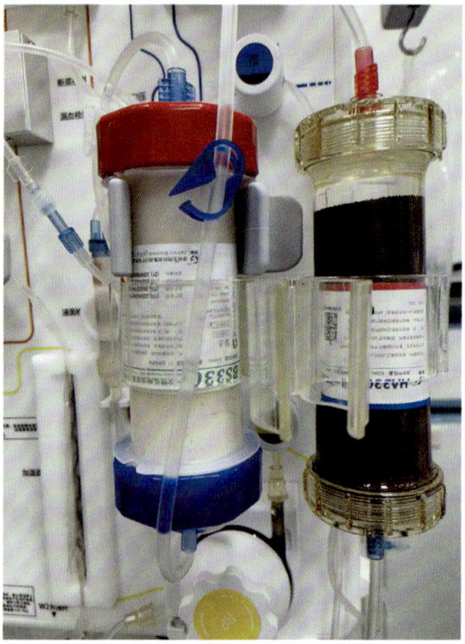	夹闭短连管管夹，与BS330蓝色端连接并旋紧，开放短连管管夹

步骤	图示	注释
53	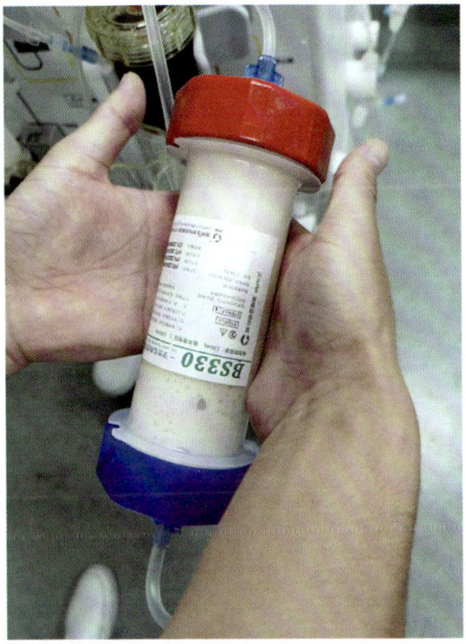	按【继续】键，继续进行预冲，并进行 BS330 排气；BS330 排气手法同正向预冲操作
54	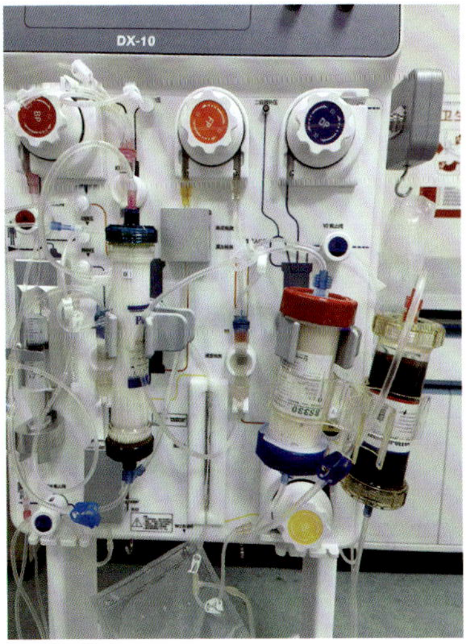	二级组件完成排气后，以倒置状态，垂直固定于设备第二固定夹

步骤	图示	注释
55	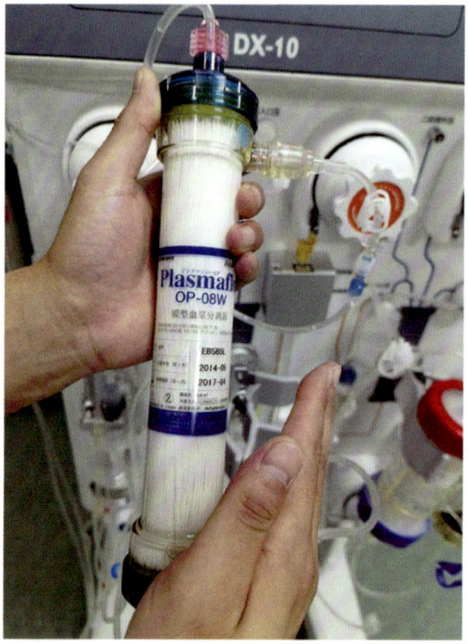	**血浆分离器排气** FP 血浆泵运转期间，预冲液自血浆分离器膜外进入膜内，继而进入动脉壶，此时可轻拍血浆分离器进行膜内排气。当血浆分离器顶端气泡减少或为连续性液体即可 **注意：**此时 BP 血泵泵管段仍为外悬挂状态，不可手动推入泵体
56	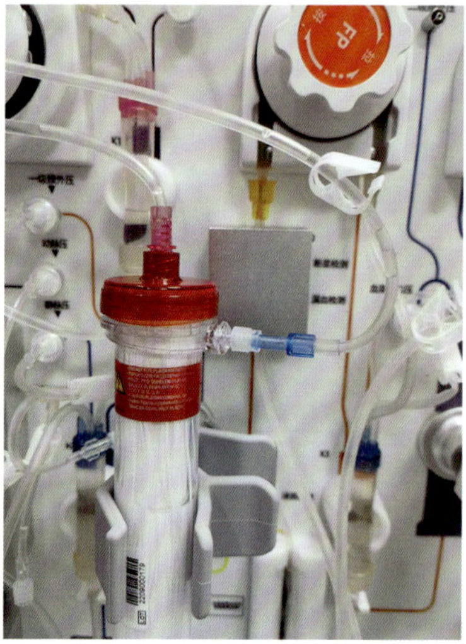	**使用干膜血浆分离器** 血浆分离器膜外液面达到 1/2 或 2/3 满后，再安装一级膜外压监测

步骤	图示	注释
57		设备提示“第一部分冲洗结束”时，释放加温器前端夹钳，进入下一步冲洗过程，按【确认】键，第二部分预冲，按【开始】键
58	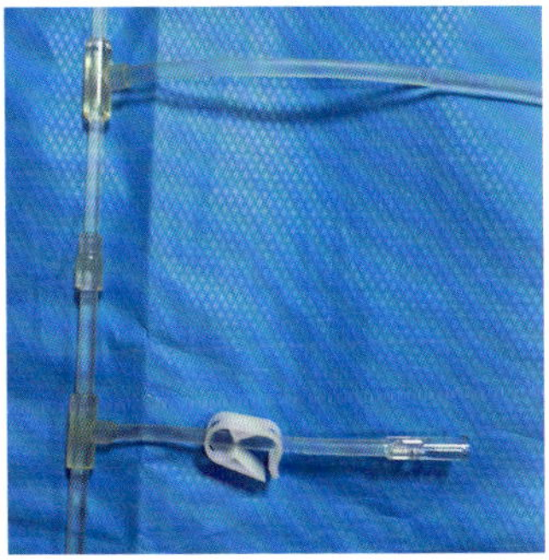	当预冲液进入动脉管时，开放补液回路管夹排气，排气后夹闭。补液回路可作为下机回血或治疗过程中冲洗管路等使用
59	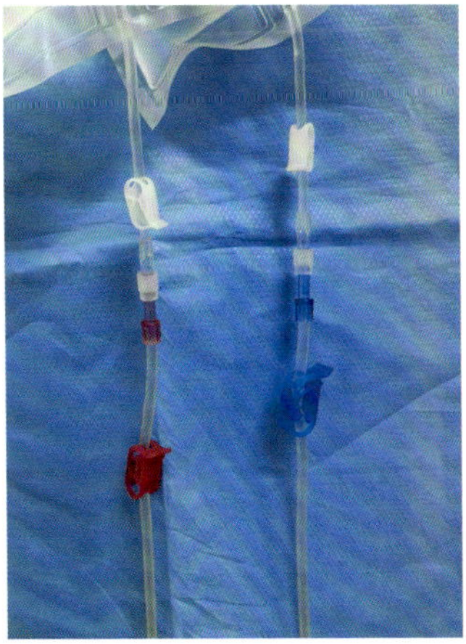	距离预冲结束 2 min 时，BP 血泵运转。此时，可再次轻拍血浆分离器，进行膜内排气，此时为血浆分离器膜内排气的最后时机 血浆分离器排气时，以手法轻拍为宜，大力震动有可能使膜外空气进入膜内 **预冲结束** 按【结束循管】键，夹闭动、静脉端管夹与液体收集袋管夹。调整二级组件，使其正向垂直置于第二固定夹内 **注意：**血浆吸附模式不推荐循管

（三）参数设置

步骤	图示	注释
60	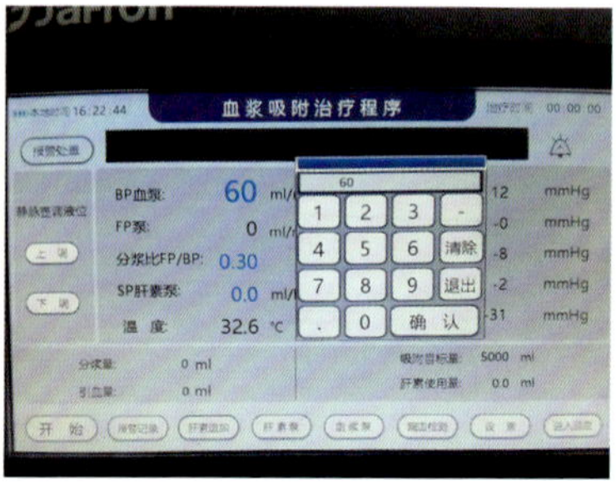	①在治疗界面设定 治疗界面左侧：点击蓝色字体可进行BP血泵、分浆比FP/BP、SP肝素泵设置。治疗界面右侧黑色字体内容不可设置（此界面设置内容有限） BP上机速度：50～100 ml/min；FP/BP：20%～30%（通常干膜≤25%，湿膜≤30%，或视患者情况而定）；SP肝素泵首剂与维持剂量遵医嘱执行
61	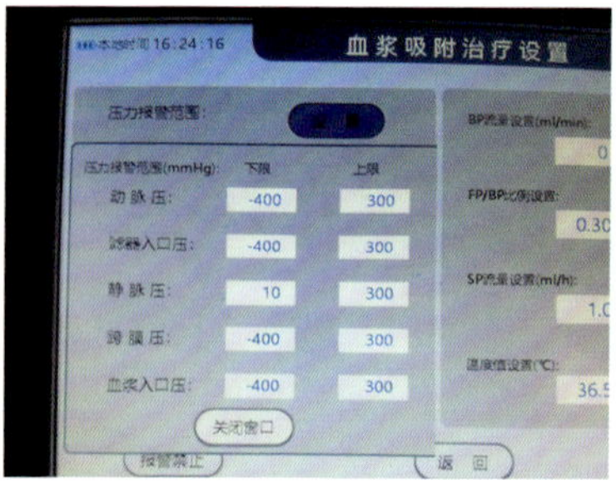	②点击【设置】进入参数设置界面进行设定 **屏幕左侧：**按压力报警范围对应的【设置】键，可进行动脉压、滤器入口压、静脉压、跨膜压、血浆入口压的上限与下限设置，也可采用默认值。设置后，按【关闭窗口】键
62	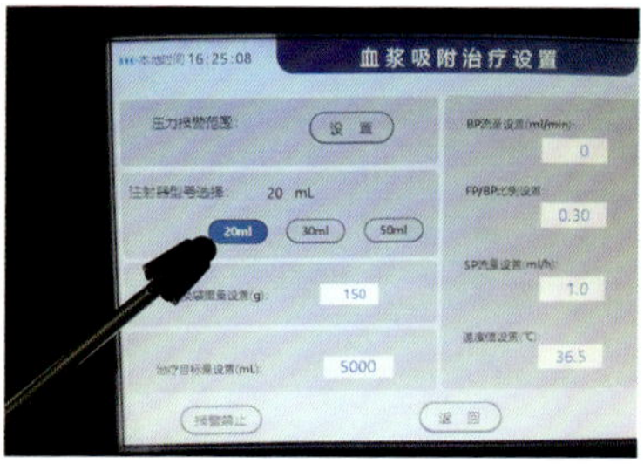	按20 ml、30 ml、50 ml选择抗凝泵注射器规格

步骤	图示	注释
63	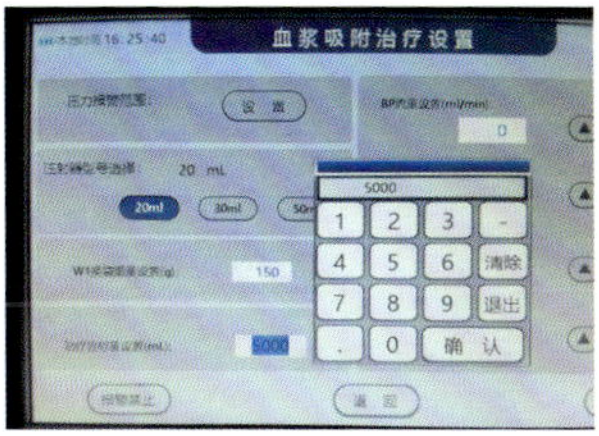	按“治疗目标量设置”对应的蓝色字体，输入本次血浆吸附治疗量。设置后，按【确认】键
64	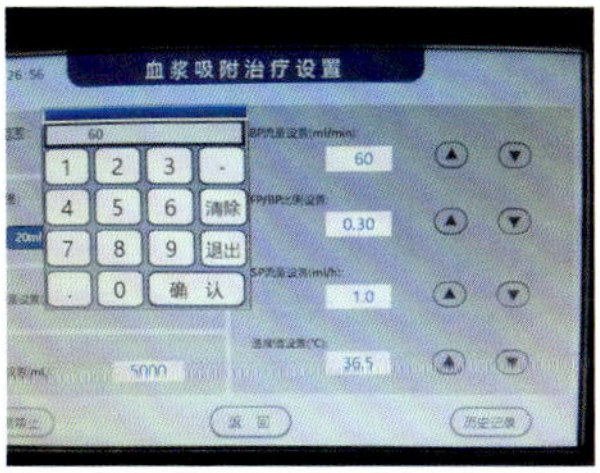	**屏幕右侧：**点击文字对应的蓝色字体或上下箭头，可进行 BP 流量设置、FP/BP 比例设置、SP 流量设置以及温度值设置
65	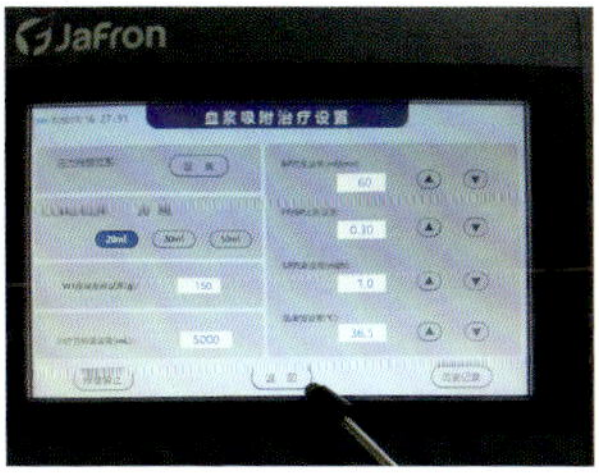	参数设置完毕，按【返回】键，进入治疗界面

（四）治疗开始

步骤	图示	注释
66	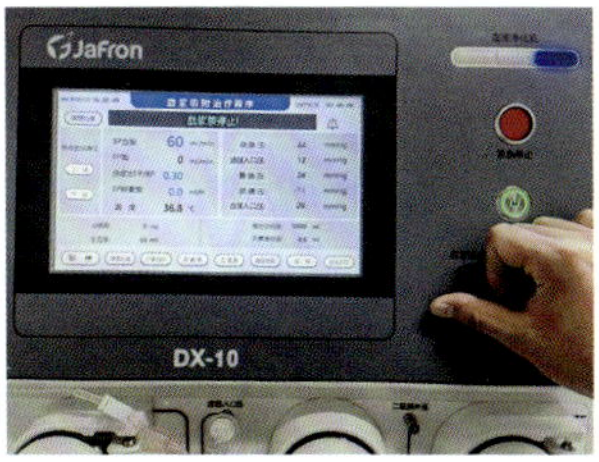	按【开始】键，使用旋钮或在屏幕血液泵位置直接输入所需上机速度，运转 BP 血泵，速度为 50 ~ 100 ml/min

<table>
<tr><th>步骤</th><th>图示</th><th>注释</th></tr>
<tr><td>67</td><td>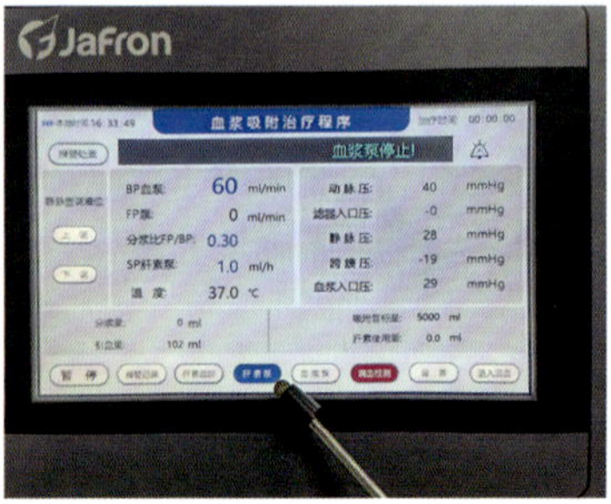
</td><td>上机观察
体外循环建立后，注意观察动脉压、静脉压、跨膜压（TMP）数值，如压力过高，需及时查找原因；确认抗凝泵管段夹打开，按【抗凝泵】键开启肝素维持注入；按【漏血检测】键开启漏血检测报警</td></tr>
<tr><td>68</td><td></td><td>给予首剂抗凝（以肝素为例）
血泵运转，即可给予首剂抗凝。按【肝素追加】—【本次追加目标量】—【确认】键，遵医嘱输入首剂肝素剂量，按【追加】键开始注入首剂肝素</td></tr>
<tr><td>69</td><td>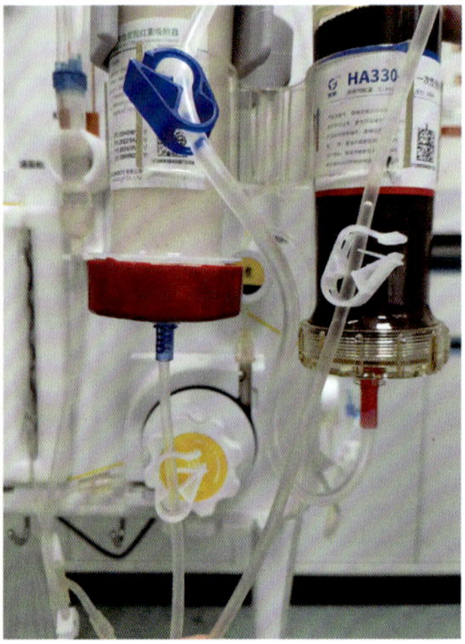
</td><td>分浆
确认与灌流组件相关的3个管夹（即BS330入口侧管夹、HA330-Ⅱ出口侧管夹、短连管管夹）均为开放状态</td></tr>
</table>

步骤	图示	注释
69	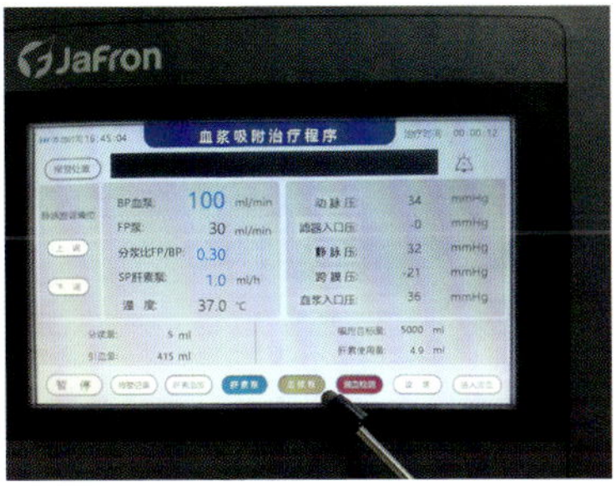	当体外循环达到 200 ml 时，设备自动启动分浆泵。也可在体外循环充分后，手动开启。按【血浆泵】键，即可运转 FP 分浆泵

（五）过程监护

步骤	图示	注释
70	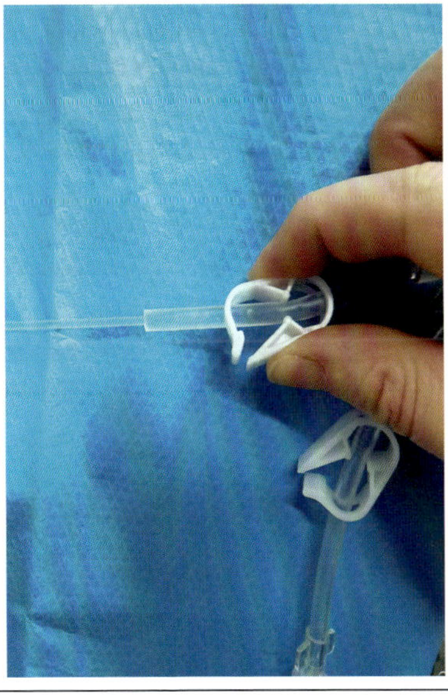	**更换抗凝泵注射器** 按【抗凝泵】键，停止抗凝泵运行，步骤参考抗凝泵安装 **注意：**更换时夹闭管夹，抗凝泵更换完毕，打开管夹，按【抗凝泵】键，开始抗凝泵注入

<table>
<tr><th>步骤</th><th>图示</th><th>注释</th></tr>
<tr><td>71</td><td>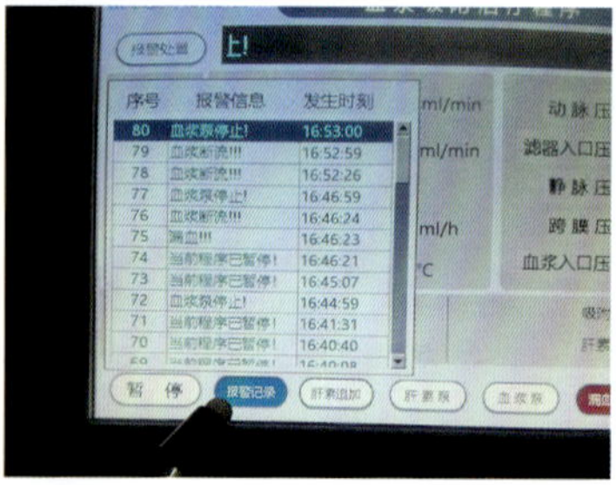
</td><td>报警记录
按【报警记录】键，可查看本次治疗中出现的报警信息及发生时间
查询后，再次按【报警记录】键返回治疗界面</td></tr>
<tr><td>72</td><td>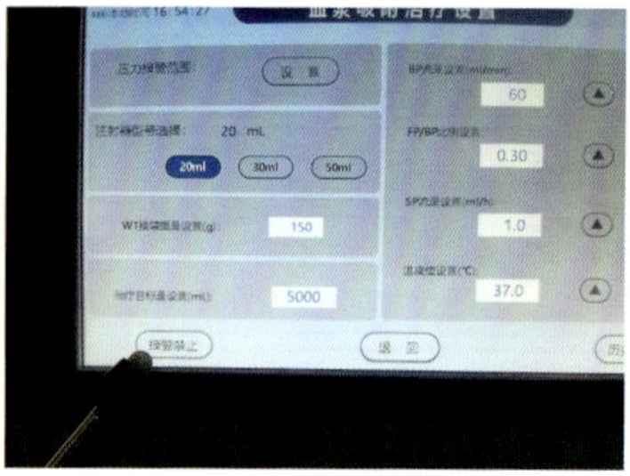
</td><td>报警禁止
按【设置】—【报警禁止】键，可根据需要禁止报警</td></tr>
<tr><td></td><td>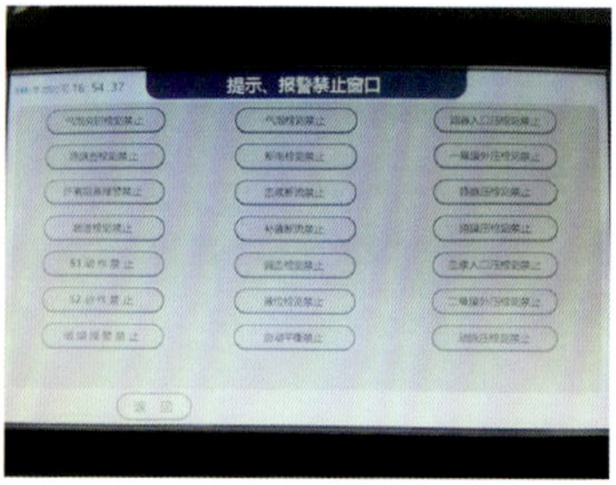
</td><td>压力类报警在禁止 2 min 后会自行恢复；其他报警在禁止后不会自行恢复，因此非必要不建议手动禁止报警或在问题解决后及时点选被禁止的选项，即可解除该项目报警禁止</td></tr>
<tr><td>73</td><td>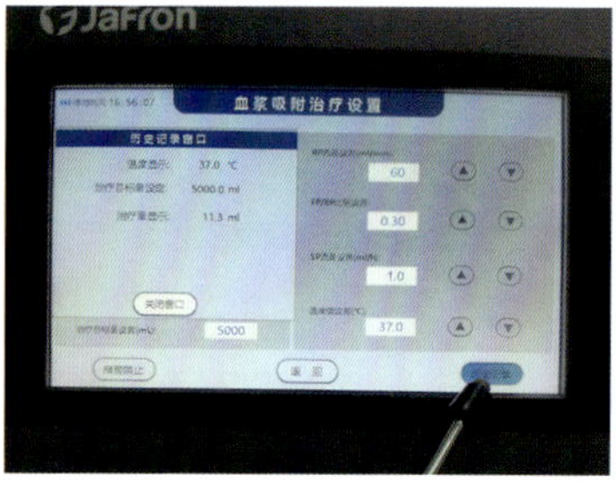
</td><td>历史记录
按【设置】—【历史记录】键可查看治疗历史记录内容，按【关闭窗口】—【返回】键返回治疗界面</td></tr>
</table>

步骤	图示	注释
74	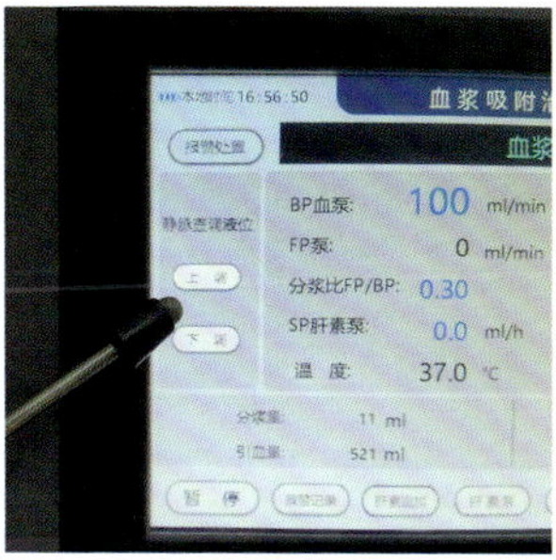	静脉壶液面调节 在治疗操作界面，按静脉壶调液位【上调】键或【下调】键可提升或降低静脉壶液面

（六）治疗结束

步骤	图示	注释
治疗结束，回输血液与血浆		
75		按【进入回血】—【确认】—【确认】—【开始】键，启动回收程序 **注意**：回血目标量可选择设定或忽略设置
76	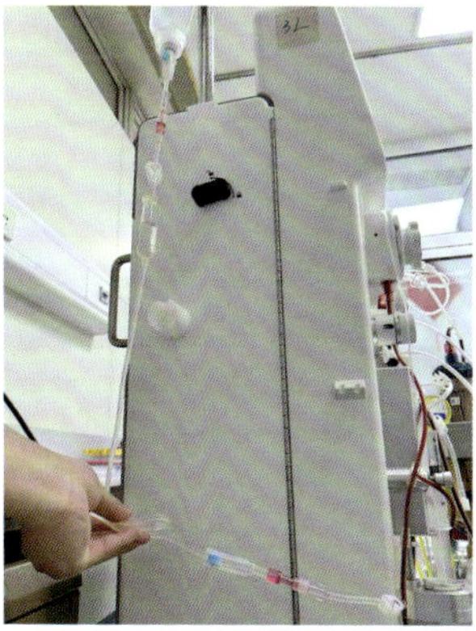	使用输液导管连接 0.9% 氯化钠注射液 250 ml，排气后与输液回路连接，打开输液器调节器与管夹

步骤	图示	注释
77		利用重力作用冲洗动脉导管与中心静脉导管动脉端，冲洗后夹闭动脉管与中心静脉导管动脉端两处管夹
78	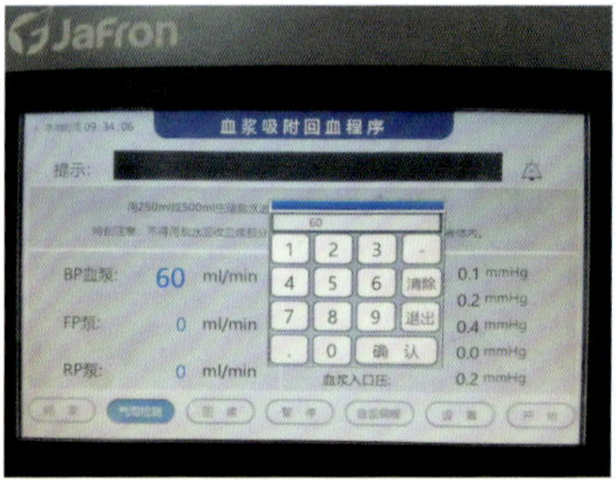	使用 BP 血泵旋钮或直接输入血泵速度，运行血泵，速度为 50 ~ 60 ml/min，或根据患者情况决定
79	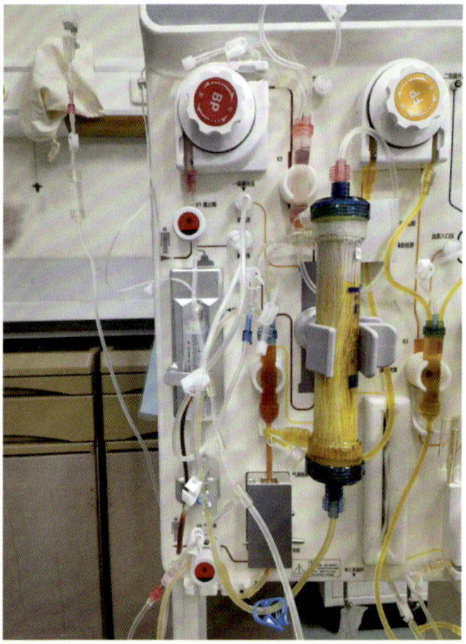	回血 当 0.9% 氯化钠注射液到达静脉壶或观察到血浆分离器颜色变浅时，可停止血泵

步骤	图示	注释
80	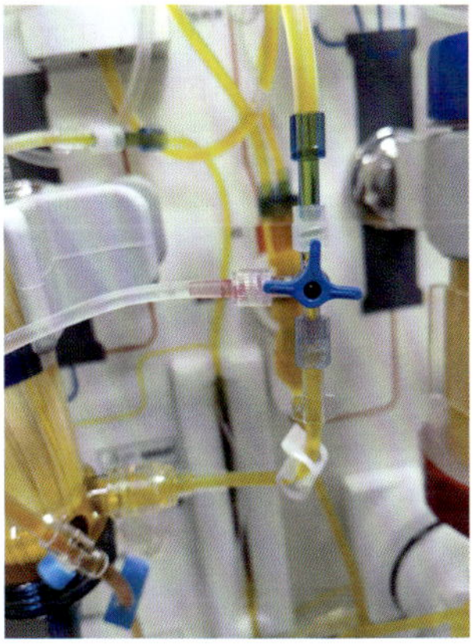	三通两个直孔与血浆分离器下端侧孔连接管及分浆管相连，侧孔连接 0.9% 氯化钠注射液 500 ml。旋转三通，使 0.9% 氯化钠注射液与分浆管连通
81	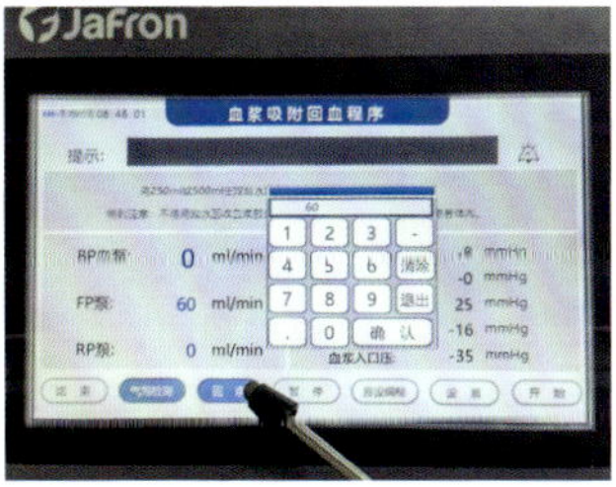	**回浆** 在屏幕上输入 FP 血浆泵速度 50～60 ml/min，或根据患者情况决定；按【回浆】键启动血浆泵，建议使用密闭式方式回浆。严禁在回浆过程中晃动或拍打二级组件罐体
82	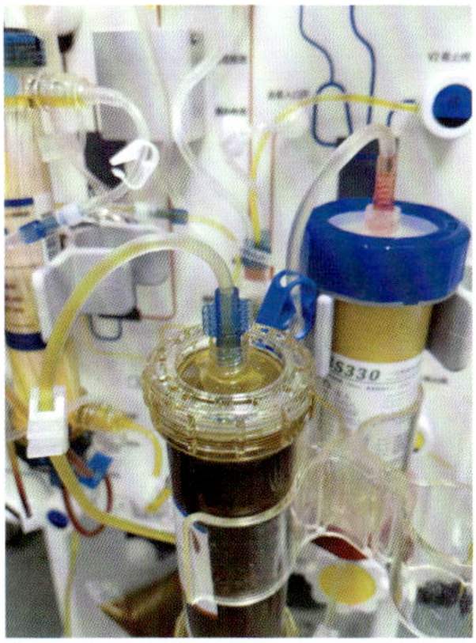	确认灌流组件相关的 3 个管夹均处于开放状态；此时可观察到 0.9% 氯化钠注射液自分浆管依次进入血浆壶、BS330、HA330-Ⅱ，之后进入加温器。当加温器上端回输液体颜色变浅时，提示回浆即将结束

步骤	图示	注释
83	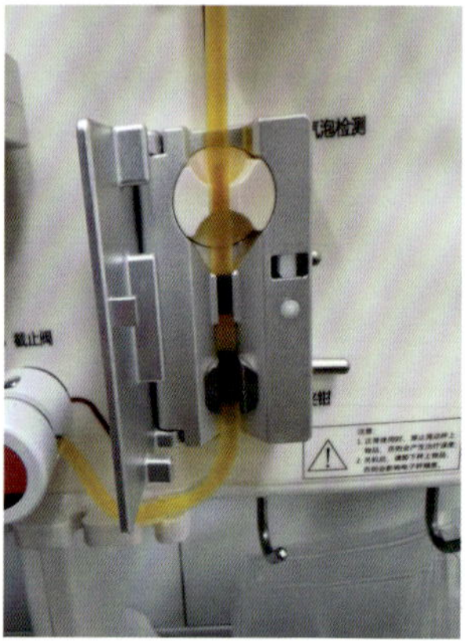	**回收结束** 当静脉壶内液体颜色变浅时，即表示血浆回输完毕。由于静脉管路内仍有液体，所以不会触发空气报警。按【结束】键停止回收。
84	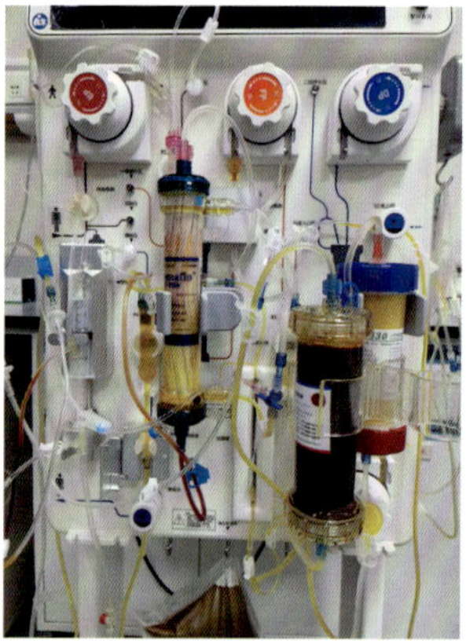	**移除管路** 确认体外循环管路中所有管夹均夹闭，体外循环动、静脉端分别与管路中任意一压力传感器接头连接，以不污染、不遗撒为原则
85	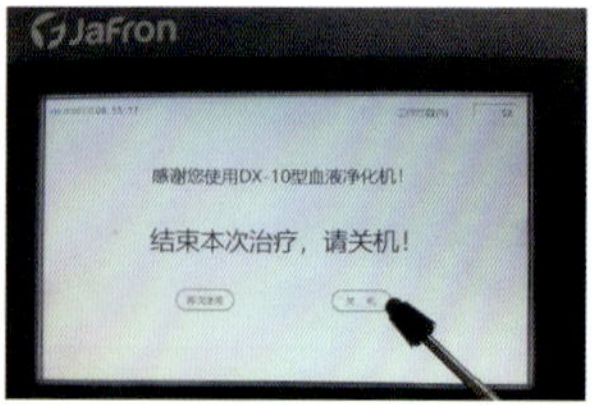	**关闭设备** 按【结束】—【关机】键，关闭设备背板下端总电源开关，将设备消毒备用

（李　颖　张莉莉）

二、B 款设备操作方法

步骤	图片	注释
1	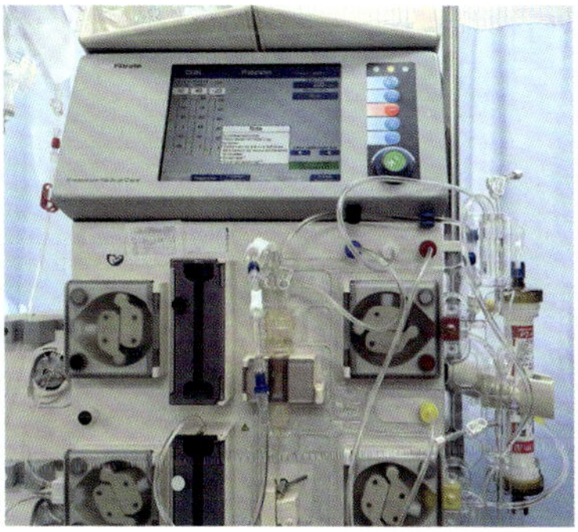	**设备安装、预冲** 选择 CVVH 模式行 DPMAS 模式治疗，进行管路安装（滤器选择血浆分离器，置换液泵相当于分浆泵）和预冲
2	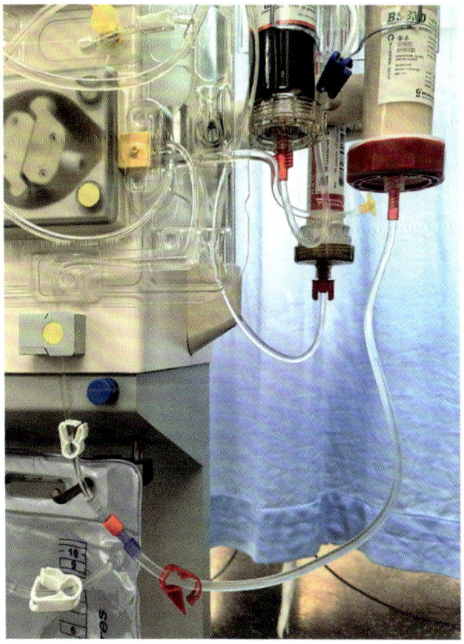	**建立 DPMAS 连接** 严格执行无菌技术，将血浆分离器滤出端接口与已预冲完毕的 BS330 入口端接口相连接

步骤	图片	注释
3	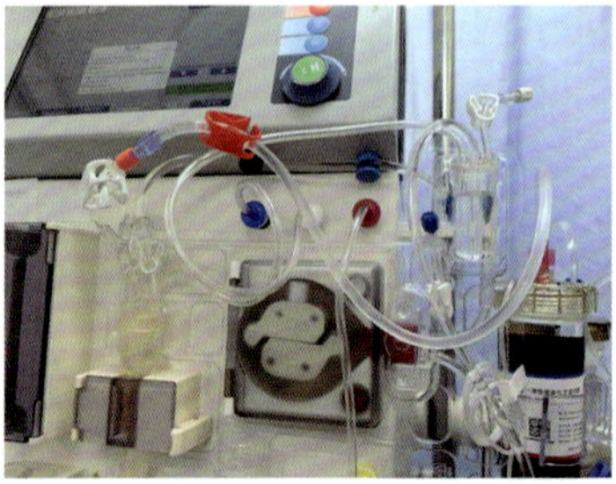	将 HA330- Ⅱ 出口端接口与静脉壶上端接口相连接
4	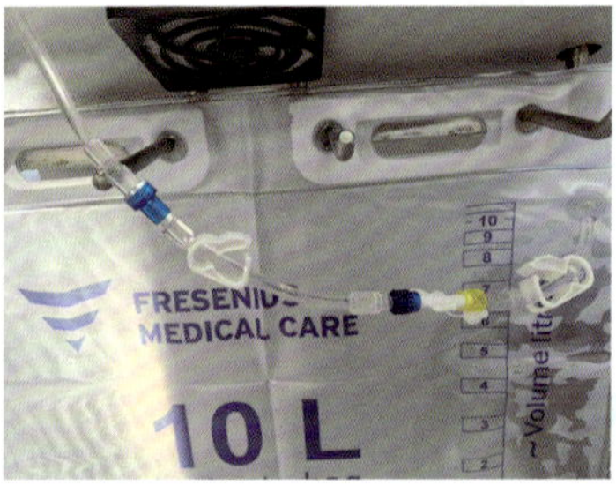	将置换液管路出口端接口与无菌废液袋接口相连接（因后续回浆，置换管路液体及废液袋需无菌）
5	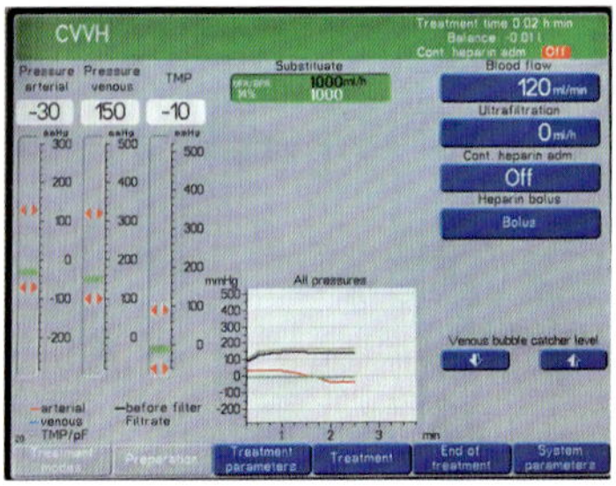	**治疗** 按流程评估血管通路、引血，设置治疗参数（置换液泵速为分浆泵速）
6	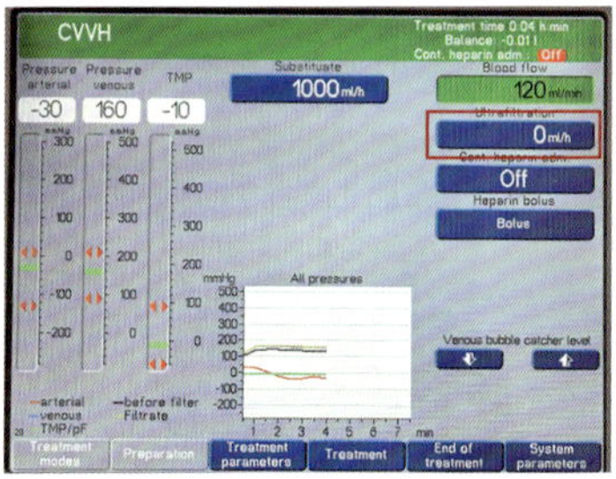	**注意：** 为避免平衡报警，超滤率必须为 0

步骤	图片	注释
7	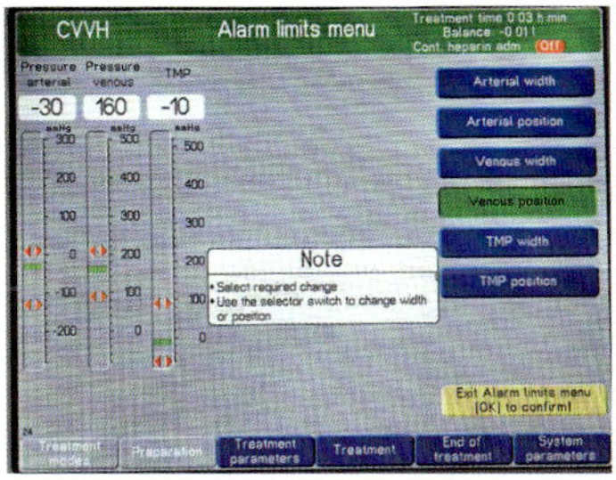	根据压力基础值及血浆分离器 TMP 限值设置报警上限和下限
8	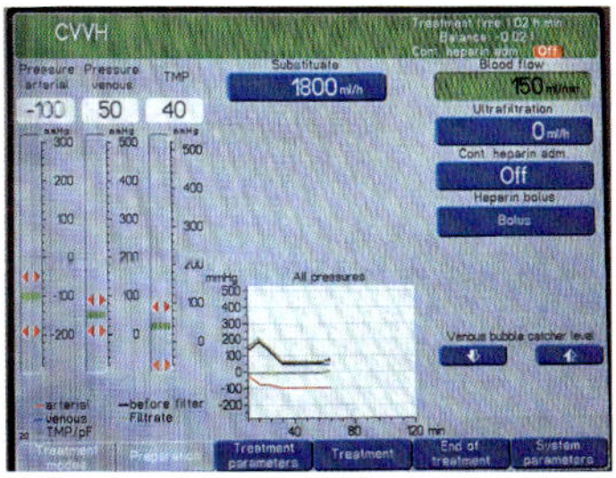	治疗过程中密切观察各压力值变化及设备运转情况，治疗过程中及时更换液袋
9	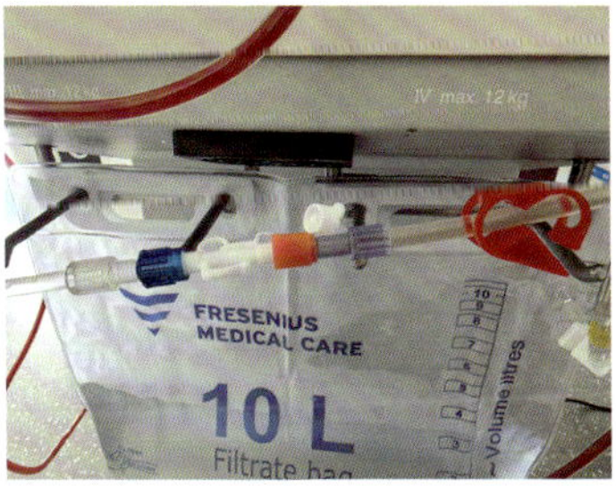	回浆 治疗目标达成，进入换袋模式，将置换液管路出口端接口与 BS330 入口端接口相连接
10	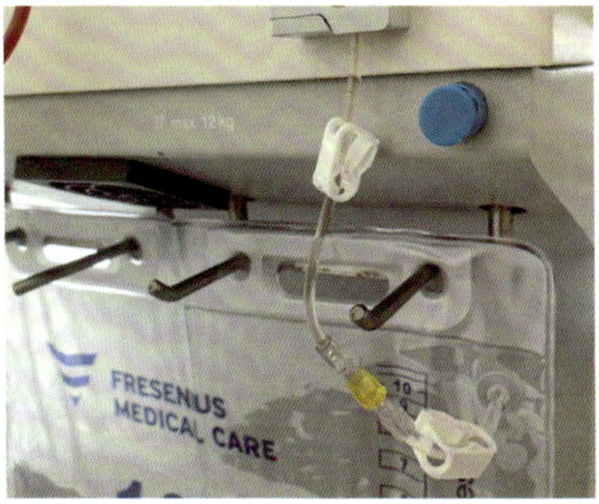	将滤出端管路接口与废液袋接口相连接

<table>
<tr><th>步骤</th><th>图片</th><th>注释</th></tr>
<tr><td>11</td><td>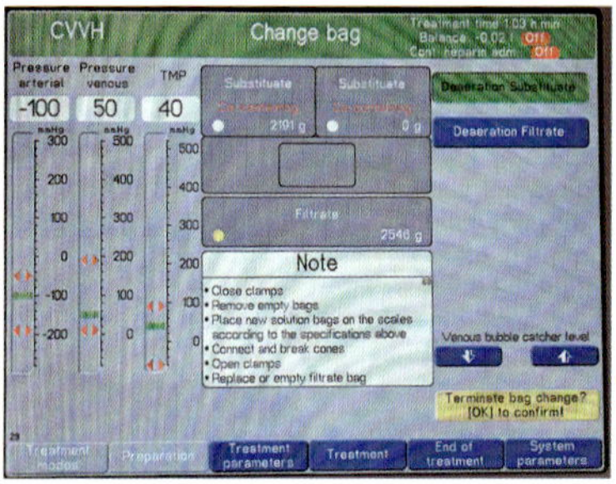
</td><td>在“换袋（Change bag）”页面中，旋转【OK】按钮至“Deaeration Substituate”，持续按【OK】键进行回浆</td></tr>
<tr><td>12</td><td>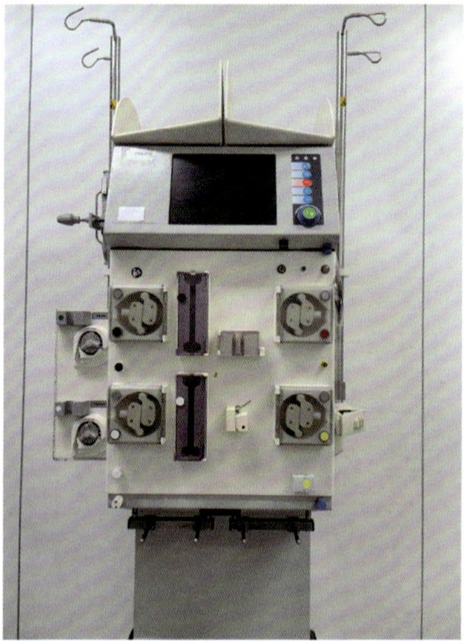</td><td>血浆回输完毕（回浆量为正平衡液体量），按流程回血下机，记录，正确处理血管通路，分类回收医疗垃圾，清洁及消毒设备，备用</td></tr>
</table>

（申艳玲　李海水　张亚兰）

三、D 款设备操作方法

步骤	图示	注释
1	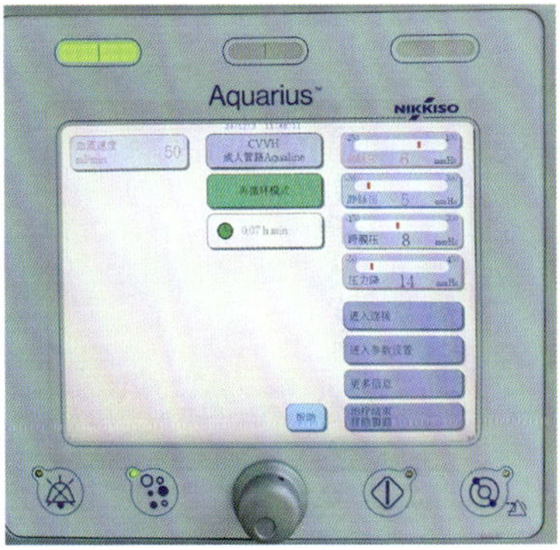	CVVH 模式下已进入再循环模式，完成对管路及血浆分离器的充分预冲
2	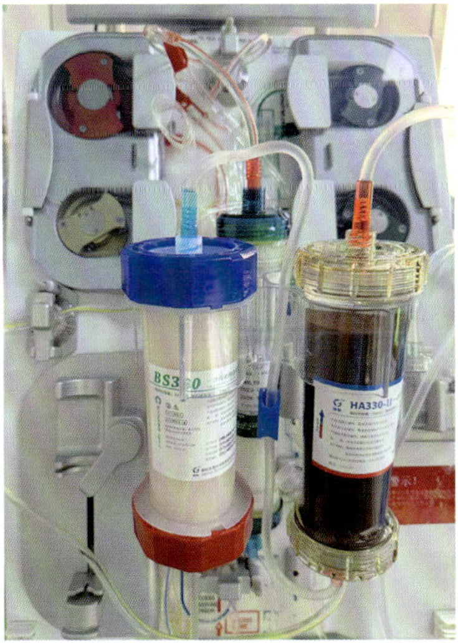	将三头夹安装于血浆分离器上，并将已预冲完毕的 BS330 与 HA330- Ⅱ按照血流方向要求卡进三头夹内，妥善固定 BS330 与 HA330- Ⅱ，避免滑脱

步骤	图示	注释
3	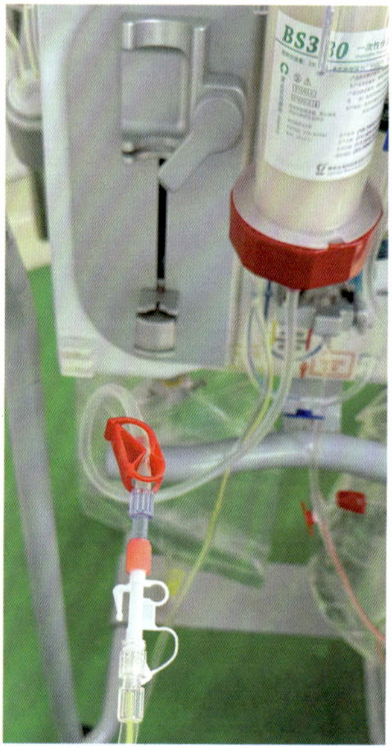	按【血泵】键暂停血泵，断开滤出液管路与废液袋的连接，并将滤出液管路与 BS330 上的 ET-3 连接管相连接，操作过程中各管路断开或重新连接时，均应严格执行无菌操作
4	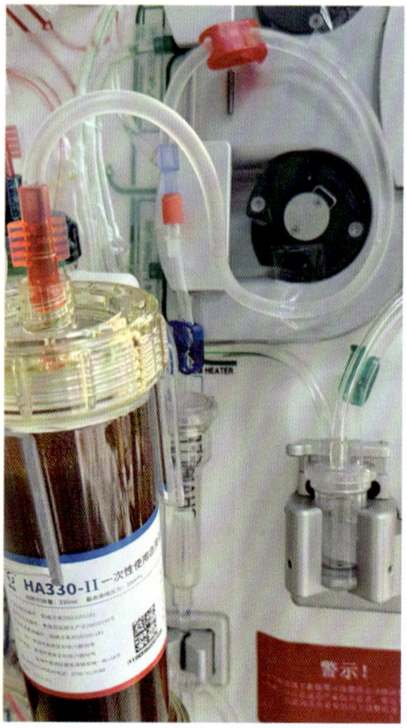	断开前置换液管路与静脉壶的连接，并将静脉壶与 HA330-Ⅱ 上的 ET-3 连接管相连接

步骤	图示	注释
5	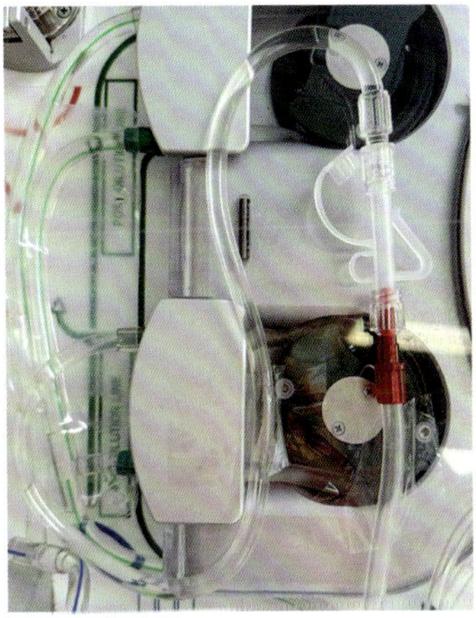	将 ET-4 连接管 / 延长管一端与前置换液管路相连接
	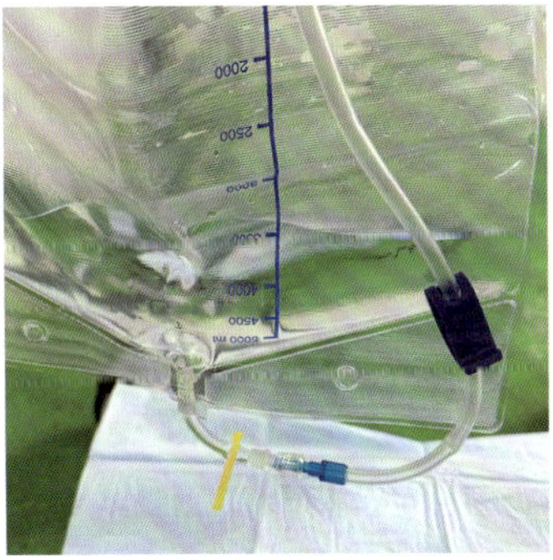	将 ET-4 连接管 / 延长管另一端与废液袋相连接
6	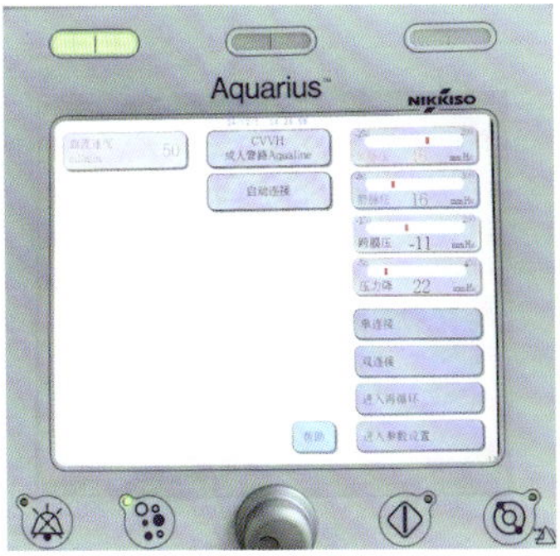	根据患者治疗需要选择【单连接】或【双连接】，确认后进行连接

步骤	图示	注释
7	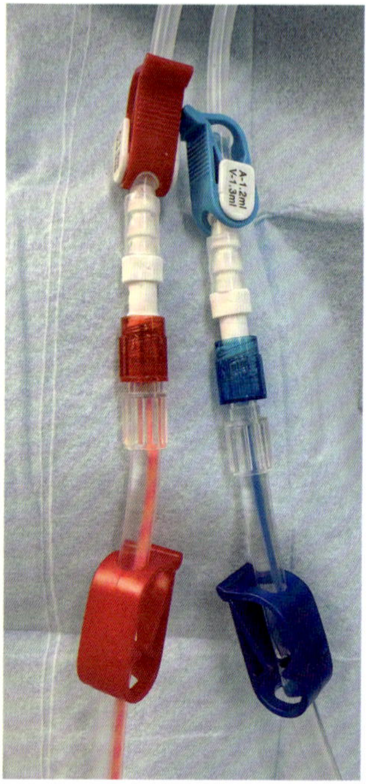	将体外循环管路引血端及回血端与患者相连接
8	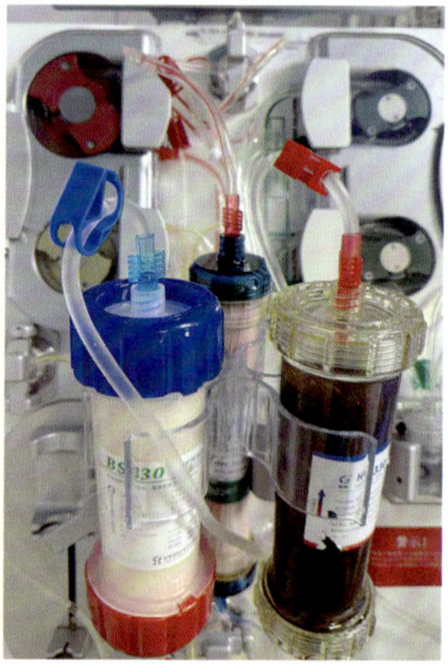	打开血液净化导管、体外循环管路及各连接管上的夹子

步骤	图示	注释
9	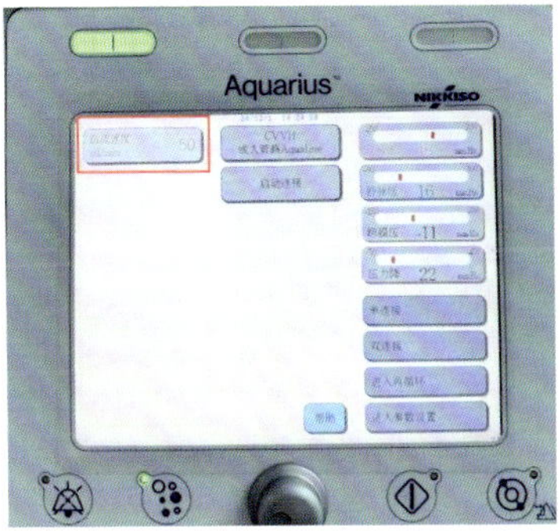	参数设置：按【主旋钮】键，将光标移至**“血流速度”**（如图红色方框标注部位），按【主旋钮】键选中**“血流速度”**，旋转【主旋钮】键，设置合适的血流速度，再次按【主旋钮】键确认
10	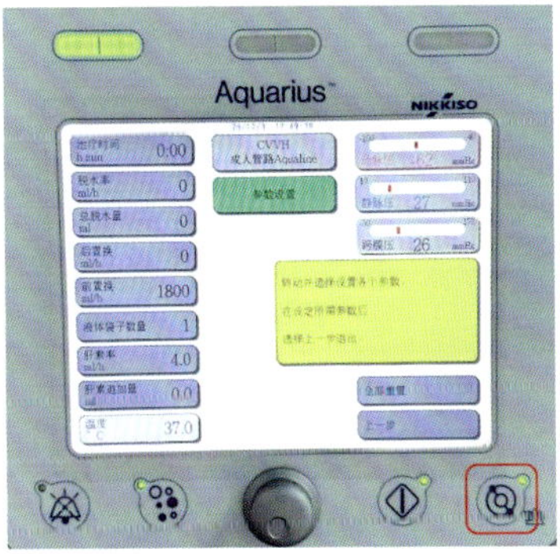	参数设置：前置换、肝素率、肝素追加量、温度调节方法同血流速度调节 确认设置脱水率为0，按【血泵】键（如图红色方框标注部位），开启血泵运转
11	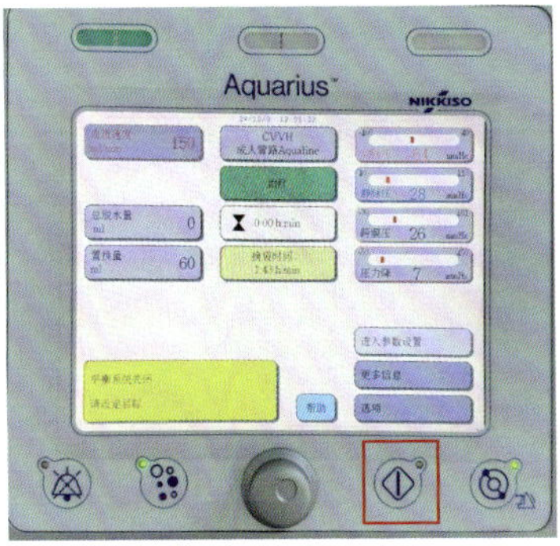	血泵正常运转后，按【平衡】键（红色方框标注部位），开启平衡系统，启动前置换液泵及废液泵进行治疗

步骤	图示	注释
12	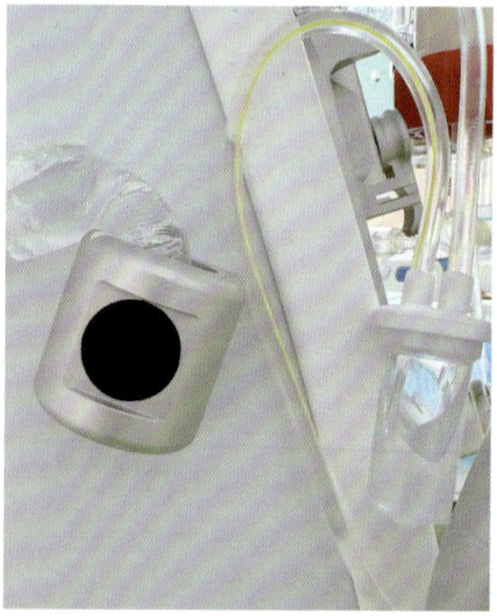	治疗过程中，在确认体外循环未发生漏血的前提下，若设备频繁“漏血”报警提示，可在漏血检测器内放置透明液体，使设备正常运转
13	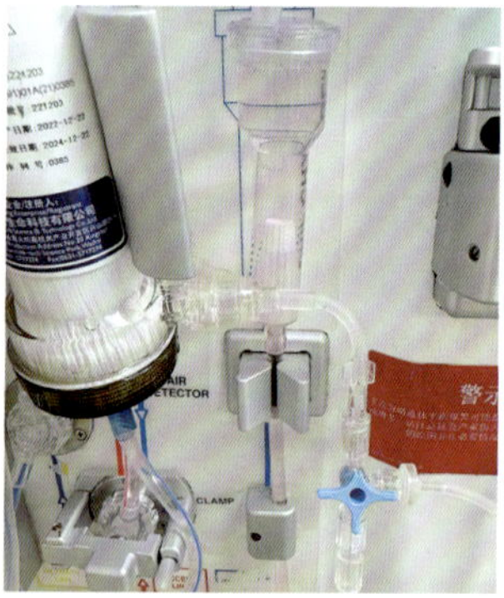	完成吸附治疗后，按【平衡】键，暂停平衡系统，将已预冲完成的0.9%氯化钠注射液500 ml+输液器+三通按照图示连接于血浆分离器出浆端，打开输液器夹子，保持盐水通畅，按【平衡】键进行回浆
14	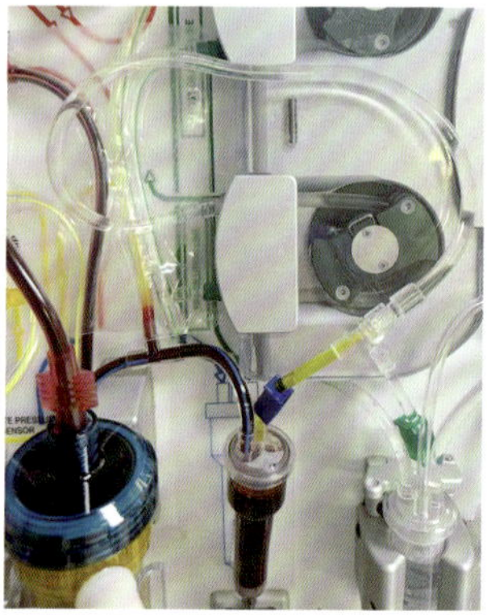	完成回浆后，按【血泵】键暂停血泵，断开静脉壶与HA330-Ⅱ上ET-3连接管的连接；断开ET-4连接管/延长管与前置换液管路的连接；将前置换液管路与静脉壶相连接

步骤	图示	注释
14	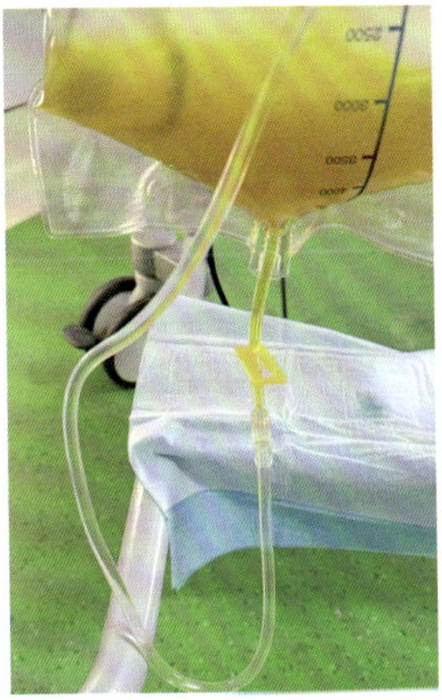	断开滤出液管路与 BS330 上 ET-3 连接管的连接；断开 ET-4 连接管 / 延长管与废液袋的连接；将滤出液管路与废液袋相连接
15	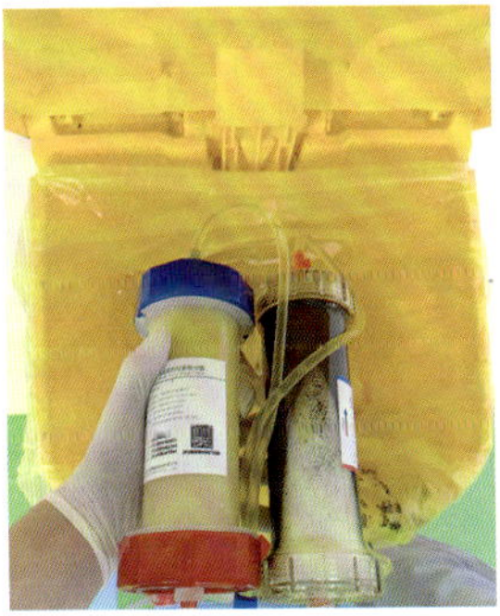	夹闭并撤除 BS330、HA330-Ⅱ，各 ET-3 连接管、ET-4 连接管及 ET-5 连接管，按照医疗垃圾处理原则处理
16	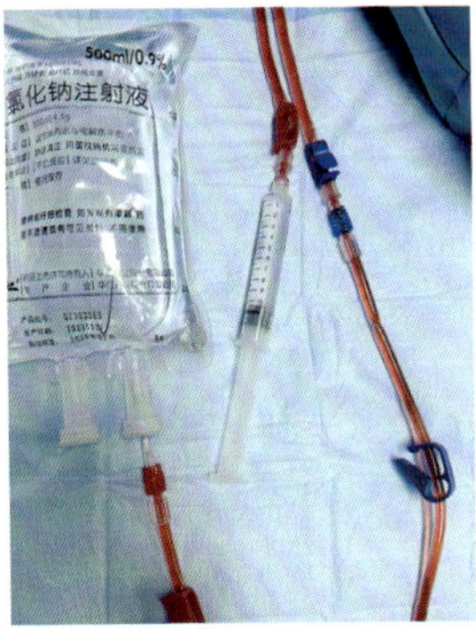	打开体外循环管路各夹子，依次按**【选项】—【治疗结束】—【Yes】**键，选择【断开连接】，断开动脉端与患者的连接，将动脉端接 0.9% 氯化钠注射液，启动血泵，将体外循环的血液回输至患者体内

步骤	图示	注释
17	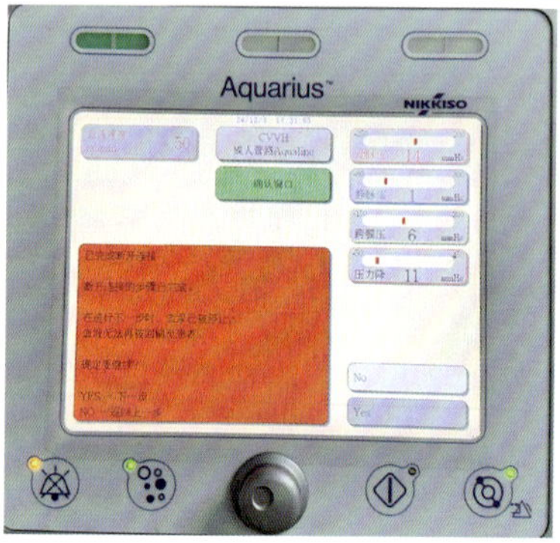	当空气探测器检测到盐水通过时，血泵自动停止，根据屏幕提示断开静脉端与患者的连接，依次按【下一步】—【Yes】键，确认已断开与患者的连接
18	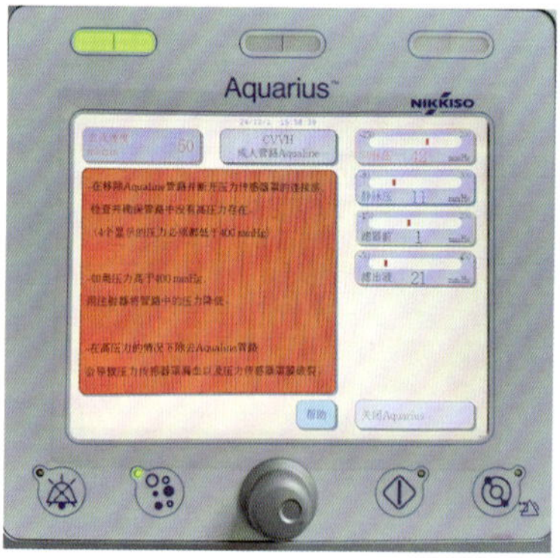	**移除管路** 确保各管路上需开启的夹子均已打开，将盐水袋放置于污物桶，将空气探测器与静脉夹上的管路取出，按照以下顺序移除泵管：超滤泵-前置换泵-后置换泵-血泵，从超滤泵开始按逆时针顺序依次卸下，在移除管路之前，要确保4个压力感受器的数值都低于400 mmHg，移除包括加热盘、抗凝剂注射器在内的全部管路，按照医疗垃圾处理原则处理。按【关闭 Aquarius】键，并关闭设备总电源

（林　辉　李永祥　杜亚男）

四、E 款设备操作方法

步骤	图示	注释
1	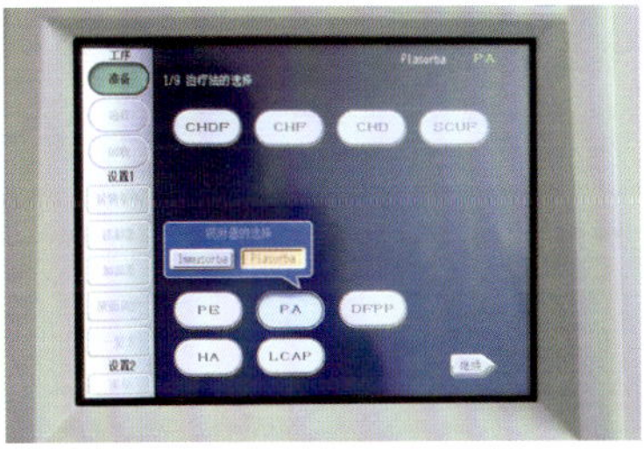	**模式选择、用物准备** 按【电源开关】键，按【开始作业检查】键，根据提示完成该部分后进入“自我诊断”界面，按【开始】键，自我诊断结束后自动跳转至“治疗法的选择”界面，仪器提示诊断结果无异常，按【解除】键。选择【PA】模式，选择“Plasorba”，按【继续】键。进入“备用品”界面，按仪器提示准备所需物品，按【继续】键 **注意：**备用品中的抗凝固剂加 0.9% 氯化钠注射液下文称其为预冲液
2	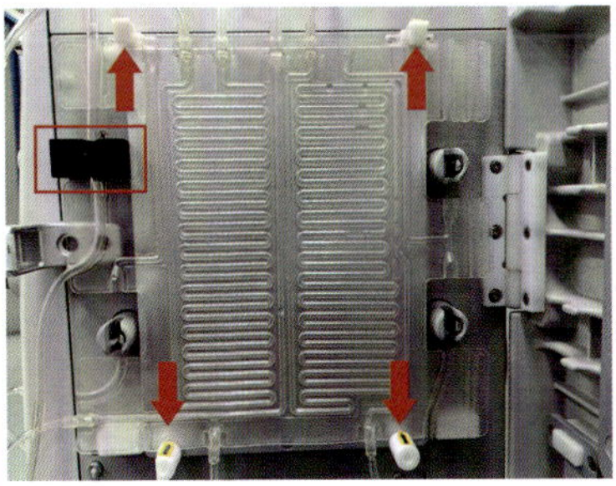	**管路的安装** 根据提示依次完成液系管路的安装 ①打开侧盖和泵盖 ②安装泵管，关闭泵盖 **③安装面板** ④关闭侧盖

步骤	图示	注释
2	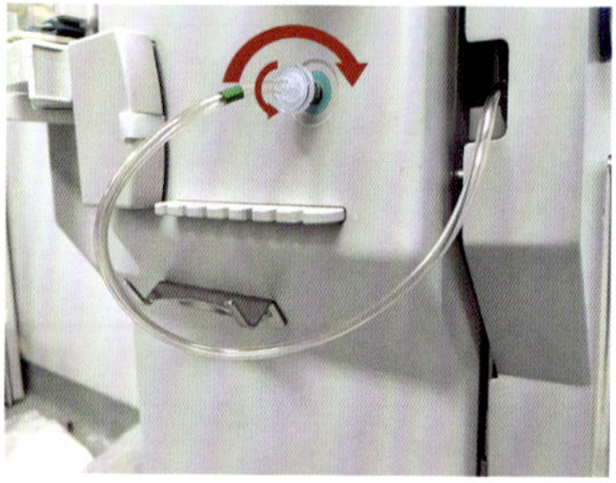	⑤连接 2 级膜压管路 ⑥将预冲管路（B）连接密闭式废液袋 ⑦连接滤过压管路 **注意：**所有压力接口与受压口相连时，应将压力接口与受压口保持平行，轻轻放入，先将压力接口逆时针方向旋转（半圈以内），使其陷入受压口内部，再顺时针旋转，将其拧紧
3	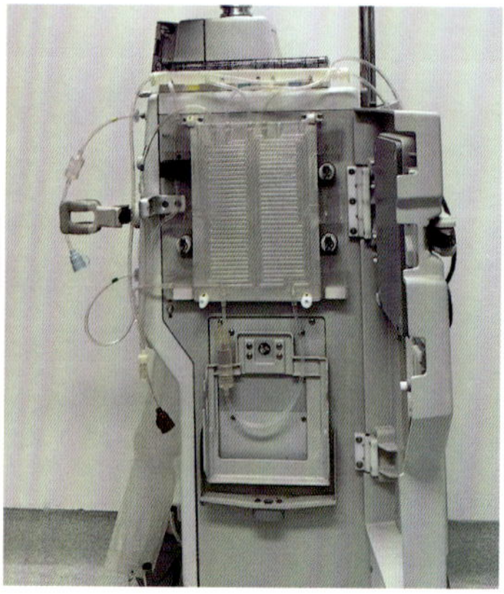	液系管路安装完毕后，按【继续】键 **注意：**此处为了展示液系管路安装完成后的整体图，打开了仪器侧盖，正常情况下侧盖呈关闭状态
4	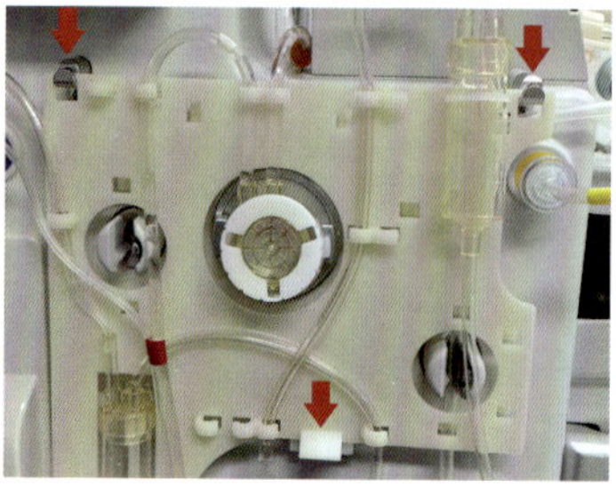	根据提示依次完成血液系管路的安装 ①安装面板

<table>
<tr><th>步骤</th><th>图示</th><th>注释</th></tr>
<tr><td rowspan="3">4</td><td>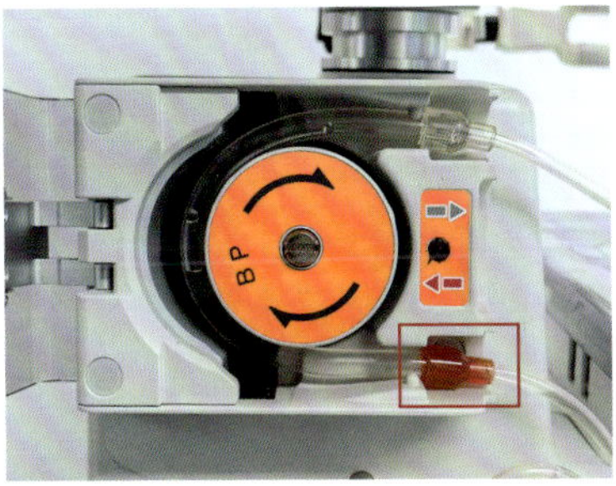</td><td>②安装泵管，关闭泵盖</td></tr>
<tr><td>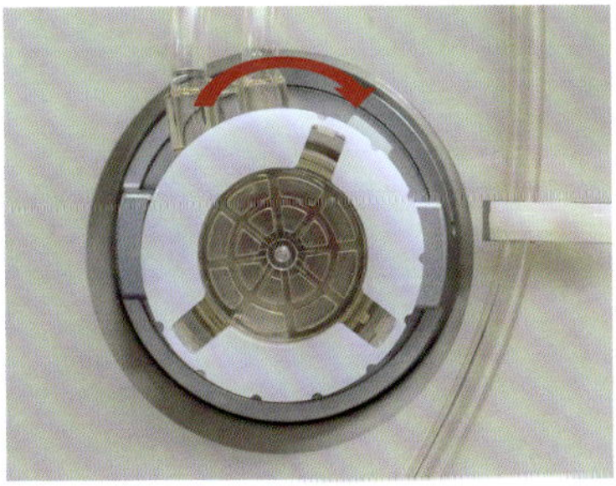</td><td>③安装脱血压计量室

注意：将脱血压计量室底部对准受压口，按压脱血压计量室后顺时针进行安装</td></tr>
<tr><td>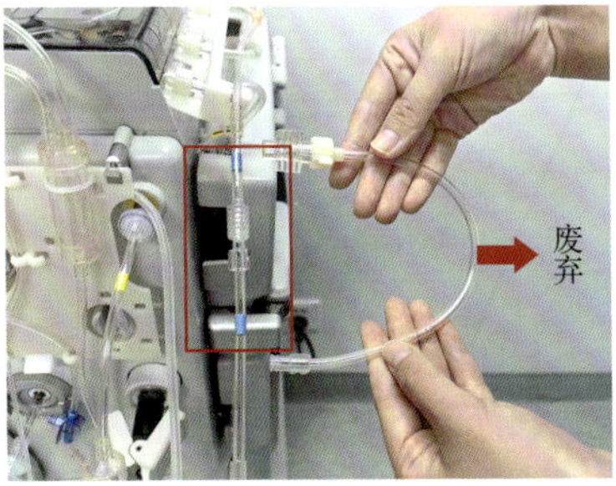</td><td>④连接入口压、静脉压各管路

⑤将静脉管路连接至气泡检测器

⑥仪器提示连接返浆管路和 F-filter，但此处需忽略 F-filter 的安装，直接将液系管路中的返浆管路与血液系管路中的返浆管路相连

⑦将动脉管路末端连接密闭式废液袋

⑧安装抗凝管路</td></tr>
</table>

步骤	图示	注释
5	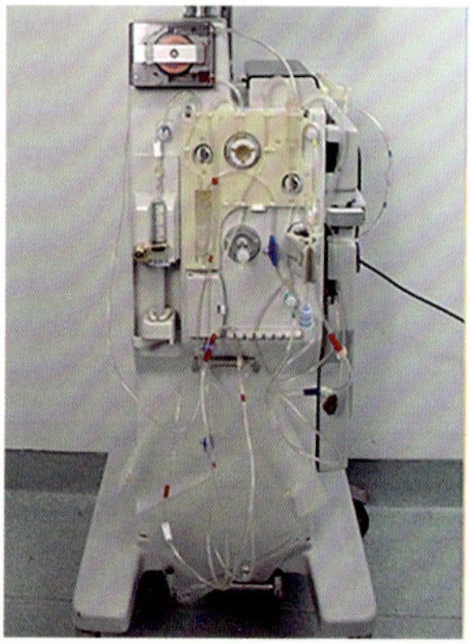	血液系管路安装完毕后，按【继续】键
6	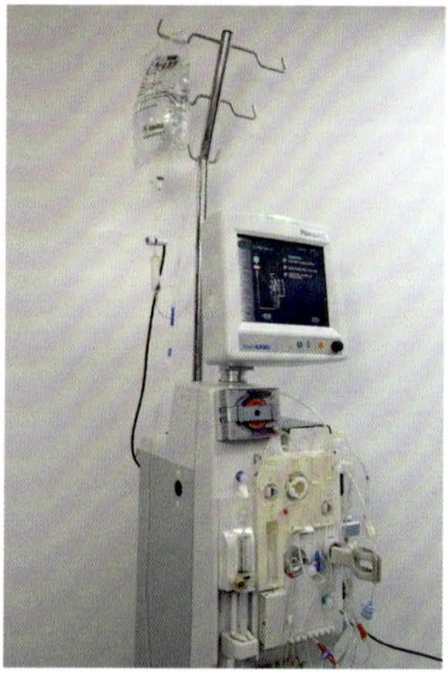	**根据提示完成清洗液的连接** ①将预冲管路（A）连接至预冲液 ②将液体注满预冲管路（A）的点滴筒 ③在预冲管路（A）点滴筒上部安装空检测 1 完成连接后，按【继续】键
7	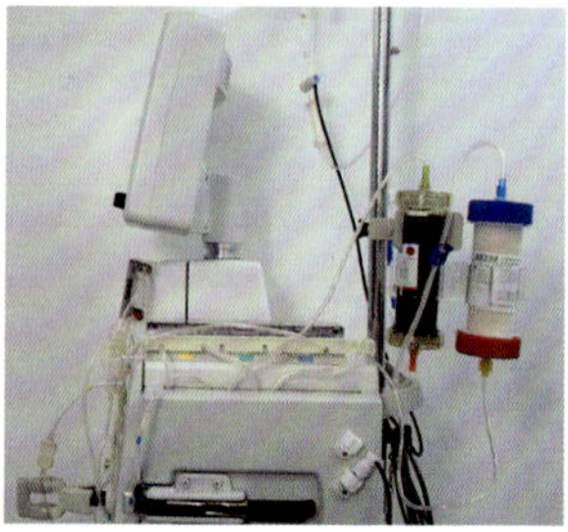	进入“滤过器的连接”界面，连接 2 级柱（膜）。使用延长管将 BS330 静脉端与 HA330- Ⅱ入口端相连接。入液接口（黄色）与 BS330 动脉端相连，出液接口（绿色）与 HA330- Ⅱ出口端连接

步骤	图示	注释
8	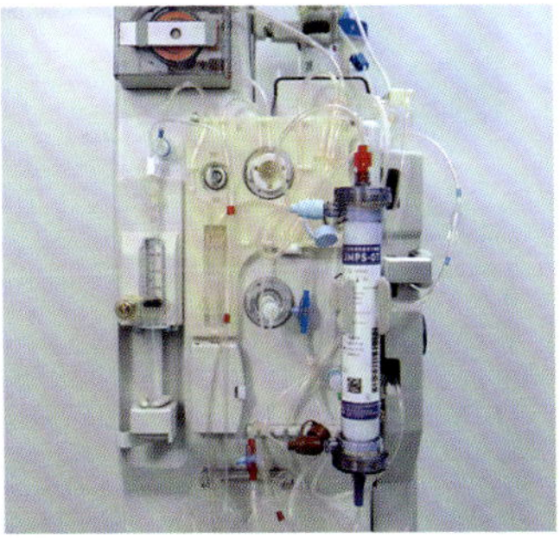	连接膜型血浆分离器（1 级膜）。动脉管路滤器端与血浆分离器动脉端相连接，静脉管路滤器端与血浆分离器静脉端相连接，血浆分离接口与血浆分离器出浆口（下端侧孔）相连接，滤过压管路与血浆分离器上端侧孔相连接。按【继续】键
9	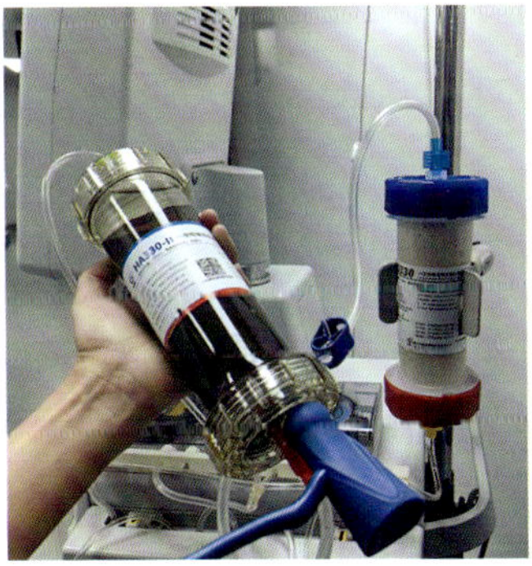	**预冲** 进入“清洗置换”界面，检查所有夹子处于开放状态，按【开始清洗】键。当预冲液进入膜型血浆分离器后，轻拍、搓揉膜型血浆分离器完成排气。当进行到第 6 步（清洗）时，轻拍、搓揉 BS330，待 BS330 排气后，用排气锤敲击 HA330-Ⅱ完成排气。仪器提示清洗结束，将静脉管路接换至 0.9% 氯化钠注射液，按【开始置换】键
10	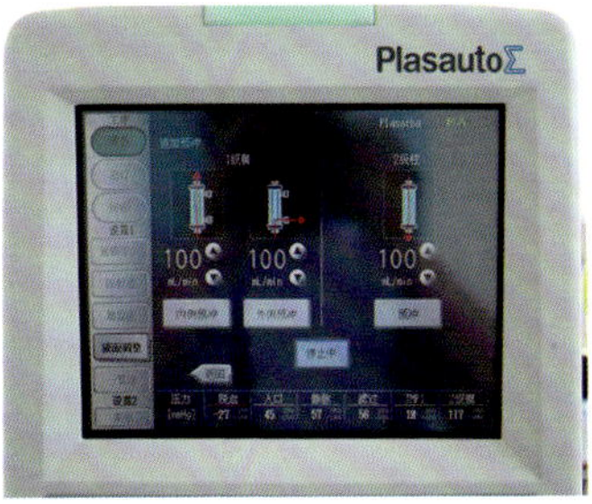	置换结束，根据需要选择是否追加预冲。如果需要追加预冲，按【追加预冲】键，分别对 1 级膜内侧预冲、外侧预冲及 2 级柱设置相应预冲量。若不需要，可直接进入下一步

步骤	图示	注释
11	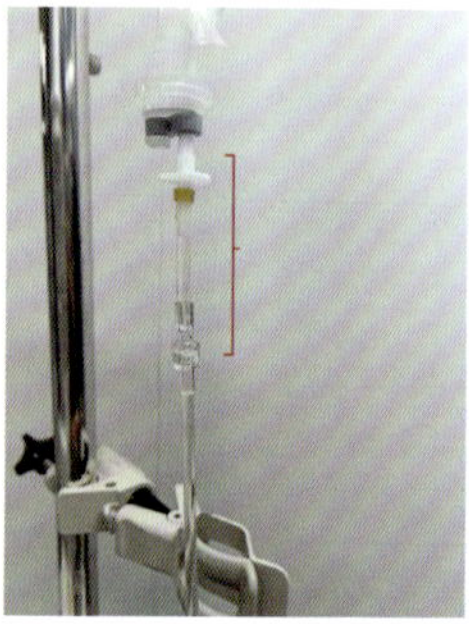	**按仪器提示** ①将预冲管路（B）连接0.9%氯化钠注射液（回收用），此处需要用到白色穿刺针
	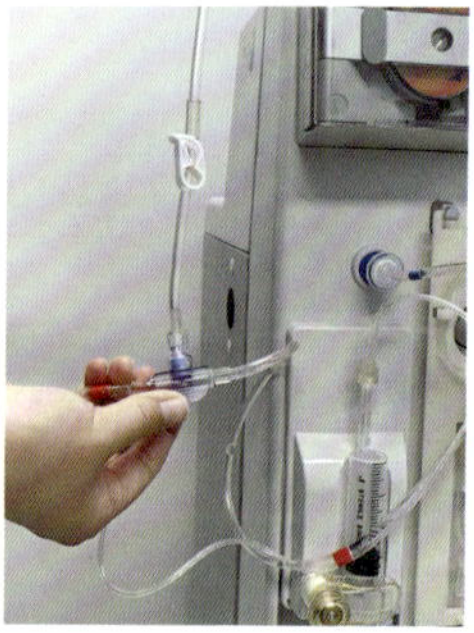	②关闭动脉、静脉、预冲管路（A）的管路夹 ③**将预冲管路（A）与输液合流部相连，为后续密闭式回血做准备。**按【治疗】键 **注意：**预冲管路（A）与静脉管路拆分后，关闭蓝色接头处的管帽
12	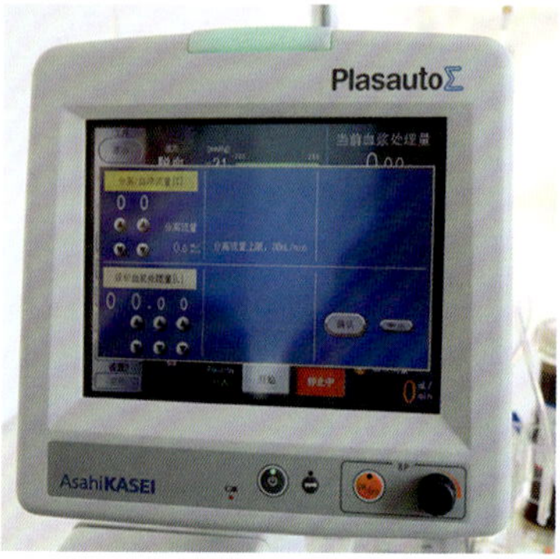	**参数设置** 按【治疗】键，进入“治疗界面”，按【运转条件】键，遵医嘱设置分浆比、目标血浆处理量。分浆比为20%～30%。按【确认】键。按【注射器】键。遵医嘱持续按【快送】键给予首剂抗凝药物，随后设置维持剂量，最后按【确认】键完成操作。按【加温器】键，将出口及入口温度设置为37 ℃。按【确认】键

步骤	图示	注释
13	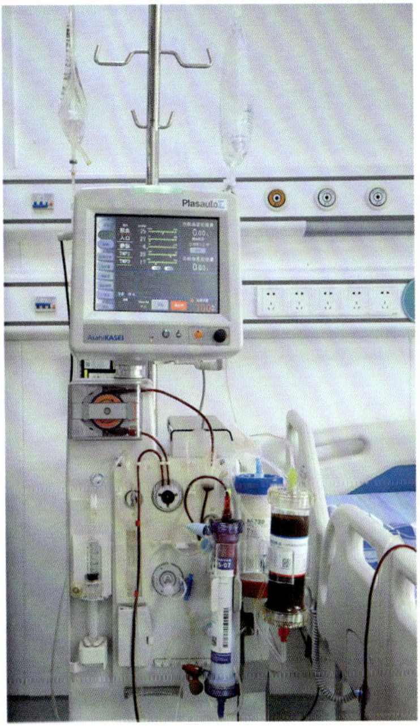	**开始 DPMAS 治疗** 将动脉管路末端与密闭式废液袋分离后连接患者，将静脉管路上的蓝色接头卸下后连接患者，打开动脉管路与静脉管路夹。按【血泵开关】键，旋转血泵流量设置器调节血液流量，逐渐提升血泵流速至治疗速度。此时注意观察患者生命体征与压力参数，体外循环充分后，按【开始】键开始治疗
14	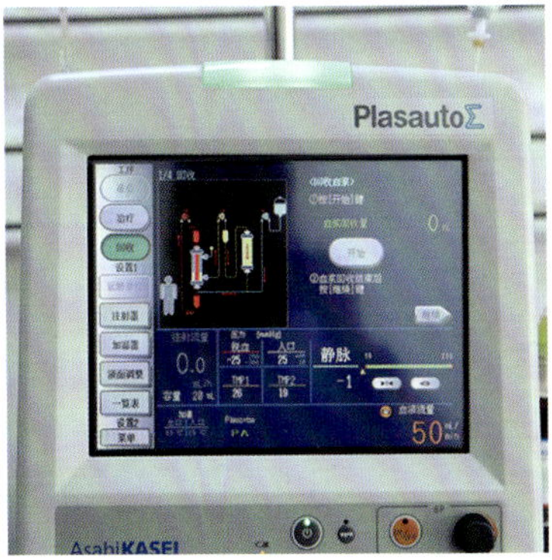	**回浆** 达到治疗量后，按【停止】键，降低血泵速度至 50～60 ml/min。按【回收】键，进入“回收血浆”界面。遵医嘱设置血浆回收量，按【开始】键进行血浆回收，当 HA330- Ⅱ 顶端出现空气时，提示血浆回输完毕，按【停止】—【继续】键。如不需要回收血浆，可直接按【继续】键

步骤	图示	注释
15	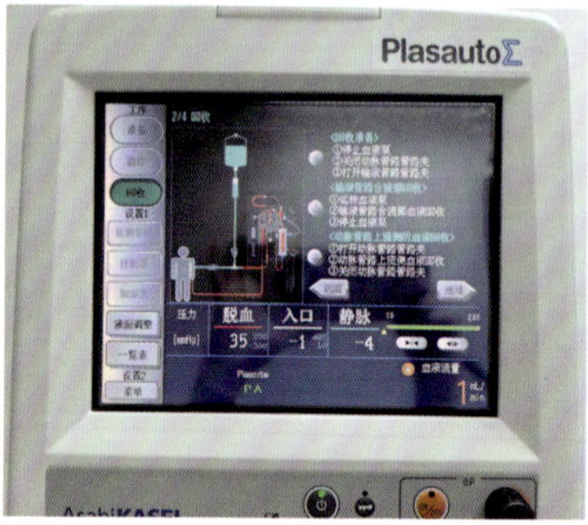	**回血** 按仪器提示完成输液管路合流部及动脉管路上流侧的血液回收。按【继续】键
	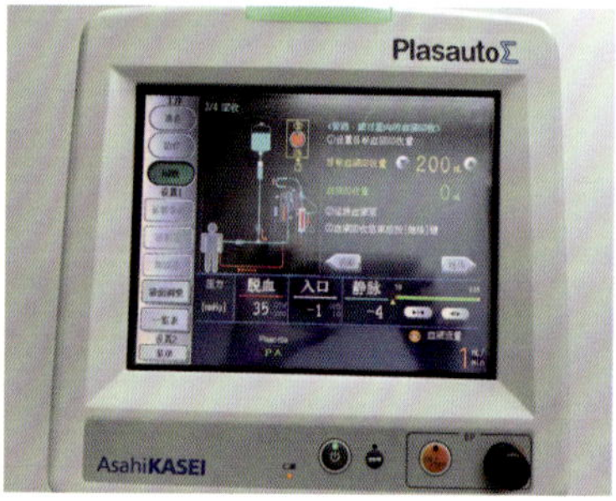	遵医嘱设置目标血液回收量，按仪器提示完成管路、滤过器内的血液回收。按【继续】键
16	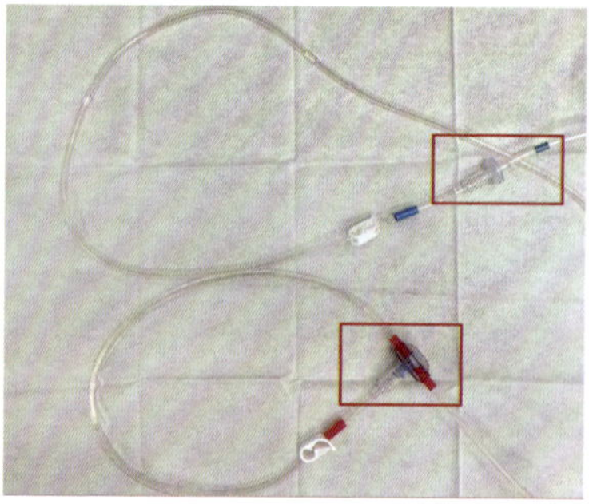	**结束治疗** 治疗结束，关闭动静脉管路夹，断开体外循环管路与患者中心静脉置管的连接。按【废弃管路】键，之后长按【电源开关】键5 s以上关机。撤管之前，**动静脉患者端与除入口压以外的任一接口连接，**保证管路中所有管夹处于夹闭状态，以不遗撒为原则

（谷艳梅　席双梅　郑煜琳）

第二节　双重血浆分子吸附系统联合血浆置换操作方法

一、A 款设备操作方法

（一）DPMAS 序贯 PE

1. 不回收二级装置内血浆，直接转换模式

步骤	图示	注释
1	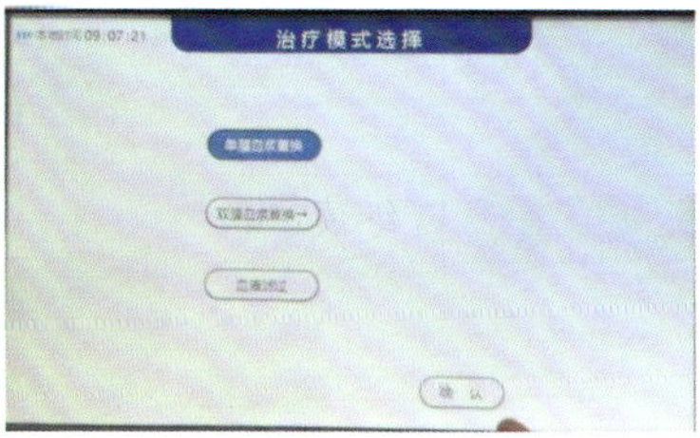	完成吸附治疗后，在吸附模式中依次按【进入回血】—【确认】—【确认】—【结束】—【再次使用】键，进入到“治疗模式选择”界面，按【单膜血浆置换】—【确认】键。在“单膜血浆置换物品准备”界面，按【确认】键 **开始血浆置换 PE 治疗** 在“单膜血浆置换”界面，依次按【治疗】—【确认】—【开始】键
2	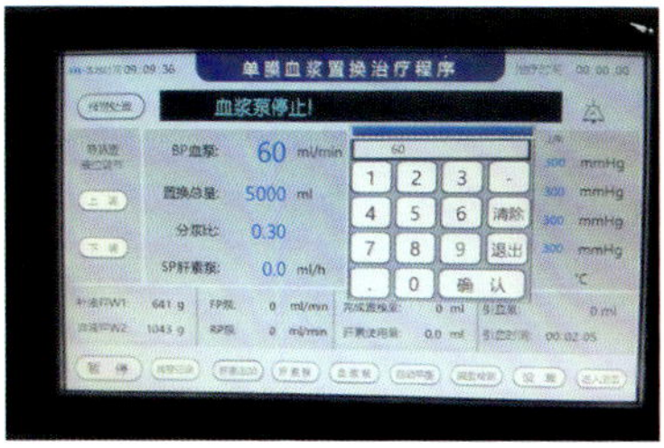	在治疗界面的 BP 血泵处手动输入泵速，也可手动旋转血泵旋钮运转血泵，速度为 50 ~ 60 ml/min（视情况而定）

步骤	图示	注释
3	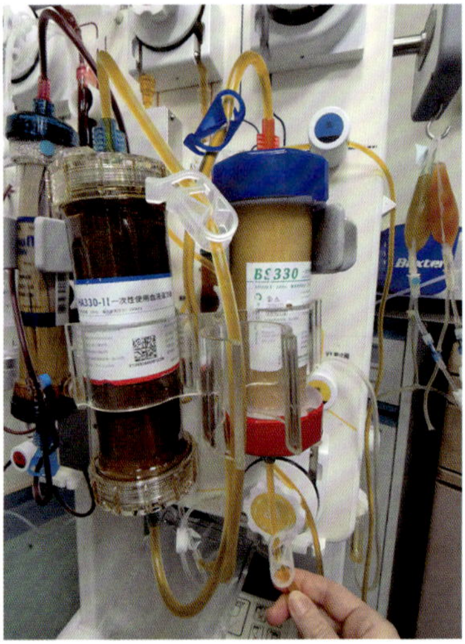	夹闭二级组件相关的三个夹子，即BS330入口端、HA330-Ⅱ出口端、短连管上的管夹
	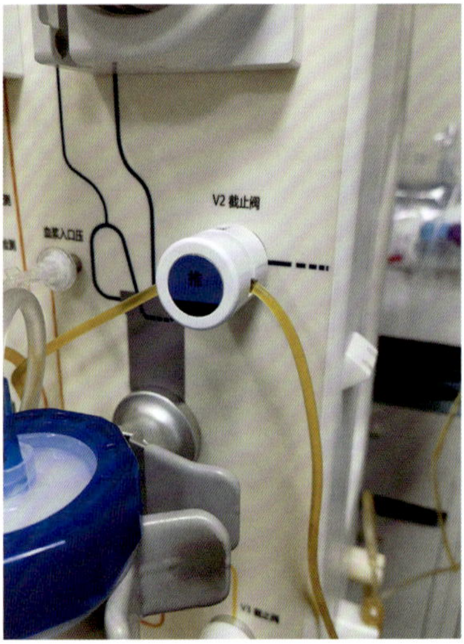	确认经过V2截止阀的血浆壶侧支延长管与废液袋连接紧密，延长管管夹与液体收集袋管夹均打开，之后提升血泵速度至治疗速度，或视情况而定

步骤	图示	注释
4	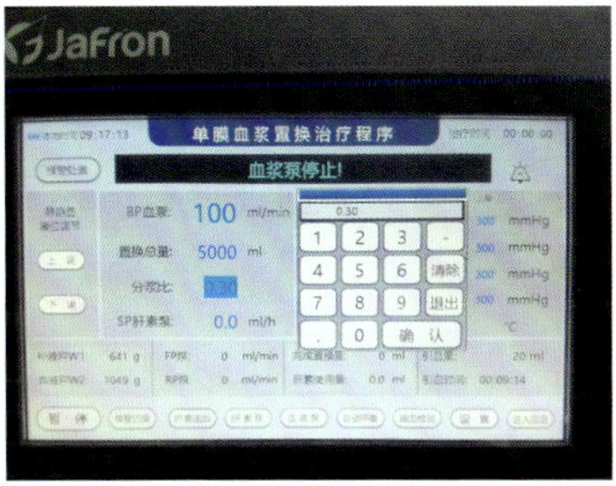	PE 参数设置 有两种设置方法，即在治疗界面设置和设置界面设置 ①在治疗界面设置 治疗界面左侧：点击蓝色字体可进行 BP 血泵、置换总量（可采用默认值）、分浆比、SP 抗凝泵设置 具体数值：BP 血泵 100 ml/min；FP/BP 20% ~ 30%；RP/FP 100%（或视情况遵医嘱执行）；抗凝泵剂量遵医嘱执行
	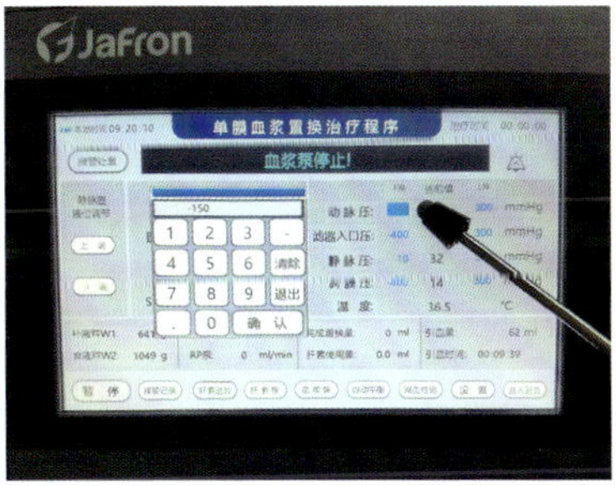	治疗界面右侧：点击蓝色字体可进行动脉压、滤器入口压、静脉压、跨膜压的压力上限和下限设置（也可采用默认值），设置后按【确认】键
	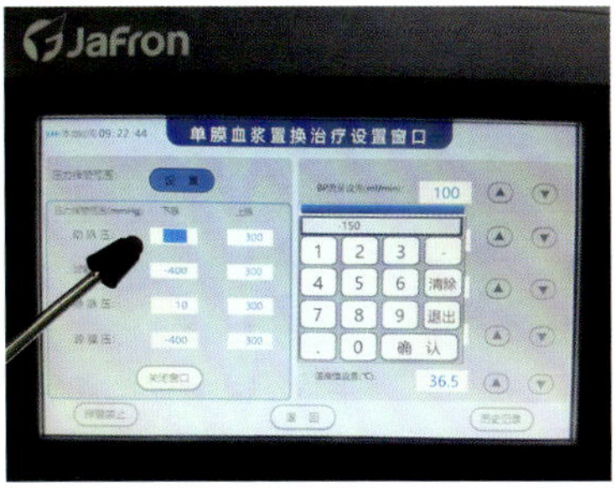	②在设置界面设置 **屏幕左侧**：按压力报警范围对应的【设置】键，可进行动脉压、滤器入口压、静脉压、跨膜压上限和下限设置。设置后，按【关闭窗口】键

步骤	图示	注释
5	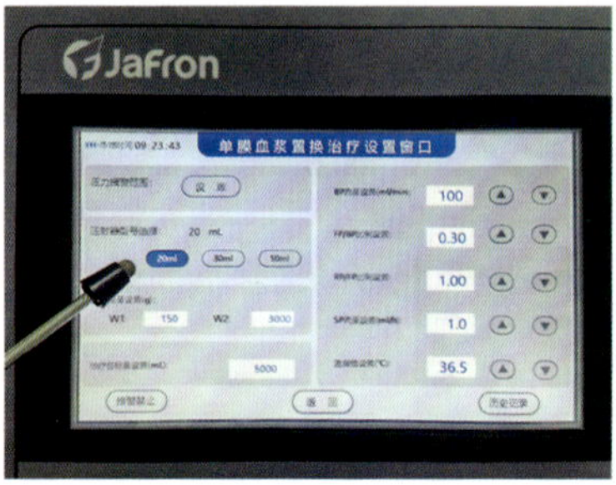	注射器型号选择操作同双重吸附模式，按 20 ml、30 ml、50 ml 选择抗凝泵注射器规格
6	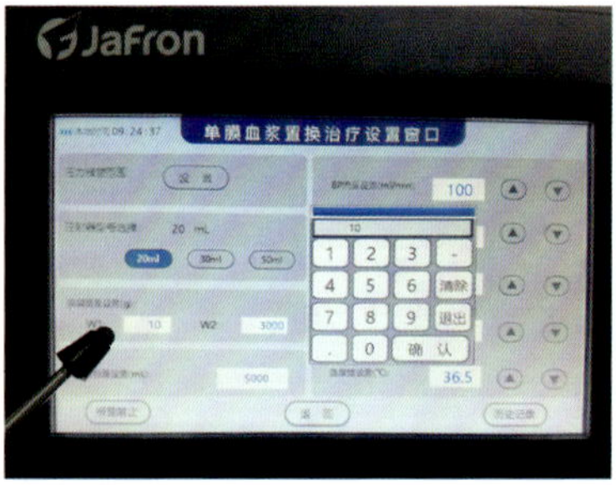	**W1 秤设置** 按 W1 秤对应的数字，输入 0 或操作者认为的适合重量 （W1 换袋重量是指需要更换的补液量低限。如设置为 10 g，即血浆或补充液还剩 10 g（10 ml）时，设备报警提示更换液袋）
7	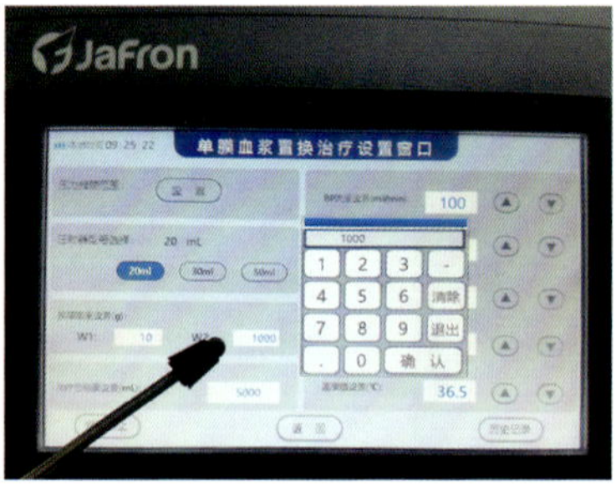	**W2 秤设置** 按 W2 秤对应的数字，输入本次治疗量或采用默认值均可 （W2 换袋重量是指需要更换的废液袋重量的高限。如废液袋容量为 2 L，可设置为 2000 g，即废液达到 2000 g（2000 ml）时，设备报警提示更换液袋）

步骤	图示	注释
8	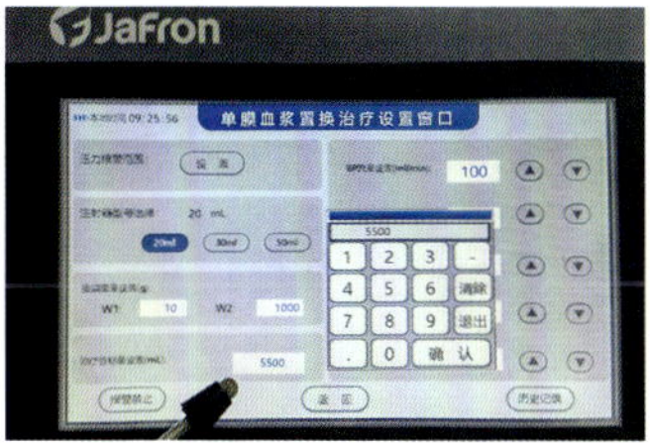	按【治疗目标量设置】对应的蓝色字体，输入本次血浆置换量，按【确认】键（也可以采用默认值）
9	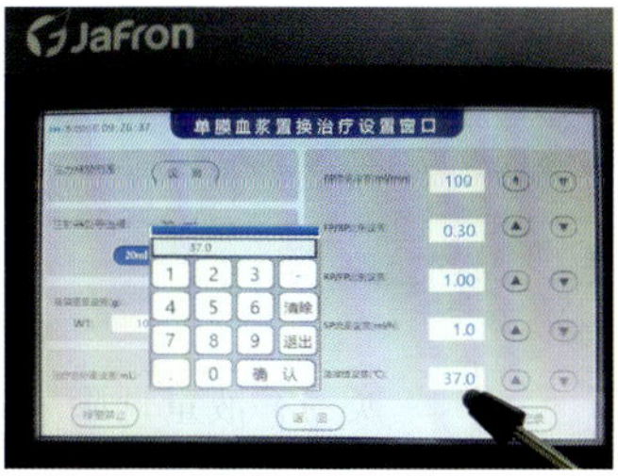	**屏幕右侧：**点击文字对应的蓝色字体或上下箭头，可进行 BP 流量设置、FP/BP 比例设置、RP/FP 比例设置（1.0 表示 100%）、SP 流量设置以及温度值设置 具体数值：BP 100 ml/min；FP/BP 0.20～0.30；RP/FP：1.00（或视情况遵医嘱执行）；抗凝泵剂量遵医嘱执行
10	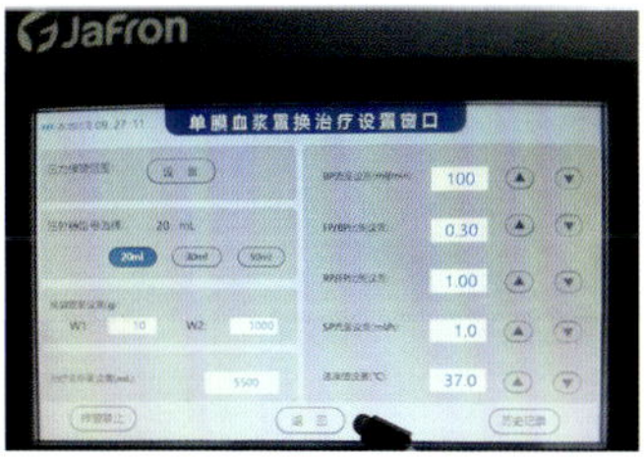	参数设置完毕后，按【返回】键，进入治疗界面
11	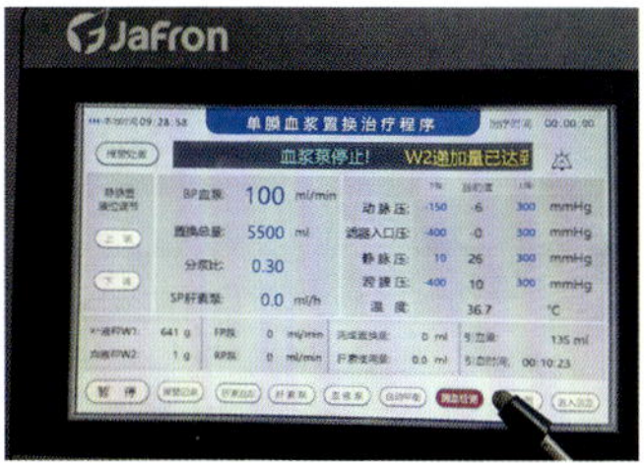	按【漏血检测】键，开启漏血检测

步骤	图示	注释
12	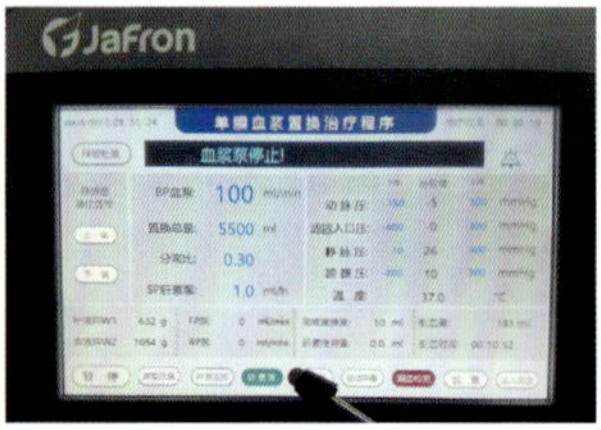	**给予抗凝** 按【肝素泵】键启动抗凝泵运行，给予首剂抗凝剂，操作方法同双重血浆吸附治疗中抗凝泵操作相关内容
13	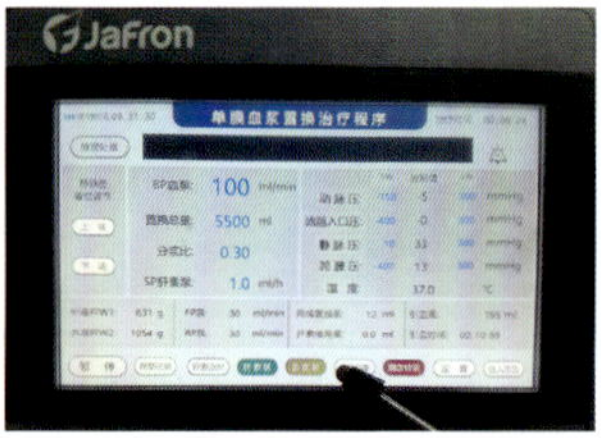	按【血浆泵】键，开始血浆置换治疗 **注意：**治疗过程中及时更换血浆，避免空气进入
14	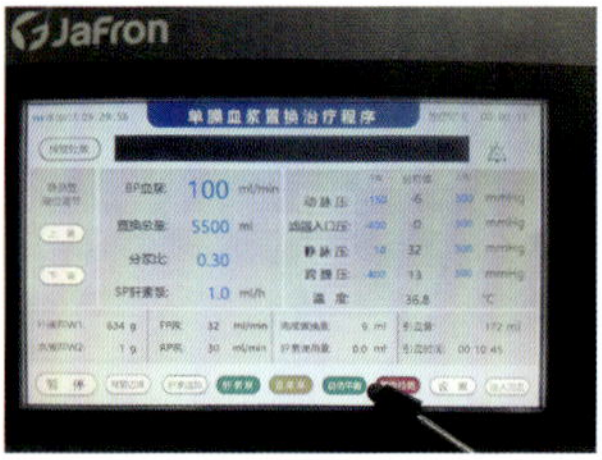	血浆置换治疗过程中，自动平衡检测可选择开启或不开启，完成血浆治疗量即可

2. 回收二级装置内血浆后再进行模式转换

步骤	图示	注释
1		在吸附模式中依次按【进入回血】—【确认】键，进入“血浆吸附回血准备”界面，按【确认】键，进入“血浆吸附回血程序”，按【开始】键—回血目标量【不设置】键

<table>
<tr><th>步骤</th><th>图示</th><th>注释</th></tr>
<tr><td>2</td><td>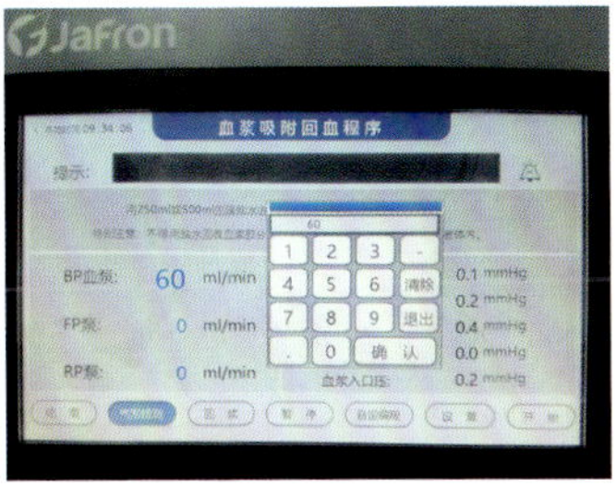
</td><td>使用血泵旋钮或直接输入BP血泵速度，运行血泵，仅作为维持血液循环使用，建议速度为 50 ~ 60 ml/min，或视情况而定</td></tr>
<tr><td rowspan="2">3</td><td>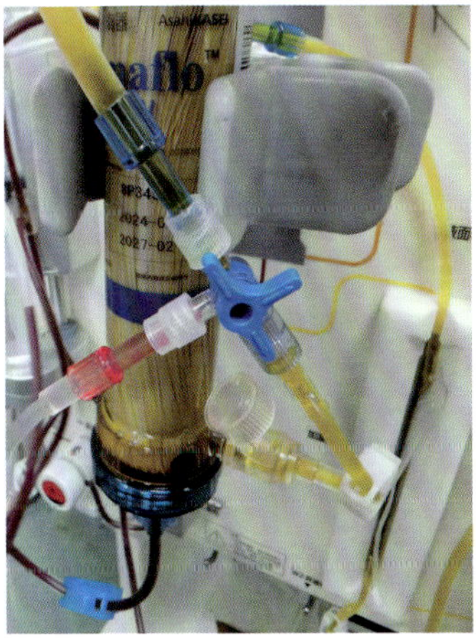</td><td>当血浆分离器为汉森接口（宽口）
同时夹闭血浆分离器下端侧孔转换头延长管与血浆泵前管，断开后与三通两侧直孔连接。使用补液导管连接 0.9% 氯化钠注射液 500 ml 排气后连接三通侧孔，侧孔关闭，呈备用状态</td></tr>
<tr><td>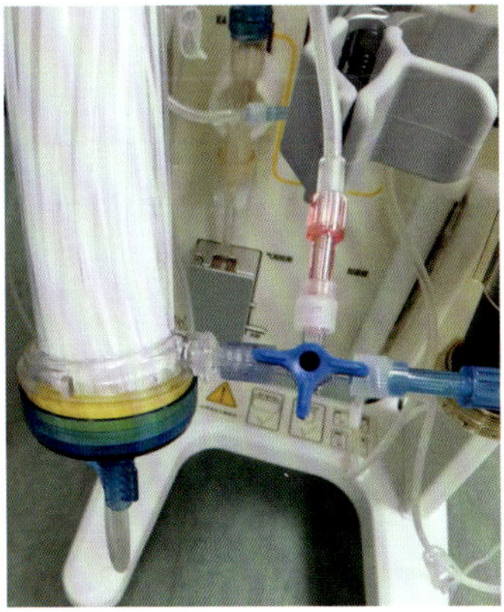</td><td>当血浆分离器为鲁尔接口（窄口）
在安装步骤时即在血浆分离器下端侧孔处连接三通。使用补液导管连接 0.9% 氯化钠注射液 500 ml，排气后连接三通侧孔，侧孔关闭，呈备用状态</td></tr>
</table>

步骤	图示	注释
4	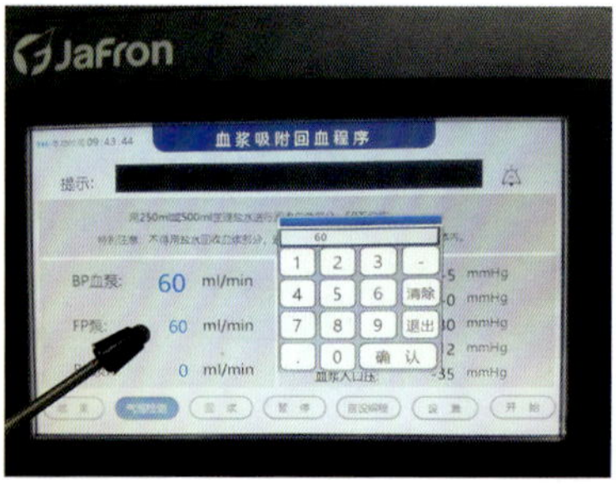	按屏幕上 FP 泵对应的蓝色字体，输入 FP 泵速度：50～60 ml/min，或视情况而定
5	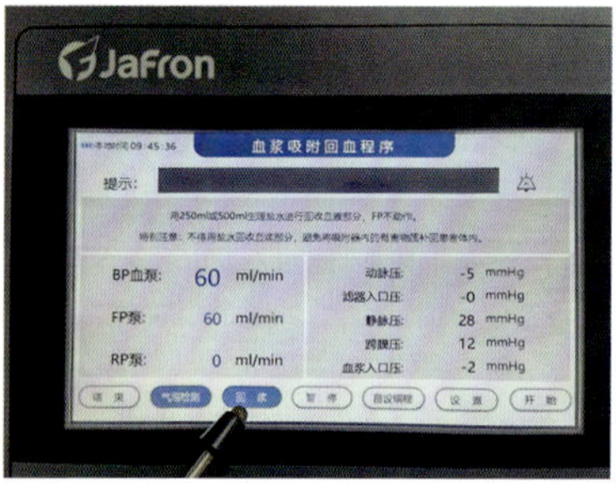	按【回浆】键运转 FP 泵
6	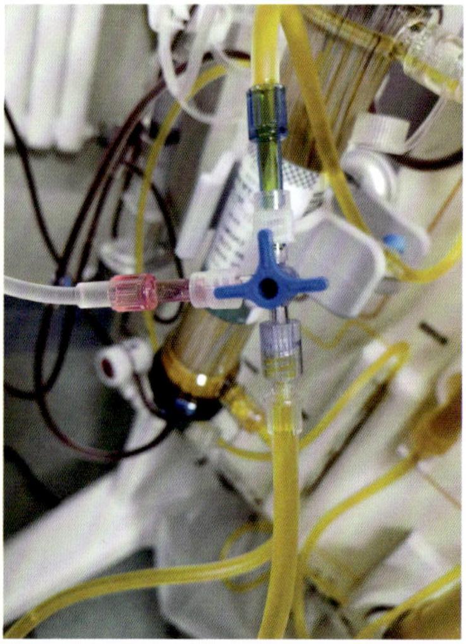	旋转三通，阻断近血浆分离器下端侧孔出口，其余两侧端口开放

步骤	图示	注释
7	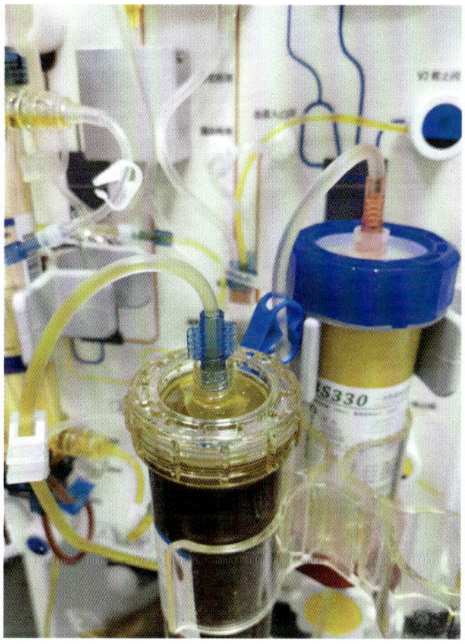	血浆在FP泵作用下依次进入血浆壶至二级组件，当二级组件顶端液体颜色变浅时，按【回浆】键，停止FP泵。此时旋转三通，阻断0.9%氯化钠注射液连接侧，使血浆分离器下端侧孔出口与FP分浆管连通；此后可进行模式转换，具体操作同不回收二级装置内血浆转换为单膜血浆置换模式的操作方法
8	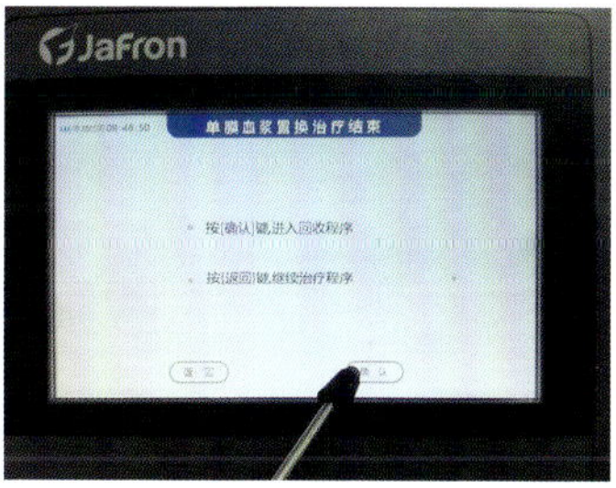	**结束PE治疗** 如果此前设置了血浆治疗目标量，当血浆置换量达到设置值时，设备自动进入回收程序 如果未设置血浆治疗目标量，采用默认值，可在血浆注入完毕时，按【确认】键，进入回收程序
9	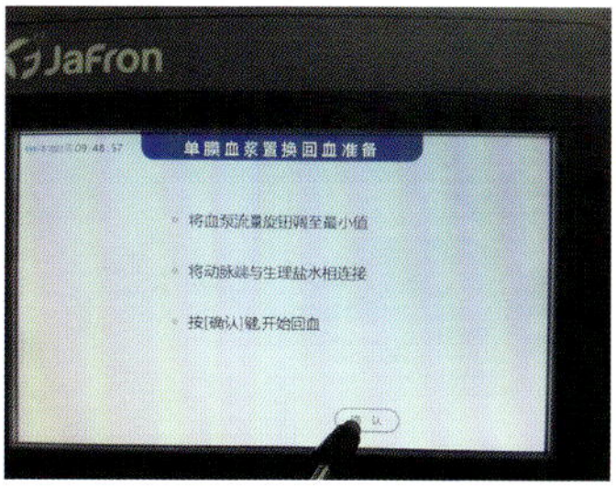	在“单膜血浆置换回血准备”界面，按【确认】键，根据操作提示进行回血（根据需要设置或不设置回血目标量），回血操作参照双重吸附下机回血步骤；关机、移除管路、终末处理与仪器处理等同双重吸附操作

（二）PE 序贯 DPMAS

步骤	图示	注释
1	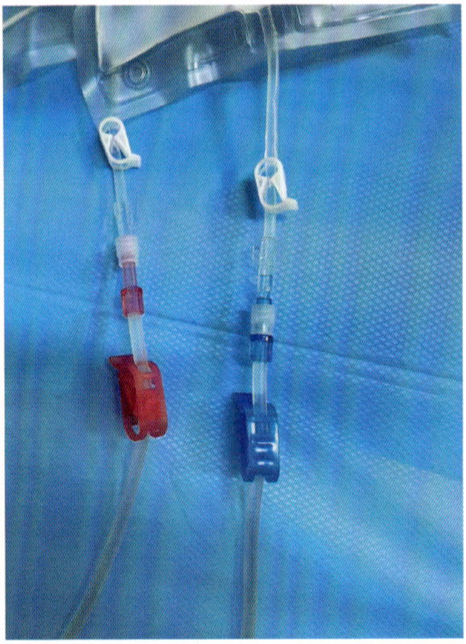	先按血浆吸附治疗模式完成体外循环系统安装与预冲，确认夹闭动静脉端与排液袋处 4 个管夹
2	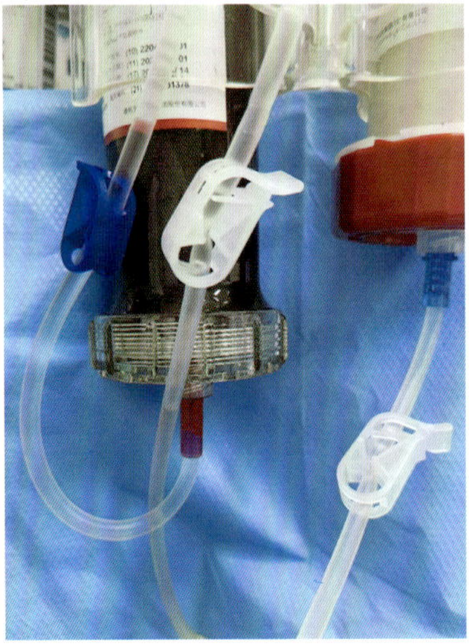	确认夹闭 BS330 入口端、HA330-Ⅱ出口端，以及短连管上的管夹

步骤	图示	注释
3	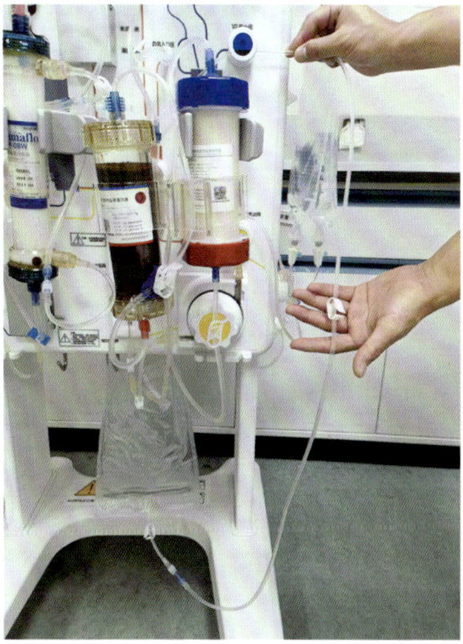	确认经过V2截止阀的血浆壶侧支延长管与废液袋的管夹均为开放状态，废液袋容量充足
4	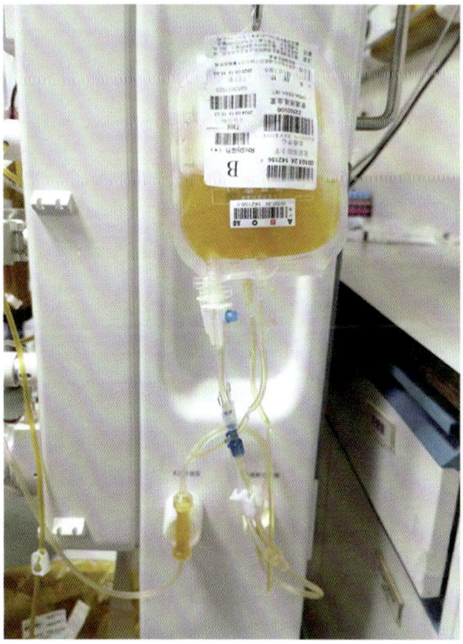	确认补液侧连接血浆或替代液，管夹开放；补液壶正向放置；补液空气探测管置入补液断流检测 **注意**：如果同时连接两袋血浆，在进行血浆置换治疗时仍需要分别输入，不可同时输入

步骤	图示	注释
5	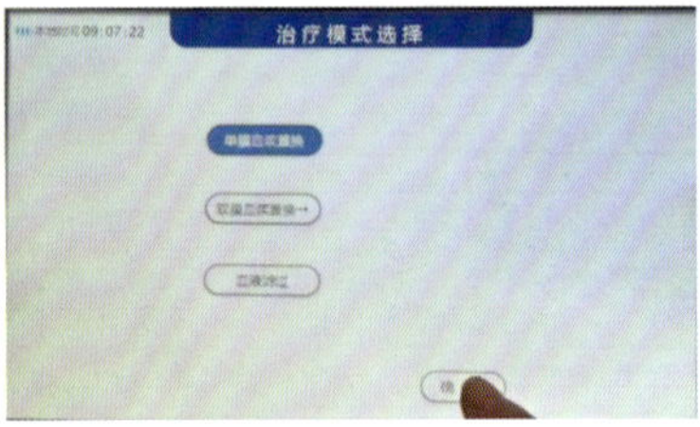	将双重吸附治疗模式转换为单膜血浆置换模式，按【进入回血】键，血浆吸附治疗结束，按【确认】—【结束】—【再次使用】键
6		开始 PE 治疗 按【单膜血浆置换】—【确认】—【确认】—【治疗】—【确认】—【开始】键，直接进入 PE 治疗模式，PE 治疗操作方法与参数设置参见 DPMAS 序贯 PE 中相关内容
7		完成血浆置换量后，**将治疗模式由单膜血浆置换转换为血浆吸附治疗**，按【进入回血】—【确认】—【确认】—【结束】—【再次使用】键
8	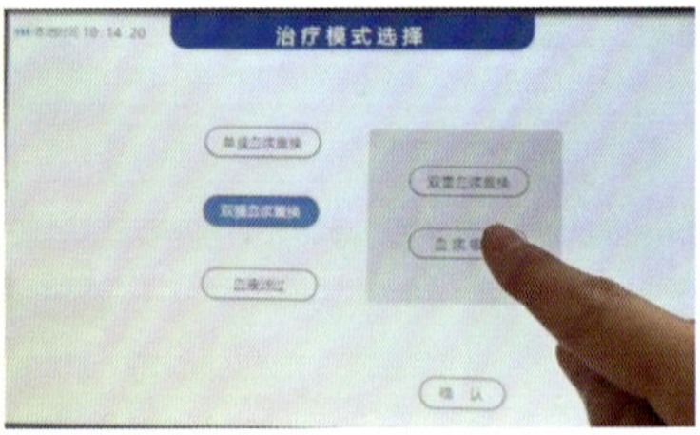	开始 DPMAS 治疗 按【双膜血浆置换】—【血浆吸附】—【确认】—【确认】—【治疗】—【确认】—【开始】键直接进入治疗模式。此时需确认 BS330 入口端、HA330- Ⅱ出口端、短连管上的管夹均为开放状态。治疗中参数设置、抗凝给予、操作方法以及下机回收等参见血浆吸附中相关内容

（李　颖　郭　彤）

二、B款设备操作方法

(一) DPMAS序贯PE

步骤	图示	注释
1	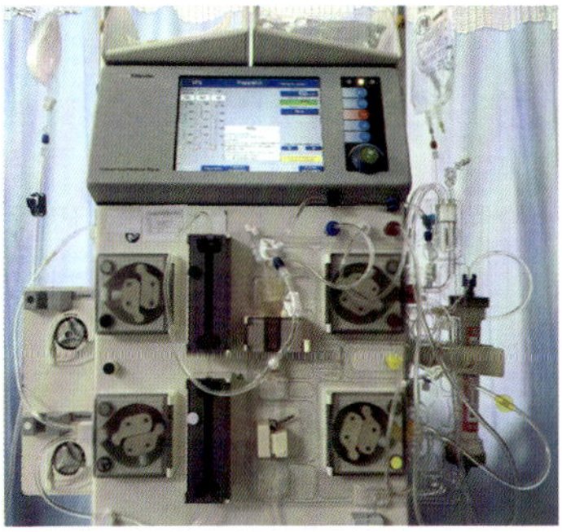	DPMAS序贯PE建议选择MPS模式进行管路安装和预冲
2	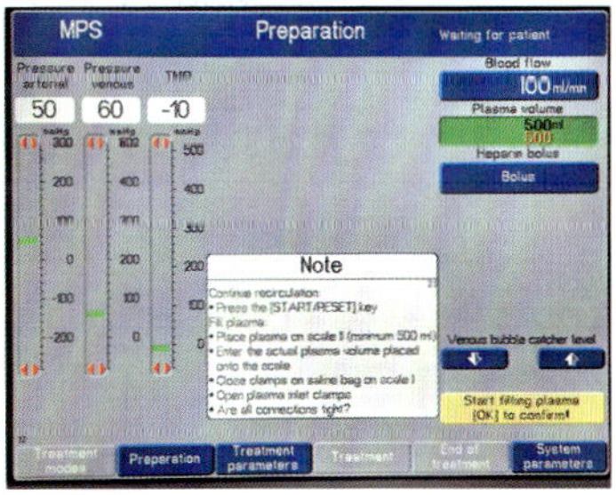	预冲完毕后，秤Ⅱ悬挂无菌液体进行液体填充
3	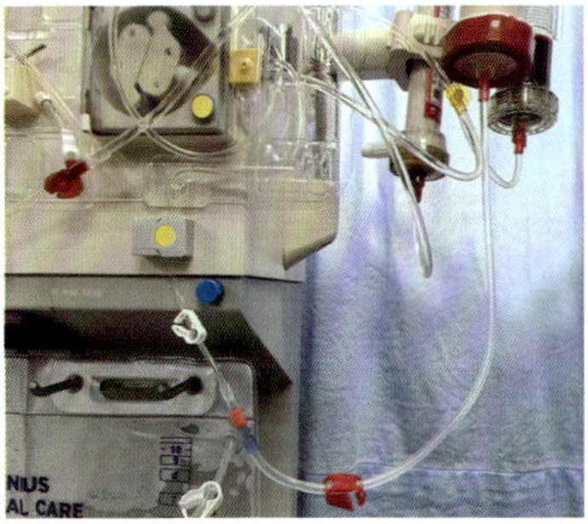	**建立DPMAS连接** 严格执行无菌操作，将血浆分离器滤出端接口与已预冲完毕的BS330入口端接口相连接

步骤	图示	注释
4	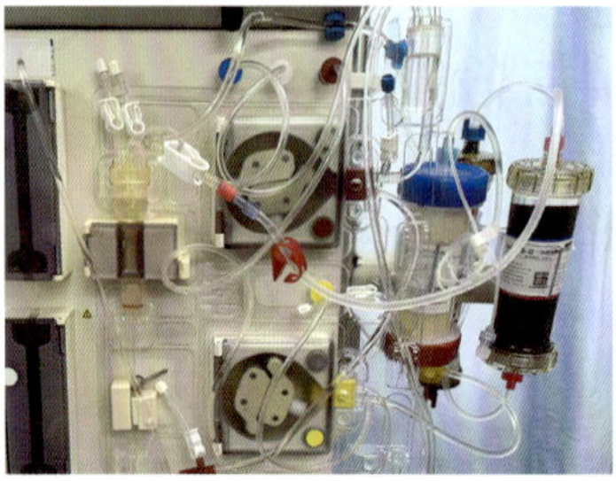	将 HA330- Ⅱ 出口端接口与静脉壶上端接口相连接
5	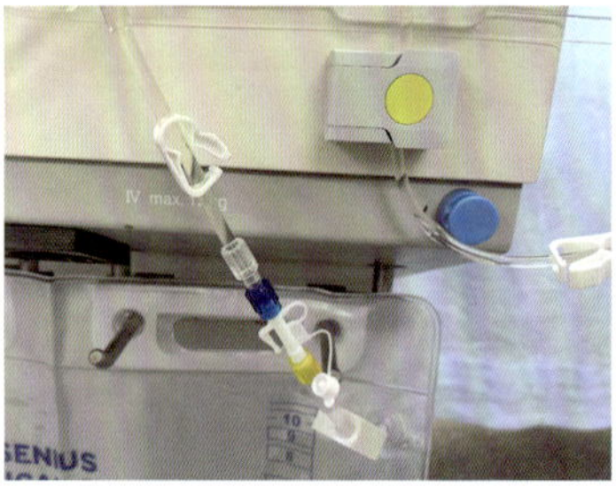	将 MPS 管路出口端接口与无菌废液袋接口相连接（因后续血浆治疗，液体及废液袋须无菌）
6	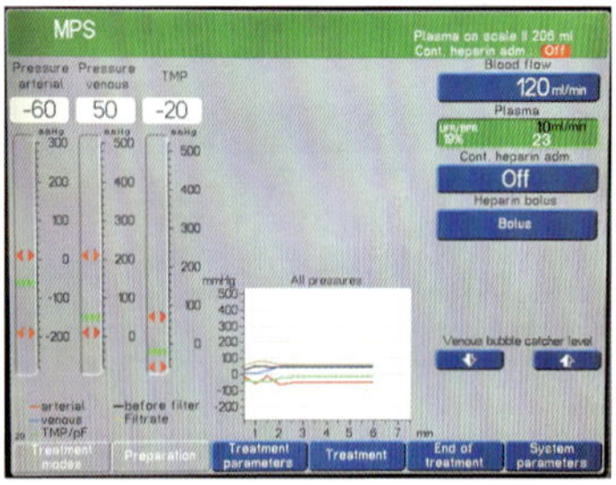	**治疗** 按流程评估血管通路、引血，设置治疗参数：血液流量 100 ~ 150 ml/min，分浆流量 10 ~ 30 ml/min，分浆流量不超过血液流量的 20%
7	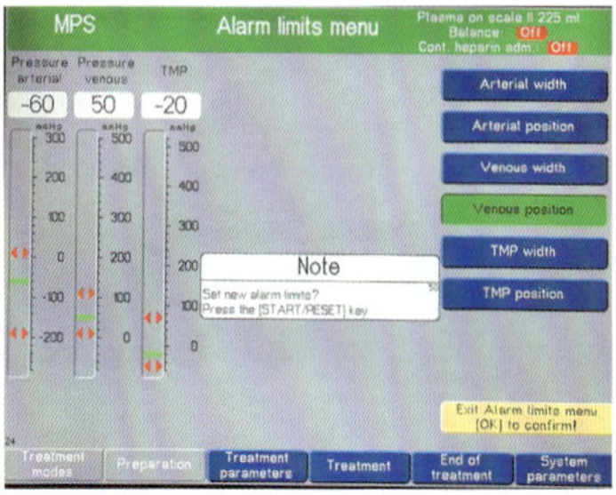	根据压力基础值及血浆分离器 TMP 限值设置报警上限和下限，及时更换液体

<table>
<tr><th>步骤</th><th>图示</th><th>注释</th></tr>
<tr><td>8</td><td>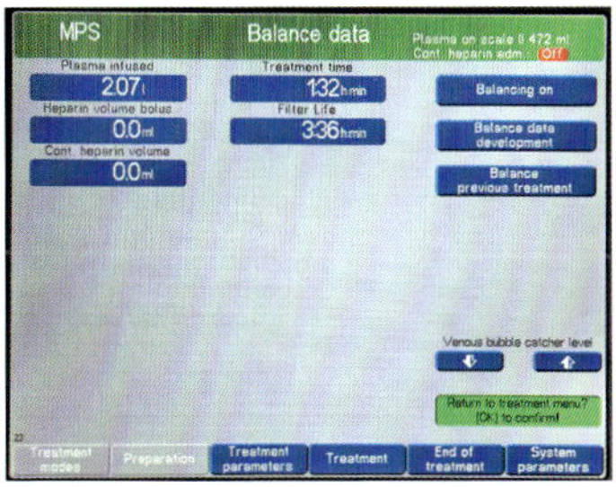
</td><td>回浆
吸附治疗完成，记录，根据医嘱确定是否回浆（回浆量为正平衡液体量）</td></tr>
<tr><td>9</td><td>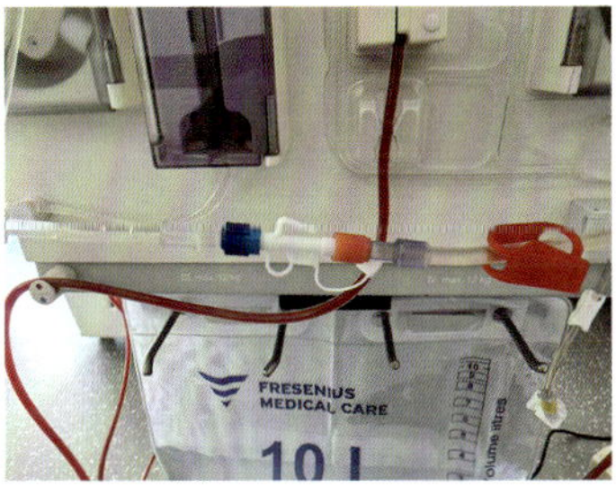
</td><td>进入换袋模式，将 MPS 管路出口端接口与 BS330 入口端接口相连接</td></tr>
<tr><td>10</td><td>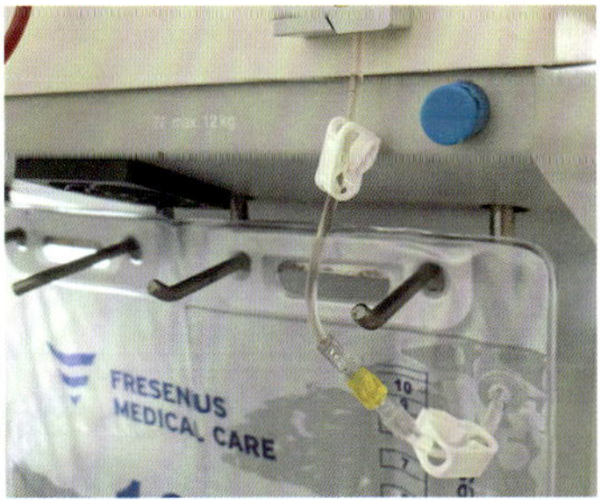
</td><td>将滤出端接口与废液袋接口相连接</td></tr>
<tr><td>11</td><td>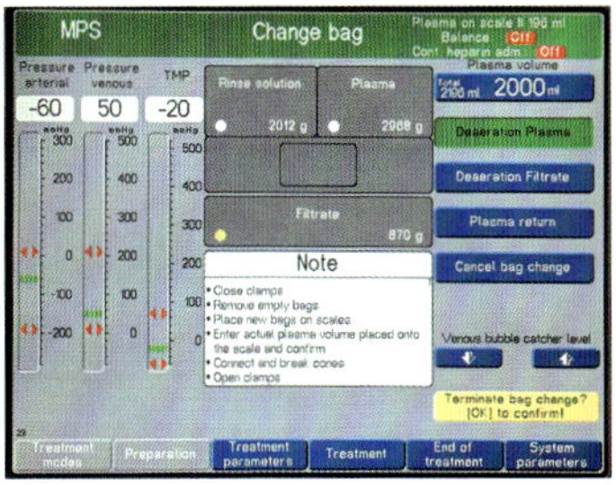
</td><td>在“换袋（Change bag）”页面，旋转【OK】按钮至“Deaeration Plasma”，持续按【OK】键进行回浆</td></tr>
</table>

步骤	图示	注释
12	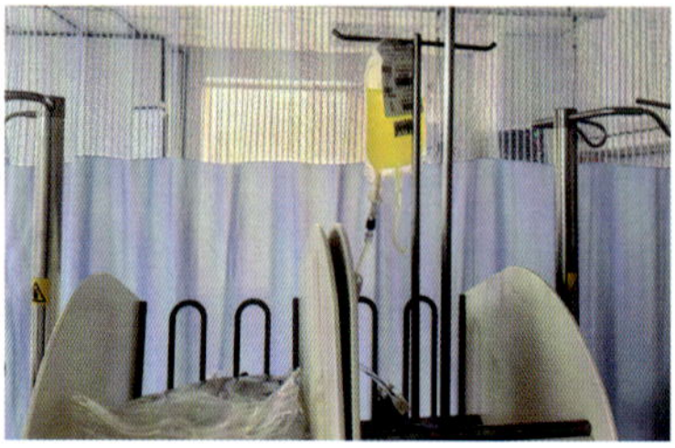	盐水回输约 200 ml 后，MPS 管路液体端接口连接血浆，继续回浆，直至 MPS 管路内血浆填充完毕
13	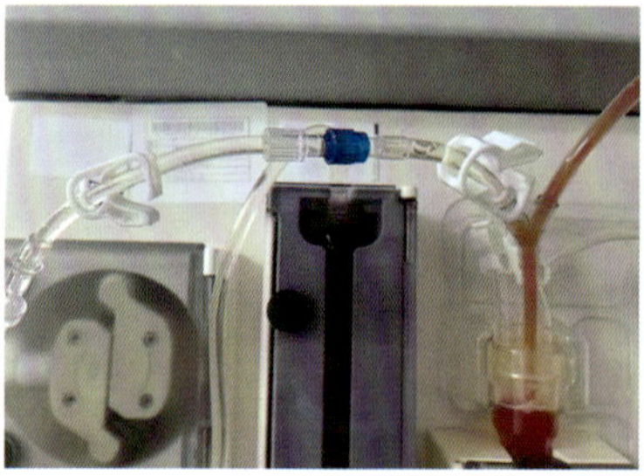	MPS 管路出口端接口改接静脉壶上端接口，除去 BS330 及 HA330- Ⅱ装置后继续根据医嘱行血浆置换治疗
14	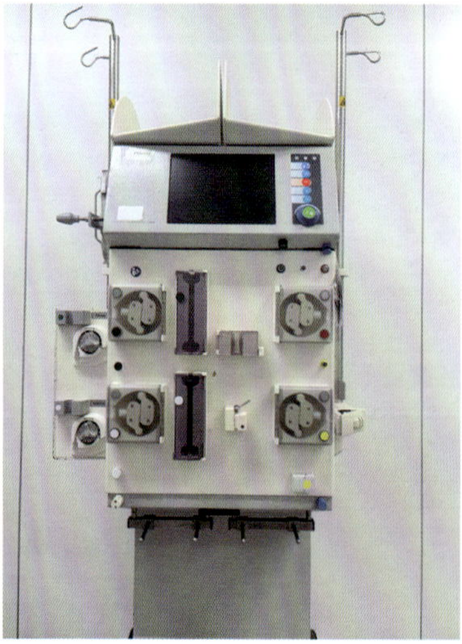	血浆置换治疗结束，按流程回血下机，记录，正确处理血管通路，分类回收医疗垃圾，清洁及消毒设备，备用

（二）PE 序贯 DPMAS

根据流程连接、预冲 DPMAS 装置。

步骤	图示	注释
1	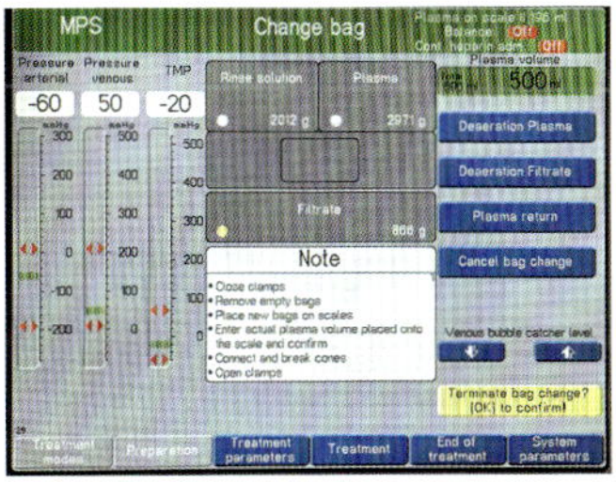	血浆袋中血浆置换完毕后，旋转设备按钮，进入“换袋（Change bag）”界面，秤Ⅱ放置无菌液体与 MPS 管路连接
2	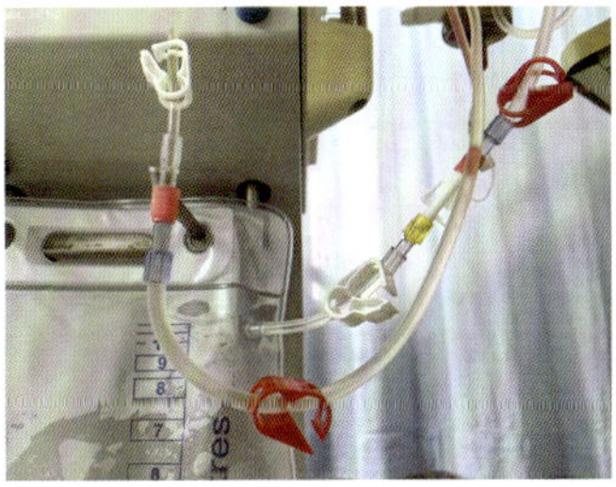	严格执行无菌操作，将血浆分离器滤出端接口与已预冲完毕的 BS330 入口端接口相连接，废液袋接口与 HA330-Ⅱ出口端接口相连接，继续治疗
3	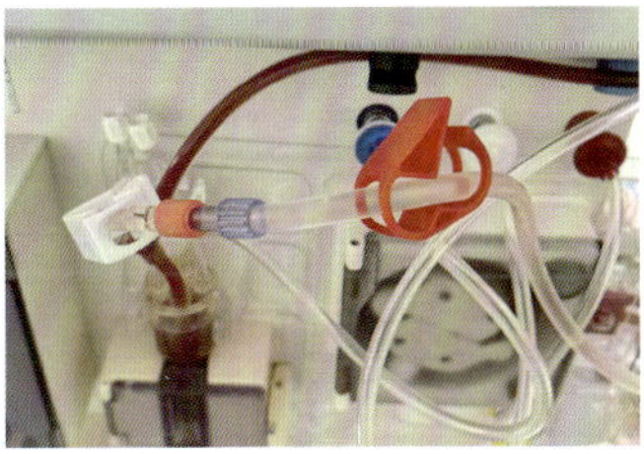	血浆从 HA330-Ⅱ引出后，旋转设备按钮，进入换袋模式，将 HA330-Ⅱ出口端接口与静脉壶上端接口相连接
4	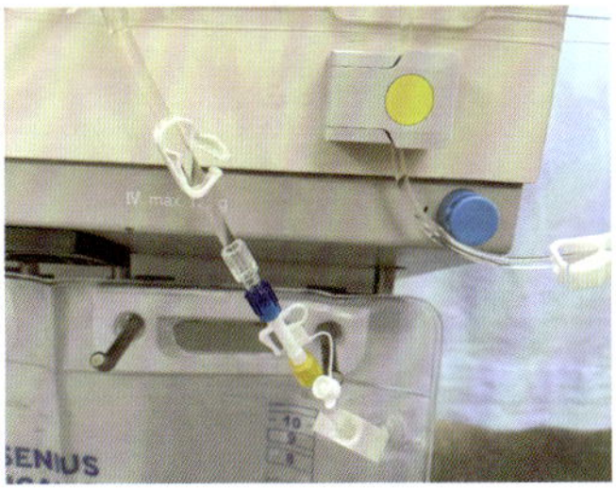	将 MPS 管路出口端接口与废液袋接口相连接，确保管路通畅

<table>
<tr><th>步骤</th><th>图示</th><th>注释</th></tr>
<tr><td>5</td><td>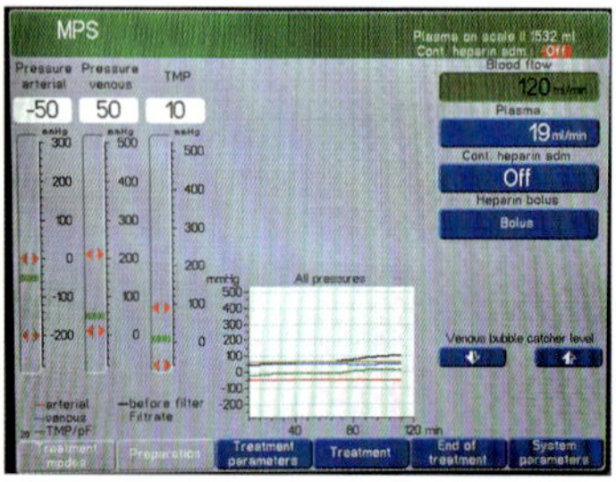
</td><td>开始治疗
旋转设备按钮，返回治疗界面，根据医嘱设置参数（血液流量100～150 ml/min，血浆流量为血流速度的10%～20%）</td></tr>
<tr><td>6</td><td>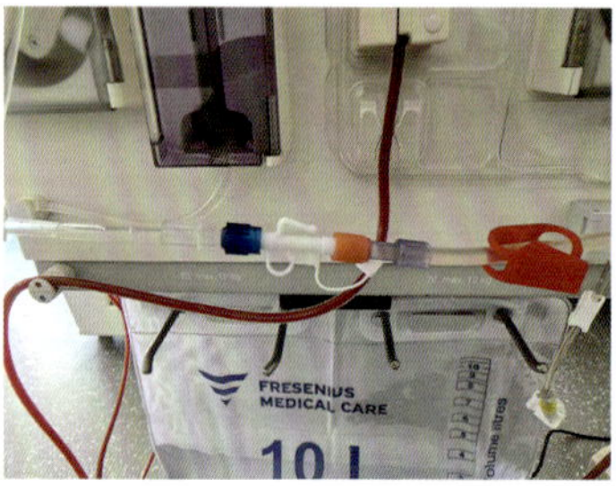
</td><td>回浆
吸附治疗完成，记录，根据医嘱确定是否回浆，进入换袋模式，将MPS管路出口端接口与BS330入口端接口相连接</td></tr>
<tr><td>7</td><td>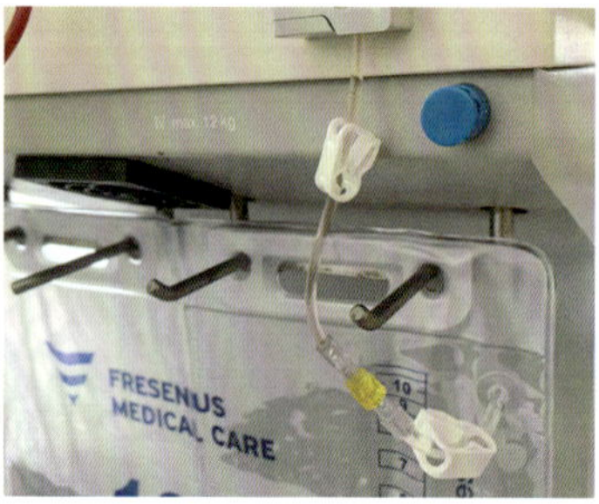
</td><td>将滤出端接口与废液袋接口相连接</td></tr>
<tr><td>8</td><td>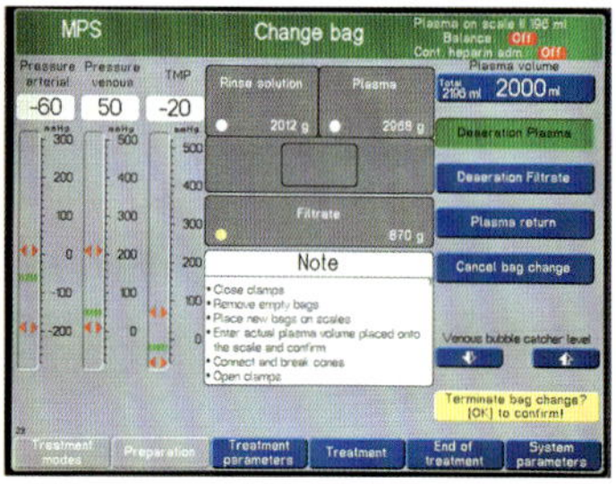
</td><td>在“换袋（Change bag）”页面中，旋转【OK】按钮至“Deaeration Plasma”，持续按【OK】键进行回浆（回浆量为正平衡液体量）</td></tr>
</table>

步骤	图示	注释
9	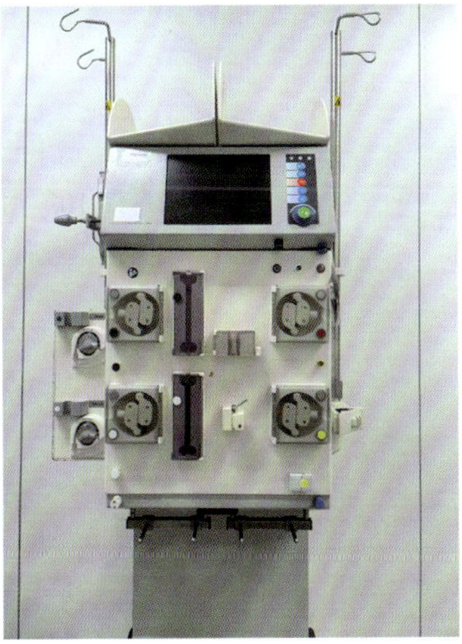	治疗结束，按流程回血下机，记录，正确处理血管通路，分类回收医疗垃圾，清洁及消毒设备，备用

（申艳玲　李海水　张亚兰）

三、D 款设备操作方法

步骤	图示	注释
1	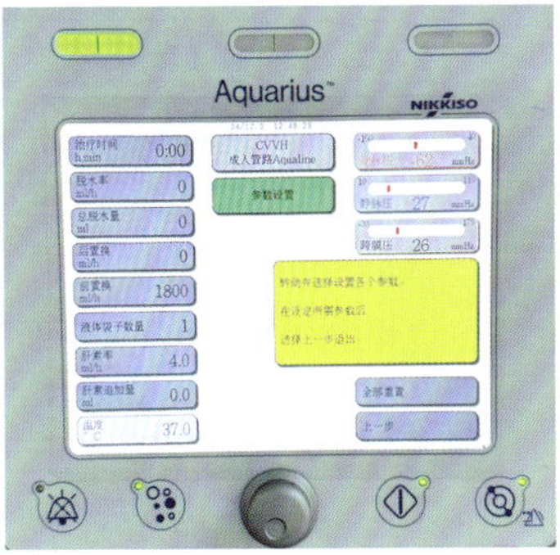	日机装 Aquarius DPMAS 序贯 PE 治疗，继续选择 CVVH 模式

步骤	图示	注释
2	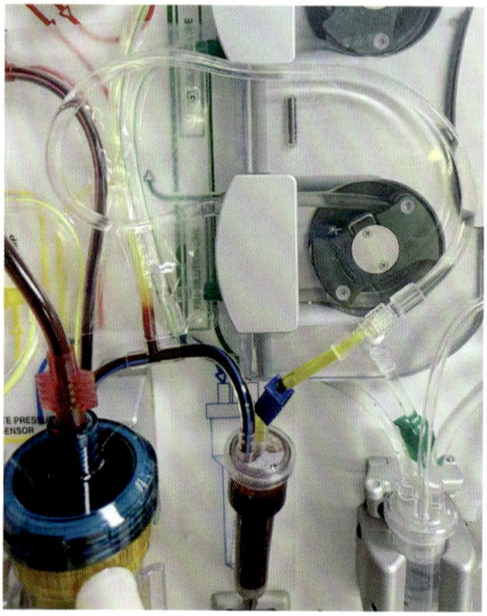	完成回浆后，按下【血泵】键暂停血泵，执行无菌操作，断开静脉壶与HA330-Ⅱ上ET-3连接管的连接；断开ET-4连接管/延长管与前置换液管路的连接；将前置换液管路与静脉壶相连接
	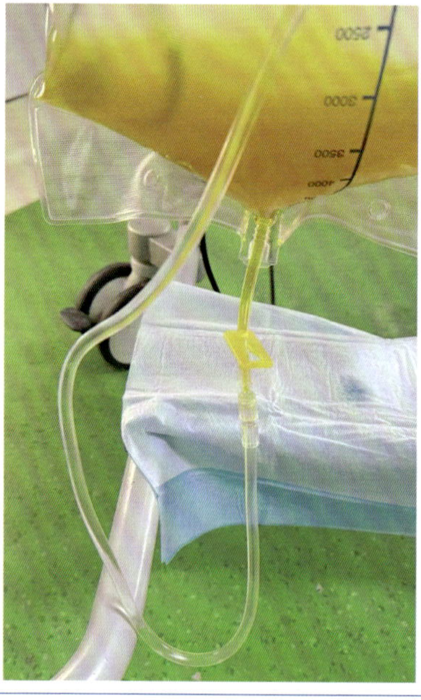	执行无菌操作，断开滤出液管路与BS330上ET-3连接管的连接；断开ET-4连接管/延长管与废液袋的连接；将滤出液管路与废液袋相连接

步骤	图示	注释
3	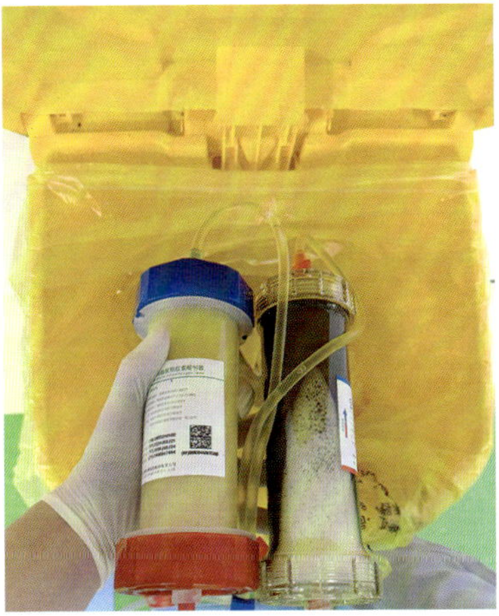	夹闭并撤除 BS330、HA330-Ⅱ、各个 ET-3 连接管、ET-4 连接管及 ET-5 连接管，按照医疗垃圾处理原则处理
4	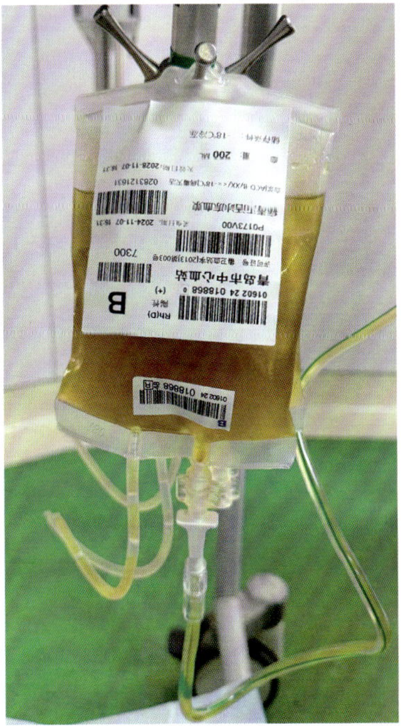	将血浆悬挂至置换液秤，并与置换液管路相连，打开体外循环管路各夹子

步骤	图示	注释
5	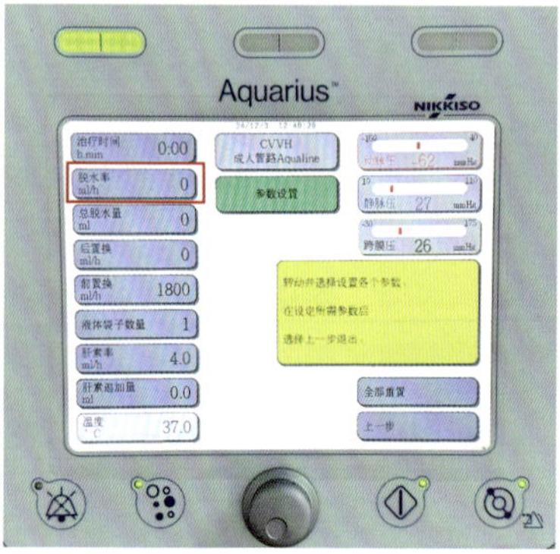	参数设置：点击主旋钮，将光标移至**“血流速度”**，按【主旋钮】键，选中**“血流速度”**，旋转【主旋钮】键，设置合适的血流速度，再次按【主旋钮】键确认 前置换、肝素率、肝素追加量、温度调节方法同血流速度调节 确认设置脱水率为0（红色方框标注部位）
6	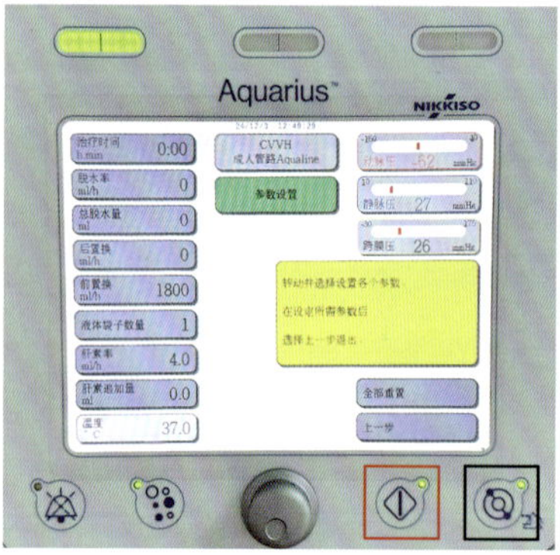	按【血泵】键（黑色方框标注部位），开启血泵运转 血泵正常运转后，按【平衡】键（红色方框标注部位），开启平衡系统，启动前置换液泵及废液泵进入治疗 治疗过程中需更换血浆时，按【平衡】键，关闭平衡系统后更换。更换结束时再次按【平衡】键，启动平衡系统，继续治疗，防止空气进入置换液管路

步骤	图示	注释
7	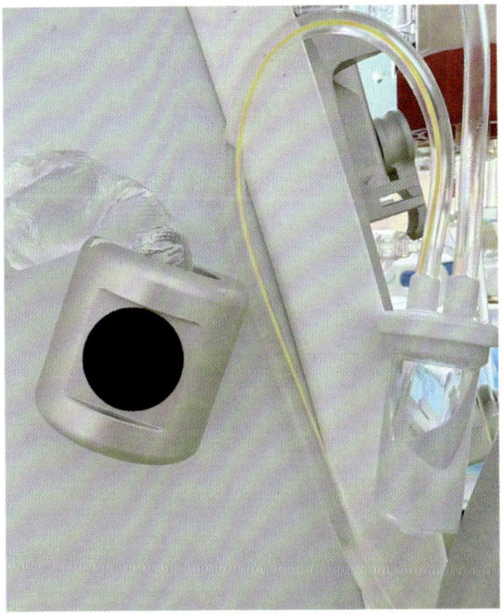	治疗过程中，在确认体外循环未发生漏血的前提下，若设备频繁出现“漏血”报警提示，可在漏血检测器内放置透明液体，使设备正常运转
8	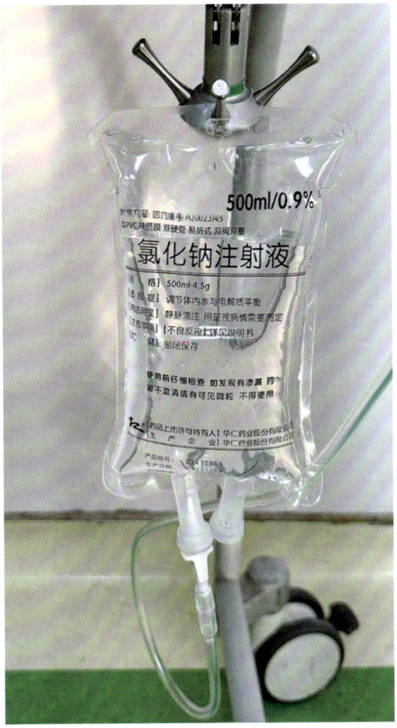	血浆置换结束，按【平衡】键，关闭平衡系统，将0.9%氯化钠注射液与置换液管路相连接，按【平衡】键，启动平衡系统，使用0.9%氯化钠注射液冲洗置换液管路内的血浆

步骤	图示	注释
9	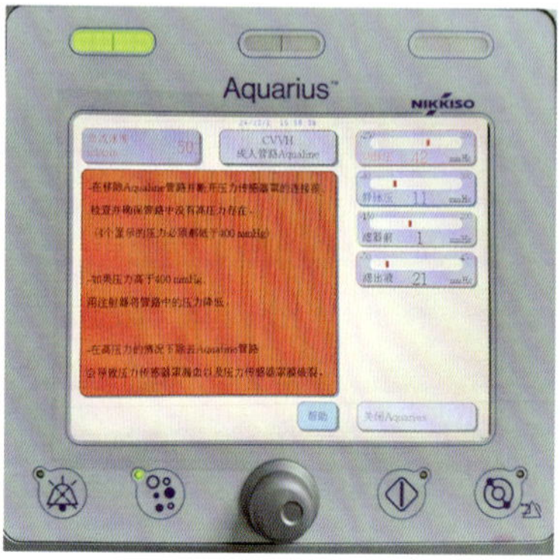	治疗结束的操作顺序同DPMAS

（林　辉　李永祥　杜亚男）

四、E款设备操作方法

E款设备无法实现DPMAS和PE的序贯治疗，因此本节单独介绍PE治疗。

<table>
<tr><th>步骤</th><th>图示</th><th>注释</th></tr>
<tr><td>1</td><td>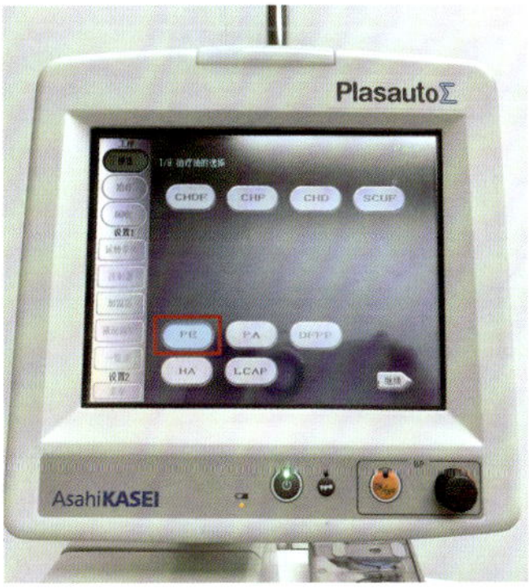</td><td>模式选择、用物准备
按【电源开关】键，按【开始作业检查】键，根据提示完成该部分后进入“自我诊断”界面，按【开始】键，自我诊断结束后自动跳转至“治疗法的选择”界面，仪器提示诊断结果无异常，按【解除】键。选择“PE”模式，按【继续】键进入“备用品”界面，按仪器提示准备所需物品，按【继续】键
注意：备用品中的抗凝固剂加0.9%氯化钠注射液下文称其为预冲液</td></tr>
<tr><td rowspan="2">2</td><td>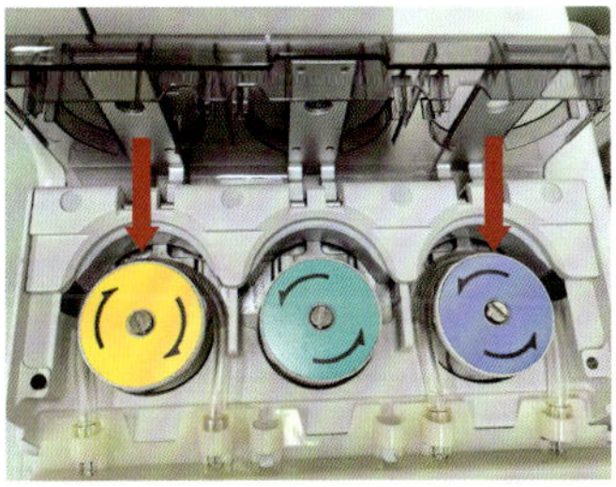</td><td>液系管路的安装
根据提示依次完成液系管路的安装：
①打开侧盖和泵盖
②安装泵管，关闭泵盖</td></tr>
<tr><td>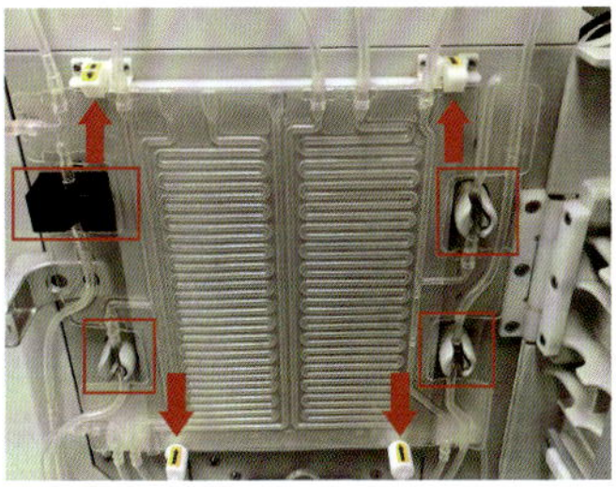</td><td>③安装面板
将管路插入阀门</td></tr>
</table>

<table>
<tr><th>步骤</th><th>图示</th><th>注释</th></tr>
<tr><td rowspan="2">2</td><td>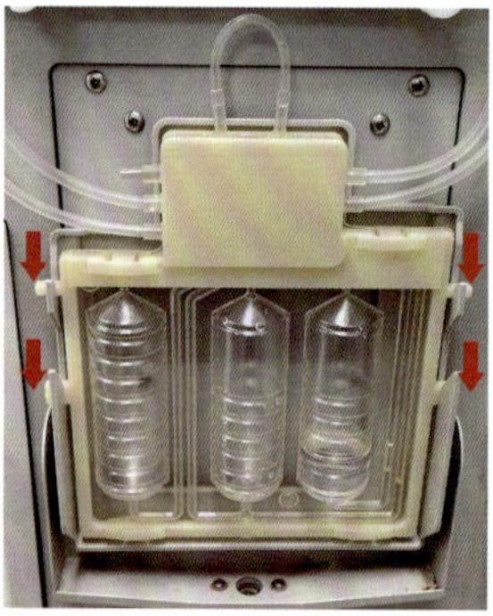</td><td>④安装计量室
⑤关闭侧盖
⑥连接排气压管路
⑦将排液管路末端连接密闭式废液袋</td></tr>
<tr><td>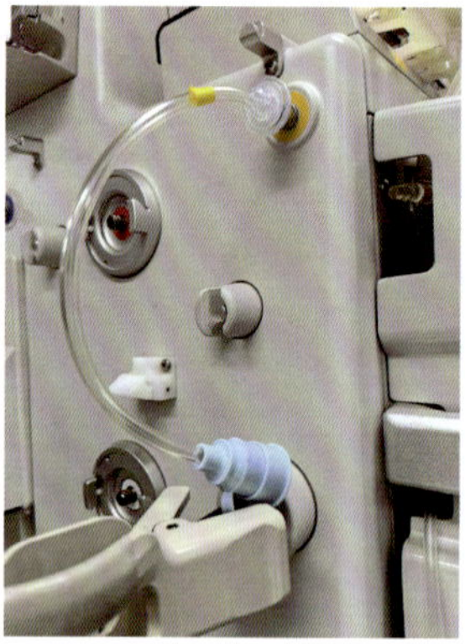</td><td>⑧连接滤过压管路
注意：滤过压管路是单独的一根管路，不在集成式管路套装上</td></tr>
<tr><td>3</td><td>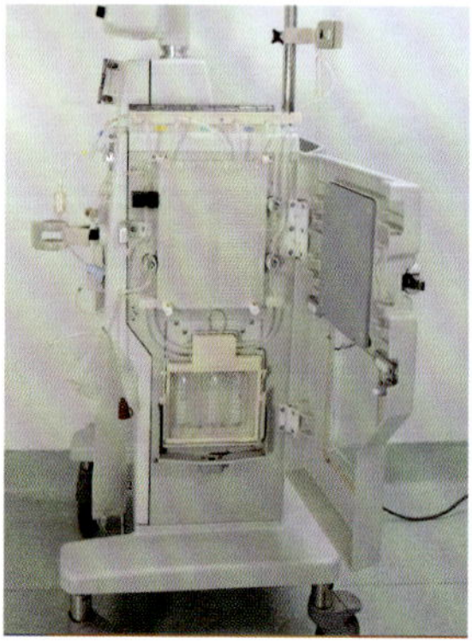</td><td>液系管路安装完毕后，按【继续】键
注意：此处为了展示液系管路安装完成后的整体图，打开了仪器侧盖，正常情况下侧盖呈关闭状态</td></tr>
</table>

步骤	图示	注释
4	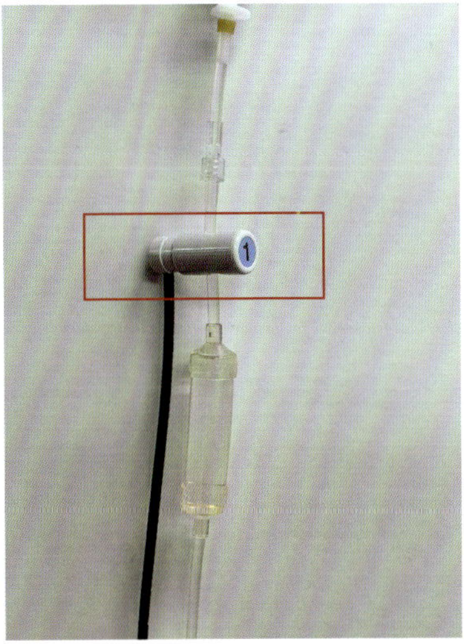	剩余管路安装、预冲 依次完成血液系管路安装（同 DPMAS）、预冲液的连接、血浆分离器的连接后，进行预冲 完成后，再用 0.9% 氯化钠注射液进行 2 次预冲（可通过按【追加预冲】键完成） 按仪器提示： ①将补液管路连接治疗液，用液体柱滴满滴筒 ②在补液管路点滴滴筒上部安装空检测器 1
	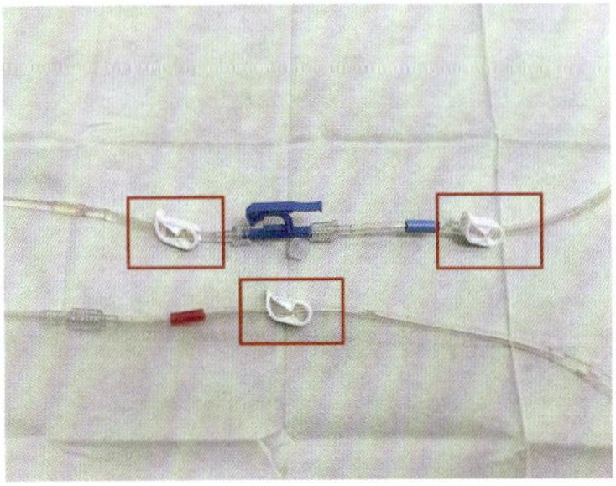	③按【填充】键，自动填充治疗液 **④关闭动脉、静脉、预冲管路的管路夹** ⑤将预冲管路与输液合流部相连，为后续密闭式回血做准备。按【治疗】键 **注意：**预冲管路（A）与静脉管路拆分后，关闭蓝色接头处的管帽

步骤	图示	注释
5	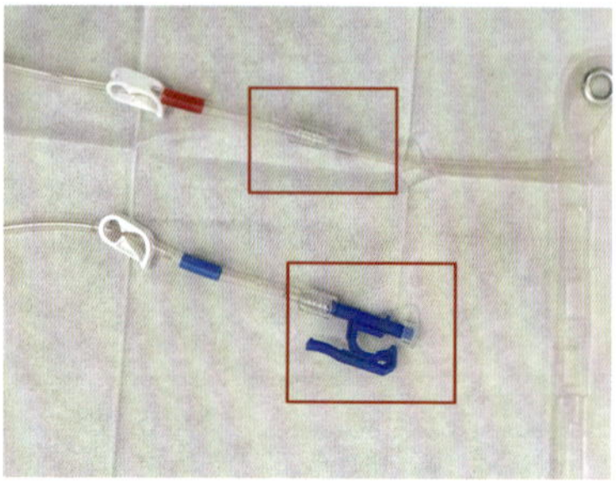	**参数设置、治疗** 治疗相关设置同 DPMAS，补液分离流量一般设置为 100%。所有设置完成后，**将动脉管路末端与密闭式废液袋分离后连接患者，将静脉管路上的蓝色接头卸下后连接患者，**打开动脉管路与静脉管路夹，开始引血上机
6	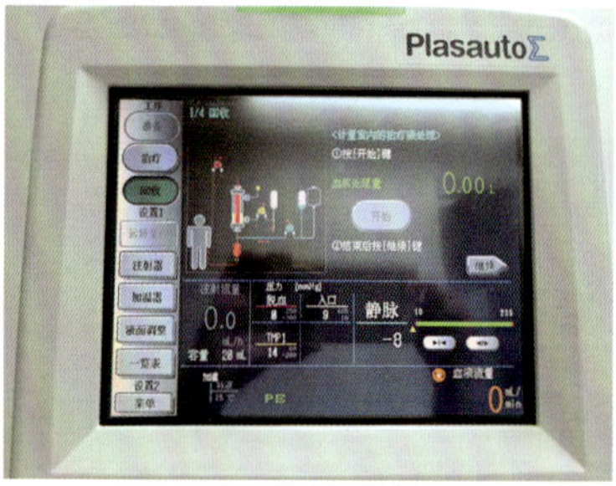	**回血、结束治疗** 达到治疗量后，按【停止】键，降低血泵速度至 50 ~ 60 ml/min。按【回收】键，进入“回收”界面，遵医嘱对计量室内的治疗液量进行回收，余同 DPMAS 第 15 ~ 16 步

（谷艳梅　席双梅　郑煜琳）

第六章 设备常见报警与处理

<table>
<tr><th colspan="2">报警信息</th><th>常见原因</th><th>解决方案</th></tr>
<tr><td rowspan="2">压力类</td><td>动脉压低</td><td>1. 报警阈值低限设置不当
2. 动脉导管通路梗阻
3. 导管位置异常
4. 动脉端流量不足或血泵速率过高
5. 动脉压力传感器进水或血液</td><td>1. 重新设定报警阈值低限
2. 排除导管通路打折、扭曲或动脉夹夹闭等梗阻因素，排除导管内血栓形成、患者躁动和肢体过度屈伸等因素
3. 检查并调整导管位置，上机时血流量为 100 ml/min 时，动脉压应接近零点，若此时动脉压偏低，应及时调整导管位置
4. 检查导管是否通畅，冲洗导管或调整血泵速率
5. 轻轻松动压力传感器，回抽液体或者更换压力传感器</td></tr>
<tr><td>动脉压高</td><td>1. 报警阈值高限设置不当
2. 血泵前端有液体输入
3. 血泵前端管路有液体渗漏</td><td>1. 重新设定报警阈值高限
2. 停止血泵前输液、输血
3. 确保管路连接紧密，如有渗漏，及时更换管路</td></tr>
</table>

报警信息		常见原因	解决方案
压力类	静脉压低	1. 报警阈值低限设置不当 2. 静脉端管路有液体渗出、静脉管路与留置导管连接松脱 3. 静脉压力传感器进水或血液，静脉压测定管路夹子夹闭 4. 血流量过低 5. 保护罩破损、堵塞或进水 6. 患者突然发生大幅度血压降低	1. 重新设定报警阈值低限 2. 检查导管位置，确保管路连接紧密。若有渗漏，及时更换管路 3. 降低静脉壶内液体的高度或更换静脉压力传感器 4. 调整血泵速率或排除导管不通畅的因素 5. 上机前应检查静脉压保护罩有无异常，如有异常，及时更换；若保护罩进水或血液，需用注射器推回 6. 观察患者有无不适，如出冷汗、脉搏细速、动脉流量差及血压下降等超滤过多的症状，一旦发现，立即减少超滤量并按血液透析低血压并发症处理
	静脉压高	1. 报警阈值高限设置不当 2. 静脉血管通路梗阻（如穿刺处血肿、穿刺时有血块或脂肪粒堵塞） 3. 导管位置异常（如导管紧贴血管壁，管路回路受阻，扭曲、折叠受压，静脉穿刺针及静脉管路夹子夹闭） 4. 滤器阻塞 5. 静脉壶气泡检测器滤网出现血块 6. 患者腹内压高、血管硬化、处于高凝状态等自身因素	1. 重新设定报警阈值高限 2. 穿刺前评估血管情况，避开瘢痕、血肿。解除管路打折、扭曲或静脉夹夹闭等梗阻因素，排除导管内血栓形成、患者躁动和肢体过度屈伸等因素 3. 检查并调整导管位置 4. 检查管路系统、更换滤器 5. 用0.9%氯化钠注射液冲洗静脉管路以辨别凝血阻塞部位。观察滤网内血液颜色有无变化，有无血凝块，及时调整肝素用量。若滤网内有大块血凝块，同时跨膜压正常，透析器颜色正常，可立即更换静脉管路 6. 若确定为非导管因素，可继续在严密监测下实施治疗，也可适当降低血泵速率；高凝患者注意抗凝血药剂量及使用时间

报警信息		常见原因	解决方案
压力类	跨膜压低	1. 管路系统渗漏或滤器前管路打折、阻塞 2. 滤出液压力传感器或滤器前压力传感器（白色）进水	1. 确保管路系统连接紧密，无打折、扭曲，如有渗漏，及时更换管路 2. 不关闭血泵，先用止血钳夹闭测压管，取下传感器，然后连接无菌注射器，松开止血钳，缓慢推出液体，重新连接传感器；如传感器破损或过湿，须更换
	跨膜压高	1. 滤器凝血 2. 血泵速率与超滤率比值过大 3. 置换液速率过高或血泵速率过低 4. 血浆分离器阻塞（凝血）	1. 更换滤器 2. 调高血泵速率或降低置换液速率或降低超滤率 3. 降低置换液速率或提高血泵速率 4. 更换血浆分离器
	过滤器前压力低	1. 滤器前压力传感器进水阻塞 2. 管路系统渗漏或滤器前管路打折、阻塞 3. 动脉壶内无液体	1. 不关闭血泵，用止血钳夹闭测压管，取下传感器，连接无菌注射器，松开止血钳，缓慢推出液体，重新连接传感器；如传感器破损或过湿，须更换 2. 确保管路系统连接紧密，无打折及扭曲。如有渗漏，及时更换 3. 轻轻松动动脉壶上端小帽，壶内液位升至 2/3 处时旋紧小帽
	过滤器前压力高	1. 滤器凝血 2. 滤器后回输管路阻塞或管路打折	1. 冲洗或更换滤器 2. 排除阻塞因素，确保管路通畅
	输入压极端负值	1. 导管位置偏移 2. 动脉导管扭折 3. 血流速度过高 4. 患者留置导管端或仪器动脉导管凝血	1. 观察患者的体位，若是股静脉插管，应将肢体外旋；若是颈静脉插管，应保持侧卧位 2. 注意动静脉管路是否扭曲、管路是否夹闭 3. 将血流量调低 4. 输入端接入 0.9% 氯化钠注射液试运转，观察报警；若导管凝血，需更换导管

报警信息		常见原因	解决方案
压力类	回输压过大	1. 导管位置偏移 2. 导管扭折、受压 3. 导管凝血 4. 血流速度设定超过导管设计流量	1. 观察患者的体位，股静脉插管侧肢体保持外旋，颈静脉插管应保持侧卧位 2. 注意动静脉管路是否扭曲、管路夹闭的情况 3. 更换导管 4. 将血流量调低
检测器类	空气	1. 空气探测器检测到空气或静脉壶液位不足 2. 静脉壶滤网上附着小气泡 3. 置换液袋已空，置换液管路系统中进入空气 4. 动脉管路系统液体渗漏；动脉管路打折 5. 管路连接不紧密 6. 滤器中残留气泡 7. 血流量不足	1. 按向上箭头或【确认】键提升静脉壶水位；或进入换袋程序，提高静脉壶水位 2. 取出静脉壶，轻轻抖动壶壁，去除小气泡 3. 进入换袋程序，选择排除置换液管路系统气体；夹闭导管再连接；串联式时防止桥管扭曲、打折 4. 更换或调整动脉管路系统。检查三通和滤器配套的各关节是否拧紧，有无螺纹不吻合或滑脱；预冲时和治疗过程中，要观察血泵前各关节有无气泡进入血液；预冲管路时，观察管路各关节有无渗液 5. 先将加温管简单缠绕到加温器上，并连接到配套上（防止预冲好后，再缠绕时发生加温管扭曲）。然后把加温管从加温器上取下，在加温管与地面垂直状态下进行预冲、排气。最后将加温管严密缠绕在加温器上 6. 使用拍打法、锤击法排除滤器中的气泡 7. 检查血管通路

报警信息		常见原因	解决方案
检测器类	漏血	1. 滤器破膜漏血 2. 溶血、高血脂所致的血浆混浊 3. 透析液中有大量气体形成假报警 4. 透析液管路接口与透析器连接不紧密 5. 透析器预冲时透析器血室外除气不良 6. 漏血检测器故障 7. 黄疸或服用利福平等药物导致假报警	1. 立即停止，更换滤器/管路系统 2. 正确安装管路，避免扭曲、弯折或挤压，禁止戴手套安装管路 3. 将探测器中管路向上或向下移动，重新测试 4. 从探测器中移除管路，使用无尘布蘸取异丙醇清洁探测器探头及废液管，擦干，再放入探测器内 5. 若管路中有空气，取出后将空气排尽再装入探测器 6. 漏血检测器工作点发生漂移时，重新校正或更换检测器 7. 在血液置换模式下偶发误报警，治疗模式转换时要及时夹住前置换管路
液体平衡类		1. 超滤或置换速率过高 2. 置换液、透析液已空和（或）废液已满 3. 置换液/透析液未正确悬挂，晃动或破损引起漏液 4. 置换液/透析液体积过大触及设备周围部位 5. 平衡关闭 6. 换袋后未回到治疗模式 7. 失衡	1. 提高血泵速率或降低置换速率或降低超滤率，按启动键忽略警告 2. 按启动键进入换袋程序，更换置换液、透析液和（或）倾倒滤出液，按【确认】键结束换袋，继续治疗 3. 正确悬挂置换液/透析液，检查是否漏液 4. 检查是否触及设备周围部位 5. 待机重新治疗后，应及时打开平衡 6. 换袋后及时回到治疗模式 7. 自检时要确定所有秤上无重量；避免在非换袋程序下随意增减秤上的重量或触动管路；废液倾倒后需关闭夹子；确认置换液和透析液通路连接无误（在换袋程序下查对秤有无重量误差）

报警信息		常见原因	解决方案
信息提示	秤报警	1. 见于前、后稀释置换液连接错误；透析液或置换液连接错误 2. 秤超载	1. 按照要求安装和连接透析液和置换液或前 / 后稀释置换液 2. 核实置换液或透析液秤的负载，不要超过最大载荷；排空或者更换滤过液袋
	无肝素注射器	1. 使用肝素治疗 2. 无肝素治疗	1. 连接肝素注射器，设定肝素追加剂量，开启肝素泵 2. 按【启动】键忽略警告
	肝素泵过载	1. 肝素使用完毕未及时更换 2. 肝素泵侧支夹子未打开	1. 及时更换肝素，及时打开肝素泵侧支夹子 2. 下机后肝素泵及时复位
	更换血浆	血浆袋将在 5 min 内更换	1. 更换新的血浆袋 2. 进入换袋模式，更新血浆设定总量
	更换注射器	需要更换新的注射器	按【启动】键进入注射器更换程序，更换注射器，按【确认】键继续治疗
其他报警	温度	1. 温度过低 2. 温度过高 3. 前稀释时，置换液连接至血泵前，致使加温囊吸瘪 4. 膜浆分离温度 > 37 ℃	1. 置换液或透析液温度低，达不到理想温度，可先将液体加热至室温 2. 如果连续出现温度过高报警，可先关闭加温，待管路冷却后重新开启加温，温度设置以 36 ~ 37 ℃为宜；如仍报警，联系维修人员 3. 正确连接管路 4. 血浆温度不要超过 37 ℃，以防发生溶血，降低加热器温度
	断电	停电或电源连接处断开	检查电力系统或重新连接电源；电池常规使用 15 min，采取措施后，如果电力恢复，设备将自动运行

报警信息		常见原因	解决方案
其他报警	Ci-Ca模块	1. 钙溶液小壶传感器异常 2. 钙溶液输完 3. 钙溶液管路阻塞、打折	1. 清洁钙溶液小壶传感器 2. 进入治疗界面，选择更换钙溶液，确保钙溶液袋内有液体 3. 查看钙溶液管路，确保通畅
		1. 枸橼酸钠溶液小壶传感器异常 2. 枸橼酸钠溶液输完 3. 枸橼酸钠溶液管路阻塞、打折	1. 清洁枸橼酸钠小壶传感器 2. 进入治疗界面，选择更换枸橼酸钠，确保枸橼酸钠溶液袋内有液体 3. 查看枸橼酸钠溶液管路，确保通畅
	血路系统	1. 动脉或滤器前压力传感器内有水、血块或纤维蛋白凝块阻塞 2. 管路连接不紧密	1. 检查导管，保证压力传感器通畅；必要时更换管路 2. 检查管路各接口，保证连接无松动、导管通畅
	泵	血泵、置换液泵、透析液泵、滤过液泵泵门打开	关闭泵门

（熊　杰　邹灯秀）

第七章 血液吸附风险防范

第一节 常见并发症应急预案

一、血液吸附中器材生物不相容性应急预案

临床问题	膜材激活补体系统[1, 2]，可引起过敏反应
发生原因	1. 血液吸附时器材滤膜被形成血栓或异常增多的大分子物质堵塞[3] 2. 器材本身质量不合格 3. 分离血浆速率过快 4. 短时间内超滤量过大
临床表现	1. 开始吸附治疗 20~30 min 内（多在 5 min 内）患者出现呼吸困难、烧灼、发热、荨麻疹、流鼻涕、流泪及腹部痉挛[4] 2. 在吸附治疗开始 1 h 内患者出现胸痛、背痛
应对措施	1. 立即停止吸附治疗，弃去体外血，给予肾上腺素、抗组胺药或激素等药物 2. 给予氧气吸入，防止心肌缺血
预防措施	1. 选择优质吸附器材[5] 2. 选用生理盐水 1000 ml 循环充分预冲，预冲时检查吸附器材，必要时使用抗过敏药

二、血液吸附治疗出血应急预案

临床问题 → 出血[4]

发生原因 →

1. 患者本身存在凝血功能障碍
2. 吸附器材激活血小板系统，导致血小板聚集和血栓形成，加大出血风险
3. 治疗过程中使用抗凝处理，增加出血风险
4. 肝素可能造成诱导性血小板减少症

临床表现 →

1. 穿刺口、切口渗血
2. 引流管引出血性液，气道、胃肠道及尿管出血，颅内出血等
3. 呕血、血便及黑便，严重者可出现烦躁、口渴、皮肤苍白、湿冷、脉搏细速甚至血压下降及休克等表现
4. 血红蛋白浓度进行性下降

应对措施 →

1. 密切观察生命体征，抗休克治疗
2. 穿刺口及时加压止血，必要时可请血管外科会诊，给予血管介入治疗，拔除导管时，应特别注意压迫位点、手法以及压迫时间，避免拔管后出血
3. 血液吸附治疗用中心静脉导管穿刺口出血时，停止该导管的使用，根据临床情况重新留置导管
4. 及时监测出凝血功能，如指标延长超过正常，要立即减少甚至停止肝素抗凝
5. 对于出现突然意识改变、抽搐、瞳孔改变或大出血的患者，及时对症处理或CT检查
6. 必要时内镜下止血或者手术止血
7. 申请血制品输注
8. 必要时停止血液吸附治疗

预防措施 →

1. 选择优质吸附器材
2. 减少不必要的穿刺
3. 定期监测凝血和血小板功能、纤维蛋白原含量[4]
4. 治疗过程中定时监测快速凝血指标和实验室指标[4]
5. 规范使用肝素等抗凝血药
6. 对血小板功能较差及数量较少的患者，使用替代药物进行抗凝

三、低血压应急预案

临床问题

低血压、心力衰竭、心律失常、脑血管意外[4, 6]

发生原因

1. 容量相关因素：包括吸附初始引血速度过快、吸附联合 CRRT 治疗时超滤速度过快、体外循环血容量多等
2. 血管收缩功能障碍：包括治疗过程中应用抗高血压药、中度贫血等
3. 自主神经功能障碍
4. 其他原因：如脓毒血症或休克、出血、溶血、透析器反应

临床表现

1. 恶心、呕吐、脉搏加快、血压正常或稍有下降
2. 患者主诉头晕、视物模糊、出冷汗，继而出现面色苍白、呼吸困难、脉搏细速，严重者可出现晕厥、意识障碍

应对措施

1. 通知医生，吸附时初始引血速度应缓慢递增、降低吸附联合 CRRT 治疗时超滤速度；减少降低血流量
2. 暂停使用抗高血压药，必要时使用升压药
3. 提高氧浓度和流速
4. 遵医嘱给予胶体溶液或者晶体溶液扩容
5. 仔细检查体外循环管路连接情况，查看有无松脱、破膜、凝血等

预防措施

1. 治疗前或术中输血浆、白蛋白或其他胶体溶液
2. 严重贫血患者，在治疗前应输注红细胞纠正贫血
3. 维持患者电解质稳定，及时做血气分析
4. 对生命体征进行有效管理，合理使用抗高血压药
5. 积极治疗贫血、出血性休克、感染、心功能不全等原发病，对于心源性低血压、感染性休克、过敏性休克患者，可使用强心苷和升压药等积极预处理
6. 使用生物相容性好的吸附器材[6, 7]
7. 对于体外循环不适应的患者，可以不丢弃预冲液；对危重患者，可以使用胶体溶液或者蛋白质溶液代替

四、血液吸附/血浆吸附（或联合 CRRT）中器材破膜应急预案

临床问题

1. 吸附器材/血浆分离器破膜[4]
2. 滤过器破膜
3. 跨膜压超过膜材自身设定值[4]，如 100 mg

发生原因

1. 吸附器材/分离器滤膜被形成血栓或异常增多的大分子物质堵塞
2. 器材本身质量不合格
3. 血浆分离速率过快
4. 短时间内超滤量过大

临床表现

1. 吸附器材漏血（blood leak）报警，废液管颜色变红
2. 废液检验出血红蛋白

应对措施

1. 通知医生，检查患者的生命体征
2. 医生评估血液吸附治疗是否需要继续进行[7]，如需继续，更换新的体外循环管路、吸附器材及血浆分离器后，进行血液吸附治疗
3. 患者有效血容量减少，予以及时补充液体，必要时申请输血
4. 体外循环血容量丢失可能引起一系列并发症，如脓毒症休克、电解质代谢紊乱、出凝血障碍，予以对症处理

预防措施

1. 选择优质吸附器材
2. 合理调节分浆速率
3. 合理调节超滤速度和量
4. 密切观察跨膜压，上机评估穿刺导管功能的良好性，必要时更换穿刺导管
5. 对于特殊疾病[7]（如肝衰竭）患者，评估出凝血时间、血小板功能和数量，必要时提前备血小板和血制品

五、血液吸附治疗凝血应急预案

临床问题

1. 血液吸附系统形成微小血栓[4]
2. 跨膜压升高[4]
3. 破膜等

发生原因

1. 血液吸附系统中存在非生物表面，可致使凝血制剂被激活，导致血栓形成[1，2]
2. 抗凝不充分容易导致血栓形成
3. 凝血功能监测不及时，血液吸附期间凝血功能出现波动
4. 血液吸附参数不合理，吸附器管路扭曲，穿刺导管功能降低而影响血流

临床表现

1. 吸附系统失去功能
2. 患者凝血功能障碍
3. 血栓进入体内，引起栓塞

应对措施

1. 密切观察患者的生命体征
2. 定时监测凝血功能，通过床边快速指标纠正凝血功能异常
3. 如出现吸附器材管路扭曲、导管功能下降，及时调整或更换穿刺管路
4. 积极补充凝血因子、纤维蛋白原或血小板
5. 如出现肺栓塞等疾病，暂停血液吸附，积极抢救患者

预防措施

1. 选择优质膜材[7]
2. 上机评估穿刺导管功能，必要时更换
3. 评估患者凝血、血小板功能及数量、纤维蛋白原含量
4. 严格按照医嘱和病情选择合适的抗凝方式[4，6]
5. 严格进行肝素预冲，严格控制各种抗凝血药的使用剂量
6. 定时监测快速凝血指标和实验室指标
7. 上机前及时处理患者的病情，纠正患者出凝血、血小板等方面的问题

（高明榕　李丽琼）

第二节　常用记录文书

目前，常用记录文书因各医院使用版本不同，以下举例说明。

一、血液吸附治疗知情同意书签署

主管医生就患者当前情况为患者亲属及相关监护人员做详细、全面解释，获得同意后，签署血液吸附治疗知情同意书（图 7-2-1）。通常血液吸附治疗知情同意书需要注明以下内容：①何谓血液吸附治疗；②血液吸附治疗的周期性；③血液吸附治疗常见的严重并发症；④血液吸附治疗的特点；⑤血液吸附治疗可能存在的巨大风险等。

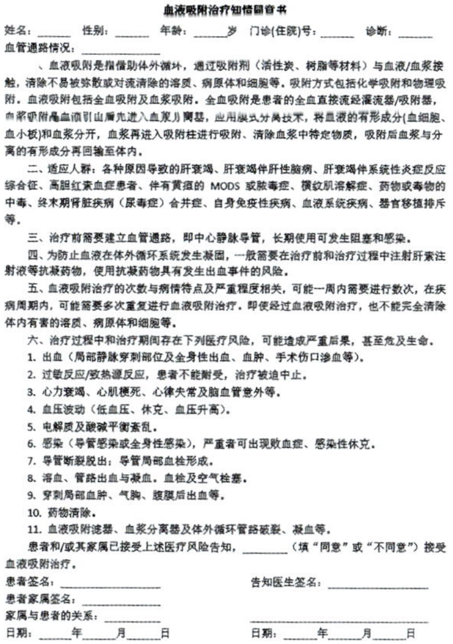

血液吸附治疗知情同意书

姓名：______　性别：______　年龄：______岁　门诊(住院)号：______　诊断：______

血管通路情况：______________

、血液吸附是指借助体外循环，通过吸附剂（活性炭、树脂等材料）与血液/血浆接触，清除不易被弥散或对流清除的溶质、病原体和细胞等。吸附方式包括化学吸附和物理吸附。血液吸附包括全血吸附及血浆吸附。全血吸附是患者的全血直接流经灌流器/吸附器，血浆吸附是血液引出后先进入血浆分离器，应用膜式分离技术，将血液的有形成分(血细胞、血小板)和血浆分开，血浆再进入吸附柱进行吸附、清除血浆中特定物质，吸附后血浆与分离的有形成分再回输至体内。

二、适应人群：各种原因导致的肝衰竭、肝衰竭伴肝性脑病、肝衰竭伴系统性炎症反应综合征、高胆红素血症患者、伴有黄疸的 MODS 或脓毒症、横纹肌溶解症、药物或毒物的中毒、终末期肾脏疾病（尿毒症）合并症、自身免疫性疾病、血液系统疾病、器官移植排斥等。

三、治疗前需要建立血管通路，即中心静脉导管，长期使用可发生阻塞和感染。

四、为防止血液在体外循环系统发生凝固，一般需要在治疗前和治疗过程中注射肝素注射液等抗凝药物，使用抗凝药物具有发生出血事件的风险。

五、血液吸附治疗的次数与病情特点及严重程度相关，可能一周内需要进行数次，在疾病周期内，可能需要多次重复进行血液吸附治疗。即使经过血液吸附治疗，也不能完全清除体内有害的溶质、病原体和细胞等。

六、治疗过程中和治疗期间存在下列医疗风险，可能造成严重后果，甚至危及生命。

1. 出血（局部静脉穿刺部位及全身性出血、血肿、手术伤口渗血等）。
2. 过敏反应/致热源反应，患者不能耐受，治疗被迫中止。
3. 心力衰竭、心肌梗死、心律失常及脑血管意外等。
4. 血压波动（低血压、休克、血压升高）。
5. 电解质及酸碱平衡紊乱。
6. 感染（导管感染或全身性感染），严重者可出现败血症、感染性休克。
7. 导管断裂脱出；导管局部血栓形成。
8. 溶血、管路出血与凝血。血栓及空气栓塞。
9. 穿刺局部血肿、气胸、腹膜后出血等。
10. 药物清除。
11. 血液吸附滤器、血浆分离器及体外循环管路破裂、凝血等。

患者和/或其家属已接受上述医疗风险告知，________（填“同意”或“不同意”）接受血液吸附治疗。

患者签名：______________　　告知医生签名：______________

患者家属签名：____________

家属与患者的关系：________　　______________________

日期：______年______月______日　　日期：______年______月______日

图 7-2-1　血液吸附治疗知情同意书

二、中心静脉穿刺置管知情同意书签署

主管医生就患者当前情况为患者亲属及相关监护人员做详细、全面解释，获得同意后，签署中心静脉穿刺置管知情同意书（图 7-2-2）。通常中心静脉穿刺置管知情同意书需要注明以下内容：①中心静脉穿刺置管的可选择部位，如颈内静脉、股静脉、锁骨下静脉等；②中心静脉穿刺置管的原因及目的；③中心静脉穿刺置管可能存在的风险及并发症。

中心静脉穿刺置管知情同意书

姓名：______ 性别：______ 年龄：______岁 门诊(住院)号：______ 诊断：______

根据目前患者的病情及诊疗情况，需要进行血液吸附治疗，吸附清除血液中某些特定的致病物质、细胞或病原体等。为了进行血液吸附治疗，拟行 中心静脉穿刺置管 。该项诊疗操作存在一定的风险，偶尔甚至可能出现危及生命的风险，现将该项诊疗操作可能出现的风险、并发症及注意事项向患者及其家属告知如下：

1. 麻醉意外，呼吸、心搏骤停。
2. 术中及术后并发大出血、休克。
3. 局部出血、皮下血肿。
4. 动脉穿刺、动静脉瘘形成；假性动脉瘤形成。
5. 刺激颈动脉窦、窦房结或心房壁引起心律失常、血压下降，甚至呼吸、心搏骤停。
6. 胸导管损伤、气胸、皮下气肿、纵隔气肿、血胸、乳糜胸。
7. 髂动脉破裂、腹膜后血肿、腹腔大出血；瓣膜穿孔。
8. 空气栓塞、静脉血栓形成、肺栓塞。
9. 导管相关感染：穿刺部位局部感染、菌血症或脓毒血症。
10. 股神经、臂丛神经刺激或损伤。
11. 穿刺失败，或需要更换穿刺部位。
12. 留置的静脉导管发生脱落、折断。
13. 导管和手术包为一次性使用，如穿刺失败，患者仍需支付导管和手术相关的费用。

其他：

备注：由于医疗技术水平发展的局限和个体差异，尚存在医务人员难以预知的风险，故诊疗操作过程中实际出现的风险不限于上述说明内容；一旦出现并发症及不良后果，医务人员将全力对患者进行积极的治疗、抢救，由此可能会延长住院时间并增加医疗费用。

患者及其家属意见：术前医生已经向我详细告知以上内容，且我也已经详细阅读以上内容，对以上内容有充分的理解，对该项诊疗操作风险有充分的认识，经慎重考虑，我________（填“同意”或“不同意”）接受经颈内静脉、股静脉、锁骨下静脉等血管行 中心静脉穿刺置管 .并授权医师从保护患者利益出发，在操作过程中根据具体情况调整诊疗操作方式，现患者及/或家属签字，愿意承担有关法律责任。

患者签名：________________ 告知医生签名：________________

患者家属签名：____________

家属与患者的关系：__________ ________________________

日期：______年______月______日 日期：______年______月______日

图 7-2-2 中心静脉穿刺置管知情同意书

三、血液吸附治疗医嘱单开立

主管医生就患者当前情况为患者亲属及相关监护人员做详细、全面解释，获得同意，并签署血液吸附治疗知情同意书方可进行血液吸附治疗。血液吸附治疗医嘱单（图 7-2-3）是护士在临床开展血液吸附治疗的直接依据。通常血液吸附治疗医嘱单需要包含以下内容：①治疗剂量；②抗凝方式；③血液吸附物品，如血浆分离器、血浆成分吸附柱、专用血浆吸附管路；④血浆吸附治疗参数，包括血液泵、血浆泵、废液泵和肝素泵流量、血浆 / 血液处理目标量、体外血液加温仪温度，设定各项报警参数；⑤心电监护等。

血液吸附治疗医嘱单

姓名：______ 性别：______ 年龄：______岁 门诊(住院)号：______ 诊断：______

一、 血液吸附治疗模式

□全血吸附 □血浆吸附

□免疫吸附 □血浆灌流吸附 □血浆滤过吸附 □双重血浆分子吸附

二、 血管通路

□颈内静脉 □股静脉 □锁骨下静脉 □其他__________

三、 血液吸附处方

□治疗剂量________ □治疗持续时长________

□吸附柱型号________ □血浆分离器型号________

四、 联合治疗

□HDF

五、 参数设置

血流速度：________ 血浆分离速度：________ 废液速度：________

血液加温：________

六、 抗凝方式（初始）

□肝素抗凝 剂量：________ □低分子量肝素抗凝 剂量：________

□枸橼酸钠抗凝 剂量：________ □萘莫司他抗凝 剂量：________

□肝素钠盐水预冲 剂量：________

七、 抗凝监测

□血气分析 频次：________ □快速活化凝血时间 频次：________

□APTT 频次：________

八、 其他监测

□血糖监测 频次：________

九、 心电监护

□心电图 □心率 □呼吸 □血压 □血氧饱和度 □体温

医嘱备注：

____

____

医生签名：____________

日期：______年_____月_____日

图 7-2-3 血液吸附治疗医嘱单

四、血液吸附治疗护理记录

护士依照血液吸附治疗医嘱单开展血液吸附治疗及护理，在血液吸附治疗过程中进行监护并记录，以确保治疗顺利、患者安全。通常血液吸附治疗护理记录单（图 7-2-4）需要包含以下内容：①治疗开始及结束时间；②治疗处方，如血流速度、治疗剂量、治疗时长；③抗凝方法及治疗过程中可能进行的抗凝方案更改；④血浆吸附治疗设备的压力监测，包括动脉压、静脉压、跨膜压等；⑤生命体征，如心率、血压、体温等。

血液吸附治疗护理记录单

姓名：________ 性别：______ 年龄：____岁 门诊（住院）号：________ 诊断：________

项目	日期							
	时间							
治疗事件	开始							
	中断							
	结束							
处方	血流速度（ml/min）							
	治疗剂量（ml）							
	治疗时长（h）							
抗凝	低分子量肝素（ml 或 U）							
	肝素速度［mg（U）/h］							
	萘莫司他速度（mg/h）							
	枸橼酸钠速度（ml/h）							
压力监测	动脉压（mmHg）							
	静脉压（mmHg）							
	跨膜压（mmHg）							
生命体征	心率（次/分）							
	收缩压/舒张压（mmHg）							
	体温（℃）							
病情变化	病情描述							
	处理措施							
备注								
签字								

图 7-2-4　血液吸附治疗护理记录单

五、重症监护室（ICU）记录

在重症监护室（ICU）内开展的血液吸附治疗，护士应当给予更多的关注，以保证血液吸附治疗过程中患者的安全及治疗的顺利完成。重症监护室内应当关注的内容见图 7-2-5 重症监护室（ICU）记录参照表。

重症监护室（ICU）记录参照表	
1	遵医嘱向患者做好相关检查介绍，包括治疗目的、方法、注意事项等，患者签署治疗同意书
2	胆红素吸附：遵医嘱予 0.9% 氯化钠注射液 3000 ml+ 肝素钠注射液 2 ml（12 500 U）对胆红素吸附柱进行浸泡 30 min，然后用 0.9% 氯化钠注射液 3000 ml 冲洗
3	灌流器：直接注入抗凝剂（肝素钠注射液 2 ml），静置 30 min，然后以 200 ~ 300 ml/min 速度预冲或者重力预冲，预冲 0.9% 氯化钠注射液 2000 ml
4	根据医嘱使用抗凝剂及抗过敏药物，密切观察患者的生命体征，严格执行无菌操作
5	遵医嘱观察血管通路、设备运转情况以及全血速度、血浆分离速度、动静脉压、跨膜压、肝素钠注射液用量、温度等，并做好记录
6	遵医嘱血流量从 50 ~ 80 ml/min 逐渐增加至 100 ~ 150 ml/min，分离的血浆流速 20 ~ 50 ml/min；血浆处理量：4500 ~ 5600 ml
7	遵医嘱予每小时监测一次床边 ACT（激活全血凝固时间），维持 ACT 值在 160 ~ 180 s
8	患者血压偏低，遵医嘱上机前予补充胶体液和晶体液
9	及时观察漏血探测器、废液袋、滤过器、灌流器等有无溶血，如为滤器破膜，及时更换血液吸附滤器，必要时更换整套血液吸附器材
10	密切观察血浆分离器、血浆吸附器内凝血和体外循环管路凝血，观察跨膜压变化，遵医嘱调整肝素钠注射液用量
11	肝衰竭患者凝血功能差，遵医嘱治疗前输血浆、凝血酶原复合物等补充凝血因子

图 7-2-5　重症监护室（ICU）记录参照表

参 考 文 献

[1] 陈香美. 血液净化标准操作规程（2021 版）[M]. 北京：人民卫生出版社，2021.

[2] Bellomo R，Ankawi G，Bagshaw SM，et al. Hemoadsorption：consensus report of the 30th Acute Disease Quality Initiative workgroup. Nephrol Dial Transplant. 2024;39（12）：1945-1964. doi：10.1093/ndt/gfae089.

[3] Forni L，Aucella F，Bottari G，et al. Hemoadsorption therapy for myoglobin removal in rhabdomyolysis：consensus of the hemoadsorption in rhabdomyolysis task force. BMC Nephrol. 2024；25（1）：247. Published 2024 Jul 31. doi：10.1186/s12882-024-03679-8.

[4] 王琦玮，靳有鹏. 血液吸附疗法的临床应用 [J]. 中国小儿急救医学，2022，29（5）：5. DOI：10.3760/cma.j.issn.1673-4912.2022.05.014.

[5] 中华医学会感染病学分会肝衰竭与人工肝学组，中华医学会感染病学分会肝衰竭与人工肝专家委员会，国家感染性疾病临床医学研究中心，等. 人工肝血液净化系统治疗指南（2023 年版）[J]. 中华临床感染病杂志，2023，16（06）：401-411. DOI：10.3760/cma.j.issn.1674-2397.2023.06.001

（高明榕　李丽琼）

血液吸附护理实践应知应会

第八章

一、吸附共性问题

1. 什么是血液吸附？

血液吸附是一种通过体外循环，利用吸附剂与血液或血浆接触，清除血液中不易被弥散或对流清除的溶质、病原体和细胞等的治疗方法。

2. 血液吸附的抗凝模式包括哪些？

①无抗凝模式：适用于出血倾向明显的患者；②局部抗凝模式：如枸橼酸抗凝，适用于有出血风险的患者；③全身抗凝模式：如使用肝素，适用于无出血风险的患者。

3. 如何建立血液吸附的血管通路？

血管通路的建立通常采用中心静脉导管，如颈内静脉或股静脉导管。具体操作包括选择合适的穿刺部位、采用 Seldinger 技术进行置管。

4. 什么是免疫吸附？免疫吸附可用于哪些疾病？

（1）免疫吸附是一种血液净化技术，是将高度特异性的抗原、抗体或有特定物理、化学亲和力的物质（配体）与吸附材料（载体）结合制成吸附剂（柱），有选择性或特异地清除血液中的致病因子。

（2）免疫吸附适用于以下疾病：神经系统疾病（如重症肌无力、吉兰-巴雷综合征）、风湿性疾病（如系统性红斑狼疮、类风湿关节炎）、器官移植（如抗体介导的排斥反应）、血液系统疾病［血栓性血小板减少性紫癜（TTP）］等。

5. 重症急性胰腺炎的血液吸附时机与模式有哪些？

（1）**时机：①早期干预，**在重症急性胰腺炎的急性反应期，即发病初期（确诊重症急性胰腺炎 24 h 内），血液吸附可以有效地清除炎症介质，阻断炎症反应的恶性循环。即当患者出现严重的全身炎症反应综合征（SIRS），如心动过速、呼吸急促，且经内科处理效果不佳时，应考虑进行血液吸附治疗。**②全身感染期**（确诊重症急性胰腺炎后 24～48 h），血液吸附可以清除炎症介质，维护脏器功能，纠正内循环紊乱。

（2）**模式：**HA380 血液吸附（HA）可有效地清除炎症介质，如 C 反应蛋白、肿瘤坏死因子（TNF-α）、IL-6、IL-8 等。针对高脂血症性急性胰腺炎患者，可使用双重滤过血浆置换（DFPP）或血浆吸附（PA）、全血吸附（HA）、CRRT+HA，可以快速降低血脂，清除炎症介质。

6. 急性百草枯中毒的血液吸附时机，其模式有哪些？

（1）**时机：**尽早进行，中毒 2～4 h 内进行血液净化对肺部百草枯的清除作用显著，宜在洗胃后立即进行，6 h 内完成效果较好，超过上述时限血液吸附仍可有效地清除毒物。

（2）**模式：**首选血液吸附（HA），如 HA330，治疗频率为每日 1～2 次，时间 2～5 h；对于中毒量较大或病情较重的患者，建议血液吸附联合连续性血液净化，血液吸附联合 CVVHF 或 CVVHDF 可以更有效地清除体内的毒物和炎症因子。

7. 脓毒症的血液吸附时机，其模式有哪些？

（1）时机（高炎症反应）：在脓毒症炎症早期进行血液吸附治疗，可有效地降低炎症级联反应发生率，避免炎症风暴的产生。

（2）模式：内毒素血症 EAA 0.6～0.9，可选择内毒素吸附，如 oXiris 或 PMX 或 CA330；若出现细胞因子风暴（IL-6 > 500 pg/ml），可选择 CA330、HA330/380 或 oXiris、CytoSorb。

8. 急性药物中毒的血液吸附时机，其模式有哪些？

（1）**时机**：尽早进行，中毒 2～4 h 内进行血液净化对药物清除作用显著，早期、多次灌流效果较好。可根据血液毒物浓度或口服量决定一次使用 1 个或多个吸附器。对于中毒量较大或病情较重的患者，建议进行多次血液吸附。

（2）**模式**

1）**血液吸附（HA）**：为首选，适用于高蛋白结合率、高脂溶性、不同分子质量（大、中、小）的毒物。如口服四亚甲基二砜四胺（毒鼠强）中毒后尽早进行血液吸附，入院 1 h 内开展效果较好，可选择 HA330。

2）**血液透析（HD）**：基于扩散原理，利用半透膜两侧浓度差，将高水溶性、小分子和部分中分子、低蛋白结合率和（或）伴酸中毒的毒物（如锂、铊、甲醇、二甲双胍、卡马西平、对乙酰氨基酚、巴比妥类、茶碱、苯妥英、水杨酸及丙戊酸）清除。

3）**血液滤过（HF）**：适用于清除分子质量最高达 50 000 的药物。血液滤过与血液透析具有相似的优点，但血液滤过可以清除中分子物质。

4）**连续性肾脏替代治疗（CRRT）**：适用于危重症患者，能更严格地控制液体平衡，对机体内环境及血流动力学影响较小，CRRT 能最大限度地减少血液透析后药物再分配引起的反弹效应。

5）**血浆置换（PE）**：用于清除药物 - 大分子复合物，尤其是血浆蛋白结合率＞ 90% 的药物。**血浆置换**能清除大、中分子物质，但会去除有益的血液成分，如免疫球蛋白和凝血因子。

6）**连续性血浆吸附滤过（CPFA）**：适用于急性药物中毒患者，尤其是伴有脏器功能损害或心血管状态不稳定的患者。

9. 肝衰竭的血液吸附时机与模式有哪些？

（1）**时机**：人工肝治疗时机的选择应结合患者疾病病理生理特点、人工肝模式原理及治疗目标等多方面因素共同确定，总体原则为早诊断、早治疗。对于亚急性肝衰竭及慢加急性（亚急性）肝衰竭前期、早期及中期患者，建议在针对病因及发病诱因等进行治疗的基础上，尽早开始人工肝治疗，以阻断病情进展，促进肝功能恢复。对于上述晚期患者，因患者一般并发症多、总体预后差、人工肝治疗风险大，应详细评估风险，治疗前应做好充分的准备（包括各种应急预案），同时积极寻求肝移植的机会。对于急性肝衰竭，因患者合并肝性脑病且病情进展速度快，建议尽早选择适宜模式开始人工肝治疗，同时动态评估预后，必要时积极寻求肝移植的机会。具体治疗模式应根据患者的病情进行选择，治疗频率建议根据肝衰竭的类型、病情进展速度确定。DPMAS 的介入时机：①胆红素上升期、有肝衰竭倾向时，即应介入，以期获得最佳疗效；②胆红素水平居高不下或肝衰竭恢复期黄疸消退不理想时，排除其他导致胆红素升高的因素后，应尽早介入，有望缩短病程；③并发肝性脑病时，应尽早介入，以减少不可逆的病情进展。应根据患者的病情综合进行病情评估，即在患者入院时全面评估病情，包括肝功能指标（如 ALT、AST、TBIL、PTA）、凝血功能、肾功能等，以确定是否需要进行血液吸附治疗。对于病情较重的患者，应尽早进行血液吸附治疗。

（2）**模式**

1）**血浆置换（PE）**：可清除血浆中的毒素、炎症介质和胆红素，同时补充凝血因子，保证治疗的安全性。对于凝血酶原活动度（PTA）偏低但≥ 20% 的患者，建议先行 DPMAS，再以血浆为置换液进行血浆置换或选择性血浆置换（SPE）。

2）**双重血浆分子吸附系统（DPMAS）**：用于清除中、大分子毒素及蛋白结合毒素，不改变渗透压，血浆处理量大，但有一定程度的凝血因子和蛋白质损耗。DPMAS+PE 将两种治疗方式完美结合起来，优势互补，能显著提高临床疗效。

3）**血浆滤过透析（PDF）**：适用于肝衰竭伴有肾功能不全的患者。可有效地清除中、大分子毒素和炎症介质。

4）**血液吸附（HA）**：用于清除高蛋白结合率、高脂溶性、不同分子质量（大、中、小）的毒物。

5）**配对血浆滤过吸附（CPFA）**：适用于急性肝衰竭患者伴脏器功能损害或心血管状态不稳定的患者。

10. 全血吸附的预冲有哪些注意事项？

全血吸附治疗时，吸附器的预冲过程常因吸附介质（中性树脂、活性炭、多黏菌素 B 等）、抗凝剂（普通肝素、甲磺酸萘莫司他）不同略有差异。目前，国内全血吸附器常以中性树脂（聚苯乙烯）为吸附剂，灌流治疗中可能吸附血液中的肝素。因此，在全血吸附之前，常对吸附器进行肝素化处理。临床常用的肝素化方法有 2 种，分别为静态肝素化法和动态肝素化法。

（1）普通肝素预冲：①静态肝素化法，此方法治疗前后患者凝血指标无明显变化，不增加凝血及出血风险；吸附器浸泡期间护士可灵活分配工作时间，提高工作效率；肝素及 0.9% 氯化钠注射液用量少，节约医疗资源。②动态肝素化法，动态肝素化参考相应产品说明书。

（2）甲磺酸萘莫司他预冲：当患者对肝素过敏，不宜使用肝素预冲时，可考虑甲磺酸萘莫司他 50 mg 加入吸附器中浸泡 20 min，再以甲磺酸萘莫司他 80 mg 加入 2000 ml 0.9% 氯化钠注射液预冲，最后无须再用 0.9% 氯化钠注射液预冲，即可连接患者。

（3）对上述两种均不能耐受者，可使用 0.9% 氯化钠注射液充分预冲。对于血流动力学不稳定的患者，可尝试使用琥珀酰明胶注射液（佳乐施）、代血浆、白蛋白、新鲜血浆等填充体外循环管路。

11. 全血吸附的治疗参数如何设置？

全血吸附的治疗参数主要包括血流量、治疗时长和抗凝策略。由于全血吸附可以单独开展，也可与其他血液净化模式开展杂合治疗。根据治疗模式不同，其对应的血流量也存在差异。

（1）血流量：①经典全血吸附血流量为 100 ~ 250 ml/min（成人），50 ~ 130 ml/min（儿童）或 3 ~ 5 ml/（kg · min）。②全血吸附联合维持性血液透析：血流量为 250 ~ 350 ml/min，透析液为 500 ml/min，净超滤自定义。③全血吸附联合 CRRT：血流量为 100 ~ 250 ml/min，透析液为 20 ~ 50 ml/min，置换液为 20 ~ 50 ml/min，净超滤自定义。④全血吸附联合 ECMO（输入端为膜后，回输端为泵和膜之间）：血流量为 200 ~ 400 ml/min，ECMO 血流量为 3000 ~ 4500 ml/min。

（2）治疗时长：在一般情况下，吸附器均存在吸附饱和度。经典全血吸附治疗时长 2 ~ 3 h，单次治疗的总时长不能超过 6 h。目前，有专家认为全血吸附联合 CRRT 可以延长全血吸附时长达 8 ~ 12 h。

（3）抗凝策略（经典全血吸附）：①普通肝素：适用于无活动性出血或无出血风险、血液高凝状态的患者，一般首剂量为 62.5 ~ 125 IU/kg（0.5 ~ 1.0 mg/kg），追加剂量为 1250 ~ 2500 IU/h（10 ~ 20 mg/h），间歇性静脉注射或持续性静脉滴注（常用），预期结束前 30 min 可停止追加。肝素剂量应依据患者的凝血状态个体化调整。②低分子量肝素：适用于无活动性出血或具有潜在出血风险的患者，一般选择 60 ~ 80 IU/kg，推荐在治疗前 20 ~ 30 min 静脉注射，一般无须追加剂量。③阿加曲班：适用于活动性出血或有高危出血风险、对肝素类药物过敏或既往发生肝素诱导血小板减少症（HIT）的患者，一般首剂量为 250 μg/kg、追加剂量为 2 μg/（kg · min），持续滤器前给药，应依据患者血浆 APTT 的监测情况调整剂量。④枸橼酸钠：适用于活动性出血患者和高、中、低危出血风险患者或 HIT 患者，无绝对禁忌证。治疗时，输入端 4% 枸橼酸钠初始剂量（ml/h）= 血流速度（ml/h）×（0.9 ~ 1.0），回输端 10% 葡萄糖酸钙初始剂量为 13 ~ 15 ml/h。⑤无抗凝剂：常用于活动性出血及高危出血风险患者。

12. 血浆吸附的预冲有哪些注意事项？

血浆吸附的预冲与全血吸附相似，因吸附器的吸附介质不同，预冲程序存在差异。本书以常见的双重血浆分子吸附系统（DPMAS）为例，简单介绍预冲的注意事项：①预冲过程中，吸附器要始终保持竖直放置状态。该放置状态会使吸附器罐体内树脂呈“翻腾”状态，有利于微粒排出而实现充分预冲。②吸附器血浆流向或预冲液流向必须与罐体所示箭头方向保持一致。健帆公司的 BS330 蓝色端为双层无纺布设计，可有效地避免微粒进入人体，血液吸附吸附器采用锥度设计，静脉端直径大于动脉端直径，进一步降低了内流道涡流和死角风险，血流动力学更加稳定。按照罐体提示的液体流向进行预冲和治疗，可有效地降低过敏和凝血风险。③预冲前先将胆红素吸附器罐体前端管路中的空气排尽，再连接吸附器。健帆公司 BS330 胆红素吸附器罐体内已排尽空气，无须二次排气，若吸附器罐体动脉前端管路中空气进入罐体，需二次排气操作，增加护士的工作量，同时可能导致排气不充分，增加凝血风险。如因操作失误导致空气进入吸附器，可用手轻拍、搓揉吸附器，直至排尽空气，禁止用力敲击吸附器罐体。

13. 如何设置血浆吸附的治疗参数？

血浆吸附治疗参数设置如下：①先全血自循环 5 ~ 10 min，观察正常后再进入治疗程序。②治疗开始时，血流量一般从 50 ~ 80 ml/min 逐渐增加至 100 ~ 150 ml/min。③分离的血浆以 25 ~ 45 ml/min 的流速流经吸附器吸附后回输至体内，调节分浆比为 20% ~ 30%。④一般单次吸附治疗的剂量为 2 ~ 3 倍血浆容量，治疗持续时间为 2 ~ 3 h。若有必要，可更换一次吸附罐继续吸附，或定时、定期进行吸附。吸附罐的选择应根据患者的病情及治疗目的决定。四川大学华西医院研究发现，在抗凝充分的情况下，DPMAS 吸附治疗时长可增加到 4 ~ 5 h。⑤抗凝策略具体可参见经典全血吸附抗凝策略。抗凝不充分时，可以考虑联合抗凝，如局部枸橼酸抗凝联合低分子量肝素、局部枸橼酸抗凝联合甲磺酸萘莫司他。

14. 血液吸附的常见并发症有哪些？

血液吸附常见并发症包括：①体外循环管路凝血（静脉壶、血浆分离器、吸附器等凝血事件）；②生物不相容性（过敏反应）；③低血压（治疗开始 30 min 内）；④凝血功能紊乱（出血事件）；⑤吸附剂颗粒栓塞；⑥空气栓塞；⑦低体温；⑧血管通路相关并发症（穿刺处血肿、导管相关感染、非计划拔管等）；⑨抗凝相关并发症（肝素诱导血小板减少症、枸橼酸蓄积等）。

15. 血液吸附串接其他治疗模式有哪些注意事项？

（1）维持性血液透析：①组合型人工肾一体化体外循环管路通过吸附器和透析器并联，既满足单独预冲与串联预冲的需求，也实现了血液透析和血液吸附联合血液透析治疗模式的任意切换，无须二次拆卸管路及吸附器，操作过程密闭，避免了接头暴露、液体滴洒和空气进入的风险，大大降低了感染风险，且有效节约临床操作时间。②透析治疗体外循环管路联合短连接管实现吸附器和透析器串联，预冲及治疗过程中的模式切换需多次断开连接管路。应用短连接管在进行吸附器断开操作时，操作者应戴手套、护目镜 / 面屏，做好自身防护。建议减少分离暴露与停泵时间，严格执行无菌操作，以降低感染及凝血发生风险。断开前需关闭超滤、关闭旁路、停止血泵、夹闭夹子，避免出现液体滴洒和空气进入现象。③建议使用一体化体外循环管路，无须二次拆卸管路及灌流器，操作过程密闭，避免了接头暴露、液体滴洒和空气进入的风险，大大降低了感染风险，且有效节约临床操作时间。

（2）CRRT：目前，指南及共识尚未明确指出全血吸附器串联在滤器前或滤器后哪个效果更优。与全血吸附器串联在滤器前相比，串联在滤器后血液相对浓缩，易诱发凝血，但是吸附效率高。串联在滤器前可以拦截吸附颗粒，降低栓塞风险。

（3）ECMO：全血吸附器可以直接串联在 ECMO 血路上或并联在 ECMO 血路上。临床上推荐 CRRT 设备并联在 ECMO 血路上，可以调整血流量和抗凝方案，操作方便。临床实践时，考虑 ECMO 血流量，CRRT 设备并联位点，可选输入端在氧合器后，回输端在离心泵前（优点是 CRRT 血流充足；缺点是回输端低压报警，空气进入离心泵风险增加，发生再循环）或是输入端在 ECMO 离心泵和氧合膜之间，回输端在氧合器后（优点是 CRRT 血流充足，与 ECMO 血流方向一致。缺点是存在“分流作用”，易触发输入端、回输端高压报警，血栓风险增加）。

16. 全血吸附的回血有哪些注意事项？

在患者病情允许的情况下，回血速度不低于 50 ml/min，以免增加凝血风险；不宜高于 100 ml/min，回血容量为体外循环血量（体外循环管路内血液容量），以免加重心脏负荷。在回血过程中，建议全程 0.9% 氯化钠注射液密闭式回血。回血前将吸附器倒置，动脉端向上，提高回血效率。回血期间体外循环微小血栓易脱落，切勿拍打、敲击或摇晃吸附器。回血完成后，规范废弃管路。开展联合治疗时，两位操作者可协作卸载吸附器后，继续进行其他血液净化治疗，操作时需注意无菌操作原则和职业防护。维持血液透析患者使用一体化管路结束全血吸附治疗后，无须卸下吸附器，夹闭相应支路即可继续进行血液透析治疗。

17. 血浆吸附的回血有哪些注意事项？

血浆吸附回血分为血浆管路的回浆和血液回路的回血。治疗结束后，启动回浆程序的前提是吸附器未凝血，因设备不同，可能略有差异。有些 CRRT 设备可以实现自动回浆，如 Plasauto Σ（旭化成，日本）。有些 CRRT 设备可以通过更改连接位点，进行简化的回浆程序。方法一：仅启动血泵（血流量不高于 100 ml/min），借助血泵同步回输血浆和血液，其实就是将吸附器串联在回血盐水和体外循环管路血泵前的侧支间。方法二：治疗前，在分浆管上接入三通；治疗结束后，旋转三通，接通回浆盐水，借助分浆泵回输吸附器中的血浆。回浆容量为吸附器内部容量。回浆结束后，回输血液回路和血液净化导管中的残留血液。

18. 血液吸附器预冲、治疗和回血过程中应该如何放置？

因市面上血液吸附器品类繁多，不同品类吸附器的吸附介质、罐体设计不同，其放置方式存在一定的差异。以最常用的血液吸附器为例，其采用了科学的罐体锥度设计和罐体内流体动力学设计。在预冲过程中，根据吸附器标注的血液流向，血液出口端应朝上，血液入口端应朝下，确保气体和多余的肝素能够顺利排出。在治疗过程中，吸附器必须保持血液入口端在下、出口端在上的垂直状态，这种放置方式有助于血液自下而上地冲刷树脂颗粒，使罐内树脂呈“翻腾”状态。这样不仅能够最大化血液与树脂表面的接触面积，提高净化效率，还能避免罐内出现血液缓慢淤滞地带，减少凝血风险。在回血之前，应将吸附器翻转，使血液入口端在上、出口端在下，这样血液和 0.9% 氯化钠注射液由上而下进入罐体，利用重力作用使血液成分更靠近静脉连接口，回血效率大大提升。

19. 血液吸附体外循环凝血如何处理？

血液吸附体外循环凝血发生时，需考虑患者的治疗完成度、家庭经济情况、凝血高风险因素，决定是否需要调整抗凝治疗方案，更换配套耗材继续治疗等。在临床实际操作过程中，可以依据凝血部位考虑是否更换部分耗材，继续完成治疗。

（1）全血吸附：①经典全血吸附：吸附器发生凝血，直接更换整套耗材。②全血吸附联合治疗：吸附器发生凝血，单独预冲吸附器，予以更换，注意无菌操作原则和职业防护；体外循环管路其他部位发生凝血，直接更换所有配套耗材。

（2）血浆吸附：①血浆分离器凝血：尝试密闭式回血，单独预冲血浆分离器，予以更换，继续治疗。②体外循环管路（静脉壶）凝血：尝试密闭式回血，保留吸附器，对其他配套耗材予以更换。③吸附器凝血：尝试密闭式回血，血液回路进行再循环。单独预冲吸附器，予以更换，继续治疗。

20. 吸附器静态肝素化操作有哪些注意事项？

①建议在治疗准备室实施静态肝素化，严格执行无菌操作；②注入普通肝素前需去除针头，避免针头扎破滤网，导致吸附剂外泄；如使用盖帽设有药物注入口的 KHA 吸附器，可直接穿刺注入肝素，无须去除针头；③肝素注入前按注入肝素容积回抽等量空气，避免推注时罐体内压力过大导致肝素喷溅；④吸附器注入肝素后需充分摇匀，确保肝素与保存液充分混合；⑤静置时间要充足，静置过程中吸附剂应完全浸泡在肝素保存液内，避免吸附剂贴壁的情况。

（张　凌）

二、A 款设备操作相关问题

1. DX-10 设备在什么情况下会导致自检过程中出现异常提示？

①设备非裸机状态，如秤上挂了物品，泵安装了泵管等会导致自检不通过；②肝素泵未复位会出现肝素泵未复位的异常提示，但不会影响设备的自检；③误按紧急停止按钮，设备无法通过自检。

2. DX-10 设备泵管安装的注意事项有哪些？

泵管安装时，只须将泵向外拉出，将泵管安装至卡槽内并将泵按回即可完成安装。需要注意的是，因预冲过程泵管需要预冲、排气，故泵管安装完成后不可手动转泵将泵管转入滚压轮内，应按照设备程序，让泵管自动装入滚压轮内，如提前将泵管转入滚压轮内，会导致后续泵管预冲、排气过程出现报警。

3. DX-10 设备在 PE 和 CVVH 模式，废液管路安装在动脉端和静脉端有什么区别，一级膜外压是否需要安装单独的传感器保护器进行监测？

通常情况下，为了使血浆分离器 / 血滤器膜外预冲、排气更加方便和充分，废液管路建议安装至与动脉端相近的接口。在 PE 和 CVVH 模式下，一级膜外压一般无须安装单独的传感器保护器进行监测，因为废液管路上已经有一级膜外压传感器保护器装置，但如果需要做 DPMAS 模式，则需要安装单独的一级膜外压传感器保护器，以方便回输血浆分离器膜外的血浆，如果不安装单独的一级膜外压传感器保护器，而是使用废液管路上的一级膜外压传感器保护器进行监测，则无法回输血浆分离器膜外的血浆。

4. DX-10 设备在刚刚引血上机时，出现温度过低报警，此报警是否需要处理？

一般无须处理。在刚刚引血上机时，设备加温器正处于升温过程，待温度达到设定温度后，报警一般会自行停止。同时，温度过低报警属于中级报警，黄色报警灯闪烁，仅作为提示报警，不会引发设备停泵。

5. DX-10 设备血浆置换开始后报警漏血，但肉眼不可见，需要处理吗？

预冲结束后，管路和血浆分离器膜内、膜外充满 0.9% 氯化钠注射液，在引血完成启动分浆的初始阶段，血浆滤出端液体的颜色会逐步加深，特别是高胆红素、高血脂、高胆固醇或乳糜血等患者，颜色变化会更为明显，由于 DX-10 设备漏血监测为动态监测，如此时开启漏血监测，设备极有可能出现报警漏血的情况，故当发生血浆置换开始后报警漏血，首先需要确认是否真的有漏血，如确认有漏血，需更换血浆分离器；如确认没有漏血，可以考虑关闭设备漏血监测，待分浆 5 min 左右再打开漏血监测开关。

6. DX-10 设备提示换液时，发现透析液 / 置换液液体未完全输完或废液袋并未充满，是否需要换液或换袋？

为避免透析液 / 置换液液体走空，导致空气进入体外循环管路内或废液过多导致废液袋破裂，DX-10 设备会在仍有少量剩余透析液 / 置换液或废液袋仍有少量空间时即提示换液或换袋，按照安全原则，请按设备提示及时更换。DX-10 设备默认的剩余透析液 / 置换液换袋重量为 150 g，废液换袋重量为 3000 g。设备提示换液时，如液体与设置的换袋重量相符，可以直接更换；如透析液/置换液剩余较多或废液袋剩余空间较大，首先应核对液体量与设备换袋重量是否相符，如相符，可以在参数设置界面重新设置换袋重量；如不相符，应对设备电子秤进行校准或联系设备工程师处理。

7. DX-10 设备血液滤过模式，更换液袋后为什么经常报剂量误差？

出现此报警的主要原因是更换液袋触发自动平衡报警机制（通常误差超过 100 g 会触发此报警机制）。如出现此报警，建议检查所换液袋端的夹子是否完全打开，检查所换液袋是否贴壁或者晃动，待以上处理完成后若依然报警，可暂时关闭设备自动平衡，等待 5～10 s 后再打开。

8. DX-10 传感器管路中的血液会不会进入设备内？

传感器管路中的血液不会反流到设备内，因为有压力传感器保护罩的存在。压力传感器保护罩是单向瓣膜，且通气不通水，可以有效地防止血液进入设备内，防止交叉感染。如发现传感器管路中液体、血液过多，禁忌用注射器人力推注，否则会使保护罩受损，起不到防护作用。一旦发现压力传感器保护罩受损，应立即更换新的压力传感器。

9. DX-10 设备为什么会出现加温袋破裂的现象？

通常情况是治疗过程中操作不当或内部传感器失灵导致加温袋出现破裂的现象。如连接或更换置换液稀释位置时，忘记打开置换液管路夹，造成加温袋内压力过高，致使加温袋破裂。

10. DX-10 设备治疗过程中治疗模式可以更改吗？

原则上尽量不在治疗过程中更改治疗模式，如必须更改，DX-10 设备 CVVHDF 治疗模式可以切换为 CVVHD、CVVH、

CVVH 前后混合稀释、SCUF 治疗模式；DPMAS 和 PE 两种治疗模式可以互相切换；DFPP 治疗模式可以切换 PE 治疗模式。

11. DX-10 设备治疗过程中可以单独更换管路吗？

DX-10 设备的配套管路有分段式管路和套盘式管路，无论哪种形式的管路，在治疗过程中个别管路出现问题都可以单独更换。更换时，可运行回血、下机程序，然后安装新的管路，启动运行预冲程序即可。另外，当因体外循环发生凝血需要更换个别管路时，需仔细检查体外循环各个部位的凝血情况，如有异常，建议一并更换。如当滤器发生凝血时，静脉壶的滤网最易发生血栓存留，建议同时更换静脉管路。值得注意的是，单独更换管路可能造成其他部分管路的浪费，需要另行评估。

12. DX-10 设备行 DPMAS 与 PE 序贯治疗时有哪些注意事项？

（1）切换治疗模式时，操作顺序需要确保无误。操作可以分为两个方面：一方面为“屏幕操作”，即更换治疗模式；另一方面为“管路夹操作”，即改变血浆走向。操作顺序有以下原则：①先操作屏幕，血泵和分浆泵停止后，才能操作管路夹子，避免出现设备压力报警；②管路夹转换完毕后再进行模式切换，可避免因停泵导致的静脉壶血液反流。

（2）切换治疗模式操作需快速，避免停泵时间过长增加凝血的风险。

（3）准确开关管路夹，模式切换涉及的管路夹较多，转换后需逐一检查，避免开关错误，开启治疗后重新设置治疗参数并完成治疗。

（4）当由 DPMAS 转换 PE 治疗时，需设置置换液（血浆）

换袋重量。

13. DX-10 设备血浆吸附治疗结束后，回浆过程需要注意哪些问题？

按照设备回浆流程操作，先回血，再回浆。回浆过程中需倒转吸附器，使吸附器动脉端朝上。注意夹闭血浆分离器与静脉壶之间的管路夹。不建议使用空气回浆，如不得已使用，必须严密监测，避免空气进入体外循环引发设备报警，甚至进入人体引发空气栓塞。

14. DX-10 设备上的紧急停止按钮（红色按钮）的作用是什么？

紧急停止按钮（红色按钮）的作用是紧急中断治疗。按下紧急停止按钮后，所有泵将停止转动。设置此按钮的主要目的是当治疗中出现紧急情况需要快速停泵进行处理时，可以按下此按钮，实现一键停泵。应避免误操作，如发生误按，需尽快复位继续治疗。

15. DX-10 设备建议多久进行检修以保证设备稳定运行？

通常情况下，建议设备运行 5000 h 或时间满 1 年进行检修。以上两个标准，哪个标准先达到阈值即进行检修。

16. DX-10 设备在断电状态下可以运行多久？哪些泵会保持运转？

DX-10 设备在断电状态下，在备用电池状态良好的条件下，产品说明书规定运行时间应≥ 15 min，且各个泵和监测功能都可以保持运转。若设备长期不使用，为避免备用电池损坏，或设备使用过程中为延缓电池性能下降，延长电池使用寿命，建议对电池进行定期优化，每 3 个月进行一次优化。一个完整的优化周期为：连续充电直至充满，然后拔掉电源线对设备放电，直至设备关机，再进行连续充电直至充满。

17. DX-10设备电子秤在什么情况下需要校准？

①治疗开始时，3个秤不挂液体，秤显示的误差在 ±20内一般无须校准。②秤空载的情况下，秤显示的误差超过 ±20～50，一般需要校准，以免影响后面换袋提示。③在正确自检的情况下，设备如出现自检报警，或者治疗时秤显示的误差过大，请联系工程师处理。

18. JF-800A设备治疗过程中设备压力监测范围应该如何设置？

在“单泵”模式下完成引血后，按【系统】键（长按1～3 s），设备转入监控状态运行。然后将血泵流量调高至200 ml/min（根据患者实际情况调节），待患者血流动力学平稳后，记录设备上的灌流器前压、静脉压显示数值（压力显示是一个波动的区间值，记下区间的最大值、最小值）。根据记录的灌流器前压、静脉压显示最大值和最小值，分别设置压力报警上限和下限（将上限设置为比压力最大值大3～5 kPa，下限设置为比压力最小值小3～5 kPa）。

19. DX-10设备如果频繁出现补液断流报警，可能的原因是什么？应如何处理？

（1）可能的原因：①补液管与补液断流监测连接不紧密；②补液管内进入空气。

（2）处理方法：①检查补液管路，如发现补液管与补液断流监测连接不紧密，应调整补液管路，使之与补液断流监测紧密贴合。②检查补液管路，如发现补液管内进入空气，可点击报警处置一键屏蔽补液断流报警，此时置换液泵会启动运转，将补液管内的空气排入补液壶内；同时应排查补液管进入空气的原因，如因 W1 秤置换液排空导致补液管路进入空气，应上调 W1 秤换袋重量，避免类似情况再次发生。

20. DX-10 设备如果频繁出现置换液或废液计量误差超出范围报警（平衡报警），可能的原因是什么？应如何处理？

（1）可能的原因：①没有按提示要求换袋。②计量秤读数不稳或液袋摇晃。③置换液或废液袋夹子未打开或置换液或废液管路打折（特别是置换液补液壶上端和下端）。④液袋底部被物品碰触影响称重，或存在泄漏。⑤单挂钩的 W1 秤上挂两袋置换液，置换液碰壁，导致 W1 秤检测不准确。⑥一级膜外压力监测误夹闭或有液体进入压力传感器保护罩，导致压力监测不准。⑦泵速失调、计量秤故障等。

（2）处理方法：①按设备提示要求更换液袋。②禁止液袋晃动，检查夹子是否打开或泄漏，液袋是否被托底、碰触。③关闭“自动平衡”开关，清零累计误差，再开启开关。④若计量秤未挂袋时读数偏离 0 位 ±50 g，请用“电子秤校正”进行校正。⑤ W1 秤避免悬挂两袋或多袋置换液。⑥更换压力保护帽，打开压力检测夹子。⑦经多次确认处理，仍持续报误差超出范围，请停止使用，通知工程师检修。

（韩　娟）

三、B 款设备操作相关问题

1. 此款机型无专用 DPMAS 模式，临床上应选择哪种模式？

此款机型行吸附模式治疗，无专用模式，临床上可选择 CVVH、MPS 模式，其核心在于使用血泵和分浆泵，并避免平衡报警。选择 CVVH 模式时，超滤率必须为零，须调节和关注跨膜压等压力值上限和下限。选择 MPS 模式时，液体需放置在秤Ⅱ，有填充血浆（液体）等步骤。

2. 此款机型无专用 DPMAS 模式，是否可以选择在 CVVHD 模式或 Ped.CVVH 模式下进行吸附治疗？

将 D 管换成 S 管可以进行，但不推荐。血浆吸附治疗，治疗血浆速率为血液流速的 10% ~ 20%，在 CVVH 模式或 MPS 时可在调节参数时显示，CVVHD 显示的数值不准确，需要自行计算。Ped.CVVH 为儿童治疗模式，需要在使用专用耗材的情况下使用此模式。

3. 此款机型无血浆入口压力监测器，临床治疗时如何监测吸附器运行情况？

可以在滤出端管路接口与吸附器入口连接处加三通阀，添加压力监测装置（如压力套装，或通过连接管间断连接回血压力监测器监测，或使用其他压力监测装置），监测吸附器运行情况。如无压力监测装置，则需密切观察吸附器血浆颜色及运行情况，确保管路通畅。

4. 吸附器中的血浆是否需要回输，如何回输？

吸附器中的血浆应根据医嘱决定是否回输。回输方法为在操作流程中，在换袋页面中使用“Deaeration Substituate”或“Deaeration Plasma”回输血浆，也可以将吸附器接回血盐水与血泵前管路连接，在回血时进行回浆，血浆回输量为 400 ~ 500 ml，为正平衡液体，需记录在入量中。

5. 使用枸橼酸进行吸附治疗抗凝时，此款机型是否可以使用 Ci-Ca 模块？

不可以。如使用 Ci-Ca 模块，进行枸橼酸输注，枸橼酸量会通过废液泵自动添加，此时废液泵与置换液泵速度不同，会引起平衡报警。

6. 此款机型行吸附治疗，吸附器联合预冲还是分别预冲?

建议分别预冲，吸附器需要大剂量盐水预冲，CVVH 或 MPS 模式膜外预冲最大剂量为 2000 ml，不能满足预冲量需求，且在膜外预冲阶段会有部分气体排出，会进入吸附器。

7. 吸附治疗过程中如何监测有无凝血情况发生?

可以根据屏幕中的压力曲线图进行监测。可以通过滤器前压、静脉压、跨膜压以及废液压的变化趋势进行监测，如有凝血、凝浆发生，及时根据医嘱调节抗凝剂量或调整治疗参数。

8. 运行过程中如发生“Blood leak detector”报警，应如何处理?

此报警为漏血报警。发生此报警后须立刻判断是否发生溶血或者破膜，若发生溶血或破膜，需结束治疗。如患者胆红素较高或由其他原因引起，可酌情将漏血监测器管路取出，但必须时刻关注引出血浆的颜色、性状。

9. 运行过程中如发生“Balancing”报警，应如何处理?

此为平衡报警。如选择 CVVH 模式，须注意超滤率必须为零，除此之外，应注意在非换袋程序下不要碰触四个秤，不要随意增减秤上的液体及碰触管路；保证废液袋放置稳妥；确保管路通畅。

10. 此机型如何记录治疗血浆剂量?

在 MPS 模式时，在“Balance date”界面，“Plasma infused”为治疗血浆剂量；在 CVVH 模式时，在“Balance date”界面，“Substituate volume”为治疗血浆剂量。

11. 此机型行血浆吸附治疗，参数如何设置？

常规血液流量 100 ~ 150 ml/min，CVVH 模式时，置换液泵速即为血浆吸附治疗流量，为血液流速的 10% ~ 20%，即 600 ~ 1800 ml/h，相当于 10 ~ 30 ml/min。MPS 模式时血浆置换速率为血浆吸附治疗速率，为血液流速的 10% ~ 20%，10 ~ 30 ml/min。一般单次治疗量为 2 ~ 3 倍血浆量。

12. MPS 序贯血浆吸附治疗，血浆置换结束后，是否可以选择“Plasma return”回浆后再行 DPMAS 治疗？

不可以。MPS 序贯血浆吸附治疗，血浆置换结束后，需在秤 Ⅱ 放置液体，模拟继续治疗，回输血浆，进行血浆吸附治疗。如选择“Plasma return”回浆，设备会进入回血界面，不能继续进行血浆吸附治疗。

13. 应用 MPS 模式行血浆吸附时，MPS 管路是否可以使用 S 管代替？

可以。MPS 管路与 S 管的区别在于加温囊和管路前端接口的多少，此区别对于血浆吸附治疗没有影响。

14. CVVHDF 联合血液灌流治疗时，非同步安装或撤除血液灌流器时，如何减少滤器血液外溢的发生？

在非同步安装或撤除血液灌流器时，可先下调治疗参数，降低置换液流量和血液流量，再夹闭滤器前管路，查看静脉压力值，如静脉压力值较高，可手动按压静脉壶下方流量夹，降低静脉压力值后再行夹闭滤器后管路，迅速安装或撤除灌流器。

15. 在非同步安装或撤除血液灌流器后，设备有时会显示“Treatment interruption”，应如何处理？

在非同步安装血液灌流器或撤除血液灌流器时，灌流器中的液体或回血液体为透明液体，进入光学检测器后，会触发光学检测器报警，即提示“Treatment interruption”，此时可旋转“OK”按钮，选择“No”继续治疗。

16. 此款血滤机行 CVVHDF 联合血液灌流治疗，灌流器放在滤器前还是滤器后，同步安装预冲还是非同步安装预冲？

此款血滤机行 CVVHDF 联合血液灌流治疗，灌流器建议在滤器前连接，此模式在置换液前稀释时，对灌流器中的血液有一定的稀释作用，避免血液浓缩增加灌流器凝血的风险，此机型可选择同步安装、预冲，预冲时，建议低流速、缓慢预冲，以保证预冲效果，此机型非同步安装时，需最大无菌化操作。

（李海水）

四、C 款设备操作相关问题

1. 自检时漏血检测器不能通过的原因是什么？

Prismaflex 控制单元设有红外线漏血检测器，用于监控废液管路内是否有血液。应避免强光照射、或者佩戴有粉的手套安装管路、安装不到位。按流程进行安装，避免造成误报警。

2. 排气室调节为什么将液体调节到静脉壶的 2/3？

排气室的液面可能因为治疗过程中执行的操作而变化，每次都可能引入少量空气（例如更换液袋），有必要经常监测液位。若发现液位低于静脉壶 2/3，应及时调节；若发现液位高于静脉壶 2/3，也要及时调节，防止血液或液体达到监控管末端的液体屏障时，影响压力监测。

3. 串联灌流治疗应该配备哪些管路？

以金宝血滤机为例，要准备 ST100 滤器、HA380 灌流器、

AT-01 管路或 2 根 ET-3、排气锤。

4. 金宝机型血液吸附 + 透析滤过为什么建议在滤器后串联进行治疗？在滤器前串联存在哪些风险？

金宝滤器是一体的管路，出于安全的角度，考虑在滤器后串联更为安全。在滤器前串联可能存在管路损伤、连接不紧密漏血等风险。

5. 使用套管血液加温器的好处是什么？

套管血液加温器是直接将回输端的管路嵌入在硅胶套管内，位于静脉夹的下方，与 Prismatherm Ⅱ 血液加温器相比，可以减少在体外血液循环的量，此套管使用电线电阻器进行加温，可以使温度更均匀。

6. 为什么在管路安装前就要设置好抗凝方式？

因为在 Prismaflex 控制单元的设计是先选择抗凝方式，如果初次选择无抗凝，后续的治疗过程中只能使用体外的外置抗凝，而不能使用设备本身的肝素泵抗凝。

7. 在 CRRT 运行状态下报一般系统故障的原因是什么？

液体泵或血泵在设备进入安全状态后运行，夹管阀位置发生偏移，阻力发生变化，导致泵速改变，故报一般系统故障。

8. 自检时报密闭性报警的原因是什么？

其原因是静脉传感器未安装到位。

9. 在 CRRT 运行过程中报无法检测到回输压力是为什么？

回输中断的检测需要回输管路内存在较大的压力下降，如果回输的压力和流动的状况导致压力低于 +10 mmHg，则 Prismaflex 控制单元将不能启动中断检测，所以会报回输压力无法检测。

10. 在CRRT运行过程中回输压力极端正值报警的原因是什么？

在回输压力高于使用者可控制的回输压力极端正值的报警，如果压力在自我清除时间内恢复正常限制，则此报警解除。原因如下：患者正在移动，咳嗽，回输管夹闭、打折或凝血，回输管凝血或在血管内位置偏移或者血流速度设置过高，回输压力传感器失灵。

11. HP结束治疗回血如需继续CRRT，设备应处于什么模式进行HP回血？

以金宝血滤机为例，HP结束后，在CVVHDF治疗模式下点击结束治疗，选择血液循环，设定回血速度，可以选择自动回血，也可以选择手动回血，完成后选择停止循环，再选择开始连接患者，就能继续CRRT。

12. CRRT过程中发生“血液中有气泡”报警，该如何处理？

首先按【释放回输管夹】键，出现【调节排气室】按键后，按向上的箭头，将回输压力调整为负值（0 mmHg到-100 mmHg），再次按【释放回输管夹】键，听到管路夹释放后，按【继续】键开始治疗；如碰到大量气泡，可反复此动作，直至排气室内液面上升，再继续治疗，如果按向上箭头无法成功地使回输压力变为负数，请启用手动程序，用注射器将针头插入蓝色取样口（回输管），吸取空气或血液，直至达到负值（0 mmHg到-100 mmHg），移除针头，按【释放回输管夹】键，清除空气并将血液从患者体内吸入回输管或者排气室。

13. 什么情况下进行手动终止治疗？

在发生无法解决的报警、电源故障或其他紧急情况下，需要手动终止治疗。

14. 每次在进行 CRRT 之前都需要校准秤吗？

使用之前需要判断秤的有效性，开机后显示 Prismaflex 系统界面，点击右上角时间进入维修模式，点击“秤”，查看四个秤是否需要调校，质量介于 0 g 至 7200 g 之间时，误差≤ 10 g 时，无须校准，如超出此范围，则需要重新调校。

15. CRRT 中为什么会出现“流动问题”报警？

废液秤重量变化与脱水量不匹配或置换液秤的重量减少与设置的流量减少不匹配，检查报警界面所提示秤上的液袋和管路出现管路夹打折、针头贴壁等问题；液袋有晃动或相邻液袋碰触；连接液袋的管路颜色和秤的颜色不对应。

（金艳鸿　陈　倩　王春英）

五、D 款设备操作相关问题

1. 设备默认反向预冲，对灌流器及滤器是否会有影响？

设备默认反向预冲，不会对灌流器及滤器产生影响。反向预冲是日机装 Aquarius 默认的正常预冲程序，灌流器 HA-380 在安装前日机装 Aquarius 已完成正常预冲并进入自循环模式，所以设备默认反向预冲不会对灌流器及滤器产生影响。

2. 日机装 Aquarius 动脉端管路长度不足，灌流器只能动脉端朝上且无法固定，如何处理？

日机装 Aquarius 使用灌流器 HA-380 进行全血吸附治疗时，灌流器 HA-380 的安装位置有两种，一种是安装在滤器前，另一种是安装在滤器后。无论何种安装方式，均可使用

C20 连接管及 ET-5 连接管，延长灌流器 HA-380 动静脉端与日机装 Aquarius 管路的连接，既能保证灌流器 HA-380 合理的血流方向，保障治疗的安全性，又便于灌流器 HA-380 的固定。

3. 日机装 Aquarius 行全血吸附治疗时，由于管路长度不够，常用的连接管有哪些？使用过程中的注意事项有哪些？

日机装 Aquarius 使用灌流器 HA-380 进行全血吸附治疗时，由于管路长度不够，常用的连接管包括 C20 连接管 +ET-5 连接管或 AT-01 连接管。使用过程中，应严格遵守无菌操作原则，避免日机装 Aquarius 管路、滤器、灌流器 HA-380、C20 连接管、ET-5 连接管等各无菌物品受到污染，一旦污染，应立即更换。治疗开始前应保证管路、滤器、灌流器及各连接管之间连接紧密，连接管各夹子处于开放状态，且连接合理，无扭结、打折。

4 日机装 Aquarius DPMAS 治疗时为什么要选择前置换而不选择后置换？

日机装 Aquarius 前置换管路较长，且可以根据治疗模式，断开连接后灵活地接在不同治疗模式下应连接的位置，如 DPMAS 治疗时前置换管路可以与废液袋或置换液除气壶相连接。而后置换管路位置相对固定，且无法拆卸，所以日机装 Aquarius DPMAS 治疗时应选择前置换。

5. 日机装 Aquarius 无吸附模式，如开展 DPMAS 治疗，更推荐哪种模式？为什么？

日机装 Aquarius 开展 DPMAS 治疗时，更推荐 CVVH 模式。因为 CVVH 和 DPMAS 均采用对流原理，借助跨膜压的作用，将血液中的溶质和水通过膜孔被清除，CVVH 的运行方式最贴合 DPMAS 治疗。

6. 日机装 Aquarius 开展 DPMAS 治疗时，为什么不选择 TPE 模式？

因为日机装 Aquarius 分为不同的操作系统，TPE 模式默认后置换治疗，v6 系统的日机装 Aquarius 只能通过前置换管路来“骗称”，所以 TPE 模式并不适用于所有系统的日机装 Aquarius 开展 DPMAS 治疗。

7. CVVH 模式下开展 DPMAS 治疗，需注意的特殊问题是什么？

使用血浆分离器时，跨膜压应保持小于 60 ~ 100 mmHg（1 mmHg=0.133 kPa）较为安全。日机装 Aquarius CVVH 模式下设定的跨膜压报警上限为 250 mmHg 左右，CVVH 模式下开展 DPMAS 治疗时，可能在跨膜压没有报警的时候就已经发生了溶血或破膜。所以 CVVH 模式下开展 DPMAS 治疗时务必密切关注血浆分离器跨膜压的变化。

8. 日机装 Aquarius 开展 DPMAS 治疗时如何设置参数？

日机装 Aquarius 开展 DPMAS 治疗时，可选择 CVVH 模式进行治疗，置换液速度即为分离血浆速度。分浆比 20% 时（一般不超过 30%），设置血流速度为 100 ~ 150 ml/min，设置前置换速度为 1200 ~ 1800 ml/h（分浆速度为 20 ~ 30 ml/min）。治疗量下限为血浆量的 1.2 倍，一般单次治疗量为 2 ~ 3 倍血浆量。治疗时间一般为 2 ~ 3 h。

9. 日机装 Aquarius 使用后如何消毒擦拭？需要注意什么？

确保在清洁和消毒之前关闭设备并断开任何外接电压。机身可使用含氯消毒剂（≤ 1000 mg/L）、75% 乙醇、异丙醇或阳离子表面活性剂（如季铵盐）等消毒。如遇到血液或滤出液污染，必须先用浸泡过 1000 mg/L 含氯消毒剂的一次性纸巾将污染物清除，然后再对机身表面进行二次擦拭消毒。屏幕不允许常规使用任何消毒剂消毒，以避免加速屏幕老化。此外，外置传感器不允许常规使用任何消毒剂消毒，以避免传感器加速老化；设备的泵曲柄不可使用含氯消毒剂消毒，以避免部件腐蚀。

10. 日机装 Aquarius DPMAS 治疗过程中发生血浆分离器凝血堵塞，应如何处理？

当 DPMAS 治疗过程中发生血浆分离器部分凝血堵塞时（主要表现为滤器入口端压力、跨膜压及压力下降数值高于正常值），可使用 0.9% 氯化钠注射液冲洗血浆分离器，待各压力恢复正常后，再引血分浆继续治疗。当血浆分离器完全阻塞时（主要表现为滤器入口端压力、跨膜压及压力下降数值高于正常值，且血泵停转），可立即更换血浆分离器，必要时立即下机结束治疗。治疗过程中，在各项压力值达到报警上限的 90% 左右时应主动回血下机，避免血浆分离器或静脉壶完全堵塞无法回血而造成血液浪费。同时，DPMAS 治疗时也应密切观察血浆分离器和静脉壶内有无血栓形成，注意管路有无异常抖动现象，必要时提前回血，以减少相关并发症的发生。

11. 日机装 Aquarius 治疗结束后能否使用空气回血或回浆？

日机装 Aquarius 治疗结束后禁止使用空气回血或回浆。其原因是空气回血或回浆时管路中的压力梯度和湍流可能会产生气泡，伴随血液回流入患者体内造成空气栓塞。此外，血液与空气接触可能会增加感染机会。日机装 Aquarius 治疗结束后应全程使用无菌 0.9% 氯化钠溶液回血，严禁空气回血。

12. 滤器是干膜，排气时应该在什么阶段轻轻拍打滤器促进排气？经常越拍越多是怎么回事？

日机装 Aquarius 默认反向预冲，待血液回路已开始预冲，预冲液从滤器动脉端流出后，可从滤器固定夹上取下滤器，轻拍或轻轻搓动滤器罐体，直至静脉端及罐体内空气全部排至动脉端。再垂直持握滤器，使气泡沿水流方向自动从动脉端排出。设备自动预冲时间约为 9 min，预冲完成后，设备有提示音，再次检查管路和滤器内是否还有气泡需要排出，若有需要，可选择再次预冲，直至气泡排出。预冲前，应检查所有需要开放的主管路夹子均已打开，夹闭所有暂时不用的侧支管路，避免气体经侧支管路进入主管路及滤器。

13. 日机装 Aquarius 开展 DPMAS 治疗时“漏血”报警的原因是什么？如何处理？

因为日机装 Aquarius 开展 DPMAS 治疗时漏血检测器内血浆颜色较常规 CVVH 治疗时废液的颜色要深，此时设备会频繁“漏血”报警，造成平衡系统关闭，血泵空转。处理措施：在治疗过程中，在确认体外循环未发生漏血的前提下，若设备频繁出现“漏血”报警提示，可在漏血检测器内放置透明液体，使设备正常运转，同时治疗过程中密切观察体外循环各项压力数值，及时避免体外循环发生漏血。

14. 日机装 Aquarius 开展 DPMAS 治疗时“加热器冷却”报警的原因是什么？如何处理？

此报警一般出现在日机装 Aquarius 开展 DPMAS 治疗时将前置换管路与置换液除气壶相连接，未关闭加热器，使置换液闭路循环被反复加热，造成加热面板温度＞ 43 ℃，使得平衡系统关闭，血泵空转。处理措施：日机装 Aquarius 开展 DPMAS 治疗时，当前置换管路与置换液除气壶相连接时，在引血之前，进入参数设置界面，关闭加热系统（温度调至 0 ℃）；治疗过程中出现该报警时，应首先进入参数设置界面，关闭加热系统

（温度调至 0 ℃），再打开加温盘，使用含乙醇湿巾擦拭加温盘，直至报警停止，平衡系统可正常开启。

15. 日机装 Aquarius 开展 DPMAS 治疗时“检查管路”报警的原因是什么？如何处理？

日机装 Aquarius 开展 DPMAS 治疗时选用 CVVH 模式的连接方式与常规 CVVH 的连接方式不同，治疗过程中设备报警会提示“检查管路”，造成平衡系统关闭，血泵空转。另外，体外循环管路和（或）连接管上夹子未打开或体外循环管路和（或）连接管扭结、打折，也会出现此报警。处理措施：确认管路型号（成人管路）及连接方式无误，保证体外循环通畅后按【平衡】键，开启平衡系统，继续治疗。

（林　辉　李永祥　杜亚男）

六、E 款设备操作相关问题

1. 西格玛有哪几种常用的治疗模式？

西格玛有持续徐缓式血液滤过、单纯血浆置换、血浆吸附、双重滤过血浆置换等常用治疗模式。

2. 西格玛有后备电池吗？可以在停电的情况下运行多久？

西格玛有后备电池，但在停电时不能进行治疗，若遇到停电，可以通过内置的蓄电池进行血液及血浆回收，内置电池（性能正常、电量充足的情况下）的动作时间为 15 min。

3. 西格玛行 DPMAS 治疗，吸附器预冲注意要点是什么？

该设备首选 PA 模式做双重血浆分子吸附系统（DPMAS）治疗。该模式下吸附器可与管路及分离器同时在设备上进行预冲。连接吸附器之前，建议吸附器前端管路完成排气后再连接，以免导致管路内空气进入吸附罐内增加凝血的发生率。

4. 在给首剂抗凝剂时，除了持续按【快送】键，还有什么方法?

可按【大剂量】键，设置需要连续输注的抗凝剂剂量，通过【△】【▽】进行调节，设置范围为 0 ~ 5 ml。

5. 西格玛动脉管路中两处接口有什么不同?

近动脉管路末端有红色标识的接口为动脉侧和肝素合流前的接口，无红色标识的接口为动脉侧和肝素合流后的接口。

6. 西格玛治疗过程中静脉壶液面过低如何处理?

按【液面调整】键，按【△】键即可。

7. 西格玛的报警处理流程是什么?

当西格玛出现报警界面时，根据仪器提示的方法解除报警，然后按【解除】键。一部分报警在排除报警内容后将自动解除，这类情况不显示【解除】键。当发生多个报警时，仪器显示◀ ▶标记，可按箭头键确认其他报警内容。当报警内容需要详细解决方案时，仪器会显示【处理方法】键，按此键以确认处理方法。

8. 西格玛显示“漏血检测 1”报警，应如何处置?

打开侧盖，确认漏血检测器的管路中有无空气混入，有空气混入，则排出空气。如果是发生漏血或溶血，则更换膜件及管路。此外，污染也可导致发生报警，这时擦拭探测器与管路接触部位即可。

9. 当西格玛显示“补液管路异常 1”时，可能的原因是什么?

补液管路扭曲或折叠、压力传感器接口被沾湿、治疗液耗尽都可能导致西格玛出现此报警。

10. 当西格玛显示“注射器推杆脱落”，执行报警提示框内的处理方法仍不能解除报警时，应如何处理？

请做以下确认：①关闭注射器管路的管路夹；②操作抗凝泵锁定杆，打开滑动器的锁杆，从滑动器上取下推杆，去除注射器内的负压；③再将推杆按回滑动器；④打开管路夹；⑤按【解除】键。

11. 西格玛显示“脱血不良（血泵停止）”的报警原因是什么？

存在针孔堵塞、脱血部穿刺不良、脱血部至血泵之间的管路有折叠、存在血栓等原因可能导致西格玛发生此报警。

12. 压力传感器接口进水了，应如何处理？

用止血钳夹闭压力传感器管路端后，将传感器拧下来，用吸入空气的无菌注射器连接管路接口，打开止血钳的同时，将无菌注射器内的空气推入管路，直至管路内液面降低返回主管路后再次夹闭止血钳。重新连接传感器，将管路接回设备并松开止血钳。

13. 当西格玛出现气泡检测报警需要打开气泡检测器之前为什么要保证静脉压充分下降？

若在高压状态下打开气泡检测器，液壶内的空气会因为压力的急剧开放而被压出，由此可能导致空气混入血管的危险发生。

14. 当西格玛出现装置故障时，如何进行血液回收？

由于装置故障而发生报警时，会发生报警无法解除、血泵不运作的情况，此时，请执行以下操作回收血液：①关闭电源；②用止血钳夹住静脉管路；③将动脉管路连接至返血用的0.9% 氯化钠注射液上；④从气泡检测器上拆下静脉管路；⑤打开血泵盖；⑥取下静脉管路上的止血钳，利用落差原理回收管路及滤器中的血液；⑦回收完毕，用止血钳夹住静脉管路；⑧从患者身上拆下静脉管路。此过程中，仪器将不能进行气泡的监视作业，因此在返血时，应密切注意不能让气泡进入患者体内。

15. 如何对西格玛进行消毒？

仪器使用后，请用清洁的毛巾涂上消毒肥皂或者蘸乙醇擦拭装置表面，请勿使用其他溶剂。

（谷艳梅）